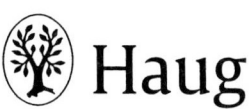

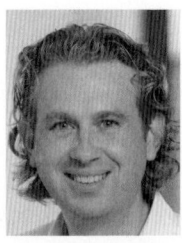

Christopher Ofenstein

ist seit mehr als 20 Jahren als Coach, Therapeut und Ausbilder tätig. Nach dem Studium der Religionspädagogik, Betriebswirtschaft und Psychotherapie arbeitete er u.a. in der Bethlehem Krebsklinik in New York sowie im Lotus Medical Art Center für Psychotherapie in Pennsylvania. Im Jahr 1999 gründete er das INTEGRIO Institut in München. Das Institut bietet Ausbildungen zum Heilpraktiker für Psychotherapie, zum Humanistischen Gesprächstherapeuten und Integralen Coach an. Darüber hinaus verfügt es über ein sehr umfangreiches, zertifiziertes Weiterbildungsprogramm für Therapeuten und Coaches.

Mit dem *Lehrbuch Heilpraktiker für Psychotherapie* wurde Christopher Ofenstein als Autor in der Fachwelt bekannt. In seinem zweiten Werk nimmt er nun das Thema der mündlichen Prüfung zum Heilpraktiker für Psychotherapie in den Blick.

Ausführliche Informationen zum INTEGRIO Institut und zu den verschiedenen Angeboten finden Sie im Internet auf der Seite: www.integrio-muenchen.de

Christopher Ofenstein

Mündliche Prüfung Heilpraktiker für Psychotherapie

Prüfungscoach mit Lernstrategien

52 Abbildungen
4 Tabellen

Karl F. Haug Verlag · Stuttgart

**Bibliografische Information
der Deutschen Nationalbibliothek**
Die Deutsche Nationalbibliothek verzeichnet
diese Publikation in der Deutschen Nationalbibliografie;
detaillierte bibliografische Daten sind im Internet über
http://dnb.d-nb.de abrufbar.

Anschrift des Autors:
Christopher Ofenstein
Integrio – Zentrum für ganzheitliche
Persönlichkeitsentwicklung
Frauenplatz 11
80331 München

© 2012 Karl F. Haug Verlag in
MVS Medizinverlage Stuttgart GmbH & Co. KG
Oswald-Hesse-Str. 50, 70469 Stuttgart

Unsere Homepage: www.haug-verlag.de

Printed in Germany

Zeichnungen: Heike Hübner, Berlin
Umschlaggestaltung: Thieme Verlagsgruppe
Umschlagfoto: www.fotolia.com
Satz: SOMMER media GmbH & Co. KG, Feuchtwangen
gesetzt in Arbortext APP-Desktop 9.1 Unicode M180
Druck: Grafisches Centrum Cuno, Calbe

ISBN 978-3-8304-7480-7   1 2 3 4 5 6

Auch erhältlich als E-Book:
eISBN (PDF) 978-3-8304-7481-4
eISBN (ePub) 978-3-8304-7604-7

Wichtiger Hinweis: Wie jede Wissenschaft ist die Medizin ständigen Entwicklungen unterworfen. Forschung und klinische Erfahrung erweitern unsere Erkenntnisse, insbesondere was Behandlung und medikamentöse Therapie anbelangt. Soweit in diesem Werk eine Dosierung oder eine Applikation erwähnt wird, darf der Leser zwar darauf vertrauen, dass Autoren, Herausgeber und Verlag große Sorgfalt darauf verwandt haben, dass diese Angabe dem Wissensstand bei Fertigstellung des Werkes entspricht.

Für Angaben über Dosierungsanweisungen und Applikationsformen kann vom Verlag jedoch keine Gewähr übernommen werden. Jeder Benutzer ist angehalten, durch sorgfältige Prüfung der Beipackzettel der verwendeten Präparate und gegebenenfalls nach Konsultation eines Spezialisten festzustellen, ob die dort gegebene Empfehlung für Dosierungen oder die Beachtung von Kontraindikationen gegenüber der Angabe in diesem Buch abweicht. Eine solche Prüfung ist besonders wichtig bei selten verwendeten Präparaten oder solchen, die neu auf den Markt gebracht worden sind. Jede Dosierung oder Applikation erfolgt auf eigene Gefahr des Benutzers. Autoren und Verlag appellieren an jeden Benutzer, ihm etwa auffallende Ungenauigkeiten dem Verlag mitzuteilen.

Frei, wahrhaftig und mutig –
so tritt Menschen und Dingen,
Aufgaben und Problemen
und auch Prüfungen
gegenüber.

Danksagung

Einen ganz herzlichen Dank meinen ehemaligen Studierenden,
die mich bei der Erstellung dieses Buches tatkräftig unterstützt haben:
Katharina Schindler, Denise Kempen und Enrico Barbiero.

Inhaltsverzeichnis

Teil 2

Teil 3

1 Einleitung

Mit diesem Buch möchte ich Sie auf Ihrem Weg zur mündlichen Prüfung zum Heilpraktiker für Psychotherapie begleiten. Es soll Ihnen dabei helfen, einen Bezug zwischen der Theorie und der praktischen Anwendung bei der Arbeit mit Klienten herzustellen.

Unter Berücksichtigung der unterschiedlichen persönlich bevorzugten Wahrnehmungskanäle habe ich die Lektionen entsprechend durch unterschiedliche Elemente, wie Texte, Dialoge und Grafiken, gestaltet. Gehören Sie eher zu den Menschen, deren kommunikative Wahrnehmung dominanter ist, werden Ihnen die Dialoge zu den einzelnen Krankheitsbildern helfen. Text und Grafiken des Buches unterstützen stärker die visuell orientierten Personen unter Ihnen. Leider lassen sich in einem Buch nur schwer Elemente einbauen, die einem motorisch oder auditiv bevorzugten Wahrnehmungskanal gerecht werden. Durch die Verwendung von vielen Fallbeispielen aus der Praxis soll diese Lücke bestmöglich geschlossen werden. Darüber hinaus können Sie eine Prüfungssituation simulieren, indem Sie die Prüfungsdialoge als Vorlage nutzen, um sich von Freunden oder Angehörigen befragen zu lassen.

1.1

Die Prüfungsanforderungen verändern sich

Mittlerweile geht der Schwierigkeitsgrad bei den mündlichen Prüfungen weit über die grundsätzliche Kontrolle Ihres Fachwissens und Ihrer Fähigkeit, eine – möglichst fehlerfreie – Diagnose zu stellen, hinaus. Zusätzlich zur fachlichen Qualifikation rückt immer stärker Ihr persönliches Auftreten als angehender Therapeut in den Fokus der Prüfung. Beispiele dafür sind, wie Sie mit ungewohnten oder überraschenden Situationen umgehen oder mit provokantem oder gar aggressivem Verhalten Ihres Gesprächspartners. Wie reagieren Sie, wenn Sie unter dem Einfluss von äußeren Stressoren stehen? Wenn Sie therapeutisch tätig sein möchten, ist es von enormer Wichtigkeit, dass Sie sich selbst und Ihr Verhalten in solchen Situationen einschätzen, kontrollieren und steuern können. Neben der Überprüfung auf inhaltlich korrekte Aussagen, wird auch verstärkt auf Ihre Formulierungen und Ihr Einfühlungsvermögen geachtet. Die Prüfer registrieren, wie Sie mit dem Fallbeispiel – also Ihrem potenziellen Klienten – umgehen. Versuchen Sie, sich in seine Lage zu versetzen? Äußern Sie Mitgefühl? Haben Sie die therapeutischen Fertigkeiten, z. B. die Technik des Spiegelns, parat und wissen, wann man sie einsetzt? Diese und ähnliche Aspekte nehmen zunehmend einen höheren Stellenwert ein.

Das Beispiel eines Schülers aus meinem Zentrum soll dies verdeutlichen. Er ist in der mündlichen Prüfung tatsächlich durchgefallen, obwohl er alle Fakten richtig beurteilt hatte: Seine „Prüfungs-Klientin" war eine junge Frau und dreifache Mutter, die kurz nach ihrer Scheidung bei einer Routineuntersuchung die Diagnose Brustkrebs mitgeteilt bekam. Völlig richtig erkannte er eine mögliche Suizidgefährdung, die täglichen Stressoren einer alleinerziehenden Mutter und die enorme physische und psychische Belastung aufgrund der ärztlichen Diagnose. Auch seine abschließende Verdachtsdiagnose auf eine Depression oder Anpassungsstörung war fachlich absolut korrekt. Was der Prüfungskommission jedoch fehlte, war die Fähigkeit, einfühlsam zu reagieren; seine Antworten in der Prüfung ließen weder Verständnis noch Empathie für die Klientin erkennen.

Gerade in Stress-Situationen, was eine Prüfung nun mal ist, neigen wir oft dazu, wie eine programmierte Maschine zu reagieren, die einen fehlerfreien Prozess durchläuft und ein korrektes Ergebnis liefert. Die Prüfer möchten allerdings ebenfalls den Menschen und Therapeuten sehen, der vor ihnen sitzt. Er soll nicht mit seinem Klienten „mitleiden", doch er sollte in der Lage sein, „Mitgefühl" zu äußern.

Momentan lässt sich ein Trend erkennen, dass die Anforderungen in der schriftlichen Prüfung (betrifft nur die Bundesländer, in denen eine schriftliche Prüfung vorgesehen ist) eher leichter werden, dafür jedoch das Niveau der mündlichen Prüfung deutlich höher liegt und die Inhalte breiter gefächert sind.

Die Zulassung zum Heilpraktiker für Psychotherapie nimmt damit deutlich an Schwierigkeitsgrad zu und erfordert eine intensive Vorbereitung. Auch wenn dies einige Prüfungskandidaten nicht gerne lesen werden, bin ich doch sehr froh über diese Entwicklung, da sie deutlich das Niveau und die Anerkennung für diesen Berufszweig hebt und die Anerkennung durch unsere ärztlichen und psychologischen Kollegen fördert. Die Ausbildung zum Heilpraktiker ist bisher zwar wissenschaftlich anerkannt, jedoch leider noch nicht kassenärztlich. Durch die neueste Entwicklung wird die Notwendigkeit einer fundierten und möglicherweise auch bald inhaltlich festgelegten Grundausbildung verdeutlicht, die neben den theoretischen Inhalten auch die Aspekte der praktischen Erfahrung und der Selbstklärung in ihrer Bedeutung für den Klienten berücksichtigt.

1.2

Zum Aufbau des Buches

Die Gliederung des Buches ist so aufgebaut, dass ich Sie zunächst mit dem **Berufsbild des Heilpraktikers** und seiner Positionierung im deutschen Gesundheitswesen vertraut machen werde. Weiterhin gehe ich auf die Abgrenzung und die Unterscheidung der **Therapie** zu **Beratung** und **Coaching** ein, welche häufig im gleichen Kontext verwendet werden.

Im Anschluss befassen wir uns mit der gezielten Vorbereitung auf die Prüfung, mit **Lernplanung** und **-strategien**. Da in einigen Bundesländern nur eine mündliche Überprüfung vorgesehen ist, liegt der Schwerpunkt vor allem auf diesem Bereich. Ich werde Ihnen Wege aufzeigen, wie Sie von einer Ausgangssituation in Ihrem Praxisalltag zu einer Diagnose und den folgenden adäquaten therapeutischen Maßnahmen kommen.

Zunächst erläutere ich Ihnen die Eckpunkte einer psychiatrischen Befunderhebung und des psychotherapeutischen Vorgehens. Dazu gehören die gängigen Klassifizierungssysteme, der Rapport zum Klienten sowie die Erstellung einer Erstanamnese. Als Hilfsmittel für die diagnostische Beurteilung des Klienten und die Erhebung des psychopathologischen Befundes stelle ich Ihnen den **„Diagnosefilter"** vor, der Sie sicher und lückenlos von der Ausgangssituation bis zur endgültigen Diagnose führt. Im Anschluss wird jedes Krankheitsbild einer psychischen Störung in einem separaten Kapitel behandelt. Einleitend finden Sie eine kurze Zusammenfassung des Störungsbildes in Form einer **Mind-Map**, welche die wichtigsten Kernaussagen enthält und Ihnen den Einstieg in das folgende Thema erleichtern soll. Um Ihnen ein Gefühl zu vermitteln, wie der Verlauf und die Struktur eines Prüfungsgespräches sind, sind die einzelnen **Prüfungsfälle in Dialogform** gestaltet.

Die **Fallbeispiele** sind „echte Prüfungsfälle", die tatsächlich Bestandteil von Prüfungen der Gesundheitsämter waren und von den Prüfern als Grundlage für das Gespräch in der mündlichen Prüfung dienten. In dem Zusammengang möchte ich den Studierenden danken, die bei mir die Prüfungsvorbereitung absolviert haben und mich bei der Erstellung des Buches unterstützten, indem sie mir nach ihrer Prüfung Gedächtnisprotokolle über den Ablauf und die Inhalte der Prüfung zur Verfügung stellten. Auf dieser Basis sind die Prüfungsdialoge entstanden, bei denen ich mich bemüht habe, sie so lebendig und realitätsnah wie möglich zu gestalten. Ich hoffe, dass Sie durch die **simulierten Prüfungssituationen** eine gute Vorstellung und viele Anregungen für die Beantwortung voraussichtlicher Fragen erhalten.

Bisher hat sich diese Methode als äußerst erfolgreich erwiesen. Natürlich kann ein Buch keinen tatsächlichen Besuch bei einem Coach oder einem Prüfungsvorbereitungskurs ersetzen, doch es kann Ihnen das grundsätzliche Konzept des Coachings nahe bringen. Darüber hinaus bildet es eine sinnvolle Ergänzung zum üblichen „Pauken" und Auswendiglernen. Sie üben sich im **Erkennen von Zusammenhängen** und entwickeln ein sicheres Gefühl für die praktische Arbeit in Ihrer zukünftigen Tätigkeit als Heilpraktiker für Psychotherapie. Neben den klassischen Psychiatriethemen finden Sie am Ende drei Exkurse zu den Themen der Neurologie, die Ihnen geläufig sein sollten, zu den am häufigsten eingesetzten Psychopharmaka in der psychotherapeutischen Behandlung und ihren Wirkungsweisen sowie zu Schlafstörungen.

Mit diesem Prüfungstrainer wird eine Brücke geschlagen von der reinen Lehrtheorie zur praktischen Anwendung des erworbenen Wissens.

● Welche Krankheitsbilder müssen Sie anhand der Symptomatik diagnostizieren können?

- Dürfen Sie als Heilpraktiker für Psychotherapie bei diesen Klienten heilend tätig werden?
- Wenn nein, aus welchen Gründen nicht?
- Wenn ja, in welchem Rahmen und in welchem Umfang?
- Wie lauten die gesetzlichen Vorschriften zu den einzelnen Fällen?
- Und auf welchem Gebiet kann der Heilpraktiker für Psychotherapie einen Beitrag zum bestehenden Gesundheitssystem leisten?

1.3

Theorie allein reicht nicht aus

Die Bearbeitung der Prüfungsfälle und Beantwortung der Prüfungsfragen sind nur ein Element Ihrer Ausbildung. Damit können Sie Ihre fachliche Kompetenz und Ihr analytisches Vorgehen unter Beweis stellen. Was darüber hinaus für Ihre Tätigkeit als angehender Therapeut unerlässlich ist, ist eine ausreichende **Selbsterfahrung** und **Selbstklärung** im Rahmen einer Lehrtherapie. Die praktische Anwendung des Erlernten, die Fähigkeit, mit dem Klienten in Rapport zu kommen, sowie das Erkennen und der sichere Umgang mit Situationen der Übertragung und Gegenübertragung kann Ihnen kein Lehrbuch vermitteln. Aus den Lehrbüchern können Sie entnehmen, dass Übertragungen und Gegenübertragungen praktisch überall gegenwärtig sind. Menschen, die miteinander zu tun haben, lösen permanent – bewusst oder unbewusst – Gefühle im Gegenüber aus, die mit der ganz individuellen Historie des Kommunikationspartners im Zusammenhang stehen. Wie Sie jedoch erkennen können, welcher Auslöser hinter diesem Gefühl steht und wie Sie dieses Gefühl sinnvoll in den therapeutischen Prozess einbinden können, erfordert viel Übung, Selbsterfahrung und auch Feedback von Dritten – welche die Mechanismen meist deutlicher erkennen als man selbst.

Damit in der Gesprächstherapie eine **Gegenübertragung** kein Hindernis darstellt, sondern als wertvolles und sensibles Diagnose-Instrument dient, ist eine umfassende Selbsterfahrung des Therapeuten Grundvoraussetzung, in der er seine eigenen Konflikte und Wirkmechanismen kennenlernen konnte. Nur vor diesem Hintergrund kann der Therapeut erkennen und unterscheiden, was

er aus seiner eigenen Lebensgeschichte mitbringt und was Teil der Problematik des Klienten ist. Sind Ihnen diese Mechanismen durch eigenes Erleben nicht geläufig und Sie gehen über einen längeren Zeitraum oder immer wiederkehrend in die Gegenübertragung, ohne sie als solche zu erkennen, kann es zu Verstrickungen und zu einer Gefährdung des Therapieprozesses führen.

Vergleichen Sie Ihre **Lehrtherapie** mit der Vorbereitung auf die Führerscheinprüfung. Hätte Ihnen die Theorie gereicht, um sicher den Herausforderungen des Straßenverkehrs begegnen zu können? Ich vermute, eher nicht. Sie können sich jahrelang mit dem Wissen über Autos, technische Details und das Verhalten des Autofahrers im Straßenverkehr beschäftigen. Wenn Sie sich jedoch das erste Mal selbst ans Steuer setzen und sofort losfahren, sieht die Situation in der Realität meist anders aus als in der Theorie. Durch Ihre Unwissenheit in der praktischen Anwendung, dem Umgang mit sensiblen Situationen und möglichen Gefahren würden Sie tatsächlich im wahrsten Sinne des Wortes eine Gefahr für die Volksgesundheit darstellen. Es genügt eben nicht, wenn Sie jahrelang nur als Beifahrer im Straßenverkehr dabei waren, Sie müssen selbst erst praktische Erfahrung sammeln und mehrere Stunden in Übungen investieren, bevor Sie sich selbst ans Steuer setzen. Ähnlich ist Ihre praktische Erfahrung als Therapeut und als Klient erforderlich, bevor Sie sich auf den Therapeutenstuhl setzen und „losfahren".

Im Rahmen dieses Buches werden simulierte Prüfungssituationen als Dialog dargestellt sowie Tipps und Anregungen für die Beantwortung voraussichtlicher Fragen gegeben. Viele Beispiele aus dem Praxisalltag geben Ihnen einen kleinen Einblick in die praktische Arbeit als Therapeut und was Sie im Anschluss an Ihre Prüfung in der Ausübung des Berufes erwartet. Auf diesem Weg will ich Ihnen meine größtmögliche Unterstützung während Ihrer Vorbereitung auf die mündliche Prüfung zukommen lassen.

Ich wünsche Ihnen viel Freude beim Entdecken der einzelnen Kapitel und Erfolg beim Lernen!

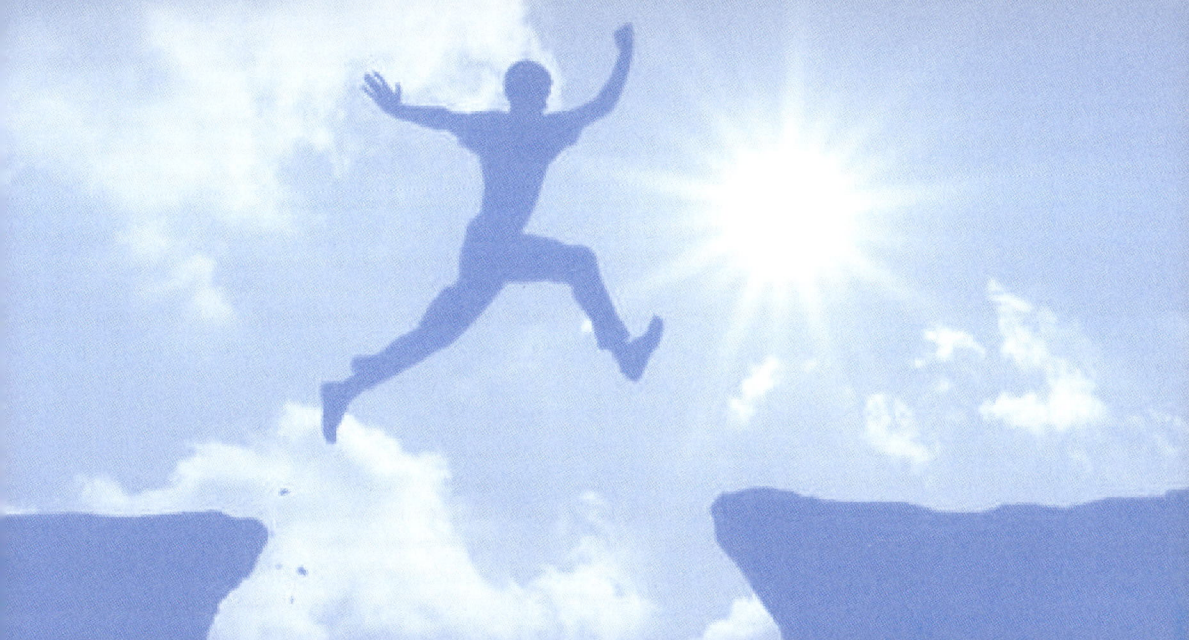

Teil 1
Basiswissen für die mündliche Prüfung

2 Berufsbild und Abgrenzung zu ähnlichen Tätigkeiten

In den letzten Jahren hat sich eine Vielzahl von Berufsbildern entwickelt, die sich mit den Themen Lebensberatung, Lebenshilfe, Therapie, Coaching, Persönlichkeitsentwicklung u.Ä. beschäftigen. Die Qualität der unterschiedlichen Angebote ist schwer überprüfbar und zum Teil inhaltlich fragwürdig. Mit der, eher negativ behafteten, Bezeichnung „Psychomarkt" wird versucht, der Angebotsvielfalt einen Namen zu geben. Umso wichtiger ist es, dass Sie den genauen Wirkungsbereich des Heilpraktikers für Psychotherapie und seine Stellung im deutschen Gesundheitswesen kennen sowie die Abgrenzungen zu den anderen Berufsbildern erklären können. Vor allem die Bezeichnung Beratung, Coaching und Therapie werden häufig im gleichen Kontext verwendet und die Grenzen sind stellenweise fließend. Daher werden hier die wesentlichen Unterschiede noch einmal erläutert.

2.1

Was ist der Heilpraktiker für Psychotherapie?

Seit Jahren ist in unserem psychosozialen und therapeutischen Netzwerk der Heilpraktiker für Psychotherapie ein fester Bestandteil. Grundsätzlich gehört dieser Tätigkeitszweig zur Berufsgruppe der Heilpraktiker mit einer eingeschränkten Heilerlaubnis auf dem Gebiet der Psychotherapie. Es handelt sich jedoch nicht um eine Untergruppe, sondern um ein eigenständiges Berufsbild. Da sich die Beschränkung auf das Gebiet der psychischen Störungen bezieht, darf der Heilpraktiker für Psychotherapie keine organische, also körperliche Leiden behandeln wie der „normale" oder „große" Heilpraktiker. Es ist ihm auch untersagt, Medikamente einzusetzen oder zu verschreiben, Empfehlungen darf er jedoch aussprechen. Umgangssprachlich wird der Heilpraktiker für Psychotherapie auch der „kleine Heilpraktiker" genannt.

Anerkanntes Berufsbild

Mit dem Heilpraktiker für Psychotherapie erlangen Sie den Titel eines anerkannten Berufsbildes, welcher Ihnen nach einer Prüfung vor dem zuständigen Gesundheitsamt verliehen wird. Grundlage hierfür ist ein Beschluss des Bundesverwaltungsgerichtes vom 21.1.1993, wonach die Gesundheitsämter eine Überprüfungsmöglichkeit anbieten müssen. Es handelt sich um eine Berufserlaubnis zur **Ausübung der Heilkunde ohne Bestallung ausschließlich auf dem Gebiet der Psychotherapie**. Für den Klienten muss das Berufsbild Heilpraktiker deutlich ersichtlich sein, da die Bezeichnung „Psychotherapeut/in" nach dem Psychotherapeutengesetz von 1999 alleine den approbierten Ärzten und Psychologen zusteht. Diese sind grundsätzlich berechtigt, alle Krankheiten zu behandeln. Die Ausübung der Heilkunde dagegen dient der Erhaltung der **„Volksgesundheit"** (gemäß dem Heilpraktikergesetz von 1939) und gilt nicht in Bezug auf schwere Erkrankungen. Neu hinzugekommen sind seit 2010 die sogenannten **sektoralen Heilpraktiker**, wie zum Beispiel für Physiotherapie, Ergotherapie und Logopädie. Diese Heilpraktikerzulassungen sind beschränkt auf das jeweilige Fachgebiet.

Fachliche Anerkennung

Mittlerweile ist ein positiver Trend erkennbar in Bezug auf die fachliche Anerkennung des psychologischen Heilpraktikers durch seine ärztlichen und psychologischen Kollegen. Der Stellenwert des Berufsbildes Heilpraktiker für Psychotherapie ist deutlich höher als noch vor ein paar Jahren und wird mittlerweile stärker geschätzt und respektiert. Ähnlich wie zuvor beim medizinischen Heilpraktiker war eine gewisse Zeit nötig, um dieses Berufsbild in das bisherige Gesundheitssystem zu integrieren und das Verständnis dafür zu schaffen, dass diese Tätigkeit eine Ergänzung des herkömmlichen, medizinischen Angebotes darstellt und keine Verdrängung bisheriger Berufsgruppen bedeutet. Diese Entwicklung freut mich persönlich sehr, da sie viele Möglichkeiten bietet, in fruchtbarer Zusammenarbeit für das Wohlergehen des Einzelnen und der Gesellschaft einen Beitrag zu leisten.

Bezahlung

Nach dem Einkommenssteuergesetz gehört der Heilpraktiker zu den sogenannten Katalogberufen, den freien Berufen. Sie behandeln Ihre Klienten eigenverantwortlich und diese Eigenverantwortlichkeit muss für Ihre Klienten auch stets erkennbar sein. Das Abrechnungssystem ist abweichend zu den ärztlichen und psychologischen Psychotherapeuten geregelt. **Die Klienten bezahlen ihre Behandlung in der Regel selbst**, da gesetzliche Krankenkassen die Behandlungskosten nicht übernehmen. Private Krankenkassen hingegen übernehmen teilweise einige Behandlungskosten, was jedoch in jedem Fall individuell mit der Kasse des Klienten zu klären ist.

Ähnliche Berufssparten

Diejenigen, die nicht den Titel Heilpraktiker für Psychotherapie haben, dürfen auch keine psychischen Krankheiten behandeln, sie nennen sich meist psychologische Berater, Lebensberater, Coaches o.Ä. Die Abgrenzung zu ähnlich klingenden Berufssparten und Tätigkeitsbezeichnungen sollte Ihnen geläufig sein, ebenso wie ihre genaue Stellung im Gesundheitswesen.

Ausbildungsrichtlinien fehlen noch

Im Gegensatz zu den Ärzten, Psychologen und Psychotherapeuten, gibt es für Heilpraktiker bisher keine verbindlichen Ausbildungsrichtlinien. Im Extremfall kann ein zukünftiger Heilpraktiker ohne jede psychotherapeutische Zusatzausbildung psychotherapeutisch tätig werden. Auf die Bedeutung einer qualifizierten praktischen Ausbildung und umfassender Selbsterfahrung wurde bereits im Vorwort eingegangen, dennoch möchte ich an dieser Stelle die Wichtigkeit noch einmal hervorheben: Die **Qualität Ihrer Ausbildung** spiegelt auch Ihr Verantwortungsbewusstsein im Umgang mit Ihren Klienten wieder. Sie werden täglich sehr unterschiedlichen Menschen begegnen, die mit ihren individuellen Bedürfnissen, Hoffnungen und Ängsten in Ihre Praxis kommen und sich durch Ihre Hilfe eine Verringerung ihres Leidensdrucks erhoffen. Jeder Klient für sich bildet einen wertvollen Teil der Gesellschaft und hat einen An-

spruch darauf, mit größtmöglicher Kompetenz und Umsicht behandelt zu werden.

Für eine umfassende Ausbildung zum „Heilpraktiker für Psychotherapie" sei im Folgenden ein Curriculum-Vorschlag mit 5 Modulen dargestellt (▶ Tab. 2.1, ▶ S. 8).

2.2

Abgrenzung zu ähnlichen Tätigkeiten

Viele von Ihnen, die eine Ausbildung zum Heilpraktiker für Psychotherapie begonnen haben und in naher Zukunft Ihre Prüfung ablegen wollen, kommen bereits aus einem Beruf mit beratender Tätigkeit. Häufig sind auch Aussagen von Kunden, Verwandten oder Freunden der Anlass dafür, diesen Weg einzuschlagen, da man scheinbar ein „gutes Händchen" dafür hat, anderen Menschen in schwierigen Lebenssituationen zu helfen. Viele arbeiten auch bereits als Berater oder Coach und möchten nun noch mehr über die psychodynamischen Vorgänge erfahren, um ihre Tätigkeit noch besser ausüben zu können. Doch was ist genau der Unterschied zwischen Beratung, Coaching und Therapie?

Die Grenzen sind teilweise sehr fließend und die Prüfer möchten gern erfahren, ob Ihnen eben diese feinen Unterschiede geläufig sind. Vor allem, wenn Sie bereits aus einer beratenden Tätigkeit kommen und den Heilpraktikertitel als Zusatzqualifikation erwerben möchten.

- Worin unterscheidet sich Ihre vorherige Tätigkeit im Vergleich zu dem Leistungsspektrum, das nun vor Ihnen liegt?
- Welche Erweiterung für Ihre bereits ausgeübte Tätigkeit versprechen Sie sich davon und
- wie möchten Sie das neu erworbene Wissen anwenden?

Allen 3 Bereichen – Beratung, Coaching und Therapie – liegt eine gemeinsame Basis zugrunde: die Kommunikation und ein guter Rapport zum Klienten. Unter Rapport versteht man die Art und Weise, wie Sie mit dem Klienten in Kontakt treten. Auf die Merkmale eines guten Rapports gehe ich im weiteren Verlauf noch genauer ein.

▶ **Tab. 2.1** Sinnvolle Module zur Ausbildung zum „Heilpraktiker für Psychotherapie".

Modul	Inhalte
1. Intensivkurs theoretischer Teil Psychiatrie und Psychotherapie	Die theoretische Ausbildung in Psychiatrie ist speziell auf den schriftlichen Teil der staatlichen Prüfung abgestimmt.
2. Praktische Ausbildung humanistische Gesprächspsychotherapie und integrales Coaching	Wer die staatliche Prüfung zum Heilpraktiker beschränkt auf das Gebiet der Psychotherapie ablegen möchte, benötigt als Basis eine therapeutische Ausbildung. Im Schwerpunkt umfasst diese die tiefenpsychologisch fundierte Gesprächspsychotherapie mit dem Ansatz der klientenzentrierten beziehungsweise non-direktiven Gesprächsführung nach Carl Rogers. Weitere Bestandteile sind Einblicke in die Verhaltenstherapie, Kunstpsychotherapie, Gestalttherapie nach Frederick Perls und wichtige prüfungsrelevante Themen wie die Krisenintervention. Diese praktische Ausbildung sollte mindestens eine Dauer von einem Jahr mit zwölf Wochenendseminaren umfassen.
3. Eigen-/Lehrtherapie/ Einstieg in die Praxis zum Umgang mit den Klienten	Die therapeutische Arbeit setzt die Bereitschaft voraus, die eigene psychische Landschaft zu erkunden und sich selbst infrage zu stellen. Daher ist dieses Modul obligatorisch bei der gesprächstherapeutischen Ausbildung. Jede therapeutische Ausbildung umfasst eine Eigentherapie. Diese ist wichtig, um zum einen die Wirkung der Therapie an sich selbst zu erfahren und zum anderen die Phänomene der Übertragung und Gegenübertragung wahrnehmen und vermeiden zu können. Die Eigenlehrtherapiestunden sollten mindestens 10 Lehrtherapie- und 5 Supervisions-Sitzungen umfassen.
4. Intensive Prüfungsvorbereitung	Zur gründlichen Vorbereitung auf die staatliche Prüfung ist eine intensive Prüfungsvorbereitung hilfreich, bei der unter authentischen Prüfungsbedingungen der theoretischschriftliche und der praktisch-mündliche Prüfungsteil durchgeführt werden. Die Prüfungsvorbereitungsabschnitte finden an 3 Wochenenden statt.
5. Übungsabende	Anhand von regelmäßiger Übungsabende kann das erlernte Wissen ins Können erprobt und geübt werden

2.3

Jeder kann sich „Berater" nennen

Die Berufsbezeichnung Berater ist in Deutschland kein geschützter Begriff. Daher gibt es auch **keine Vorgaben oder Richtlinien zur Ausbildung als Berater**. Jeder in Deutschland, der über eine gewisse Erfahrung in einem bestimmten Bereich verfügt und dieses Wissen anderen zugänglich machen möchte, kann als Unternehmensberater, technischer Berater und jeder anderen Art von Beratung seine Dienste anbieten. Die Themen erstrecken sich dabei auf alle Lebensbereiche und Situationen, von der Vermögens- und Anlagenberatung, über politische Beratung bis zu Sozialthemen. Unter einer professionellen Beratung versteht mal im Allgemeinen ein strukturiertes Gespräch oder eine praktische Anleitung, mit dem Ziel eine Aufgabe oder ein Problem zu lösen. Es kann sich auch um die Beratung zu einem Prozess handeln, um die Abläufe in diesem Prozess zu optimieren. In der klassischen Unternehmensbera-

tung oder auch im Bereich Produktion geht es häufig um die sogenannte „Prozessoptimierung". Beratung wird auch oft mit der Erteilung von guten Ratschlägen oder Handlungsempfehlungen gleichgesetzt.

Beratungsarten

Zu den unterschiedlichen Beratungsarten gehört auch der psychologische Berater, welcher u. a. Themenbereichen abdeckt, wie Lebensberatung, Ehe- und Partnerschaftsberatung, Erziehungsberatung, Familienberatung, Jugendberatung und Drogenberatung, Konfliktberatung sowie allgemein Krisenintervention usw. und natürlich im Bedarfsfall auch eine Beratung in Bezug auf Möglichkeiten und Planung einer Psychotherapie.

Ähnliche Zielgruppe

Auf dem deutschen „Beratungsmarkt" bewegen sich viele, zum Teil auch nebenberuflich tätige, psychologische Berater mit sehr unterschiedlichem Ausbildungshintergrund, die eine ähnliche Zielgruppe fokussieren, wie der Heilpraktiker für

Psychotherapie. Die Bezeichnungen „psychologischer Berater" oder „Personal Coach" sind in Deutschland nicht geschützt – im Gegensatz zum Titel „Diplompsychologe" bzw. „Dipl.-Psych." sowie auch der alleinigen Bezeichnung „Psychologe".

Es liegt in der Verantwortung und in der Selbstbeurteilung eines jeden Beraters, welchen Qualitätsstandard er für sich ansetzt und wie er seine Aus- und Weiterbildung gestaltet. Auch vor diesem Hintergrund begrüße ich die Entwicklung zu einer strengeren Prüfungsordnung für den Heilpraktiker für Psychotherapie, die damit das qualitative Niveau des Berufes untermauert, was beim Berater derzeit noch nicht der Fall ist.

Ziel einer psychologischen Beratung

In einer psychologischen Beratung geht es im Wesentlichen um die Unterstützung bei der Suche nach einer Lösungen oder Klärung eines Problems. Der Kunde schildert sein Problem und wird vom Berater dahin gehend unterstützt, dass dieser mit dem Kunden zusammen das Problem oder die aktuelle Situation strukturiert. Darüber hinaus versucht der Berater die persönlichen Ressourcen des Kunden sowie Bedürfnisse, Wünsche und ggf. Defizite aufzudecken. Dennoch ist zu sagen, dass selbst eine qualitativ hochwertige psychologische Beratung weder eine ärztliche Behandlung noch psychotherapeutische Maßnahmen ersetzt.

2.4

Abgrenzung zum Coaching

Das wichtigste Unterscheidungsmerkmal zwischen Therapie und Coaching ist, dass sich Coaching ausdrücklich **nicht** mit der Behandlung psychischer Störungen befasst. Ein Coach arbeitet in der Regel mit dem **gesunden Menschen**. Es wird beim Coaching weder eine Krankheit vorausgesetzt, noch hat der Prozess eine heilende Funktion wie die Therapie. Die Methodik ist ausschließlich zukunftsorientiert und geht nicht auf frühkindliche Konflikte zurück.

Die ursprüngliche Verwendung des Begriffs „Coach" stammt aus dem Sport. Der Sport-Coach ist in erster Linie ein Trainer und Lehrer für die Entwicklung der sportlichen Fertigkeiten. Darüber hinaus ist er aber auch ein Begleiter des Sportlers oder der Mannschaft. Zu seinen Aufgaben gehört

es, vereinbarte Ziele im Auge zu behalten und alle Beteiligten immer wieder zu motivieren, an ihrer Zielerreichung zu arbeiten. Der Coach arbeitet also nicht nur an der Technik der Sportler, sondern trainiert auch mentale Fähigkeiten und Fertigkeiten. Im Gegensatz zum Berater muss er keine Lösungen für Probleme und Konflikte präsentieren, sondern fungiert eher als Begleiter und neutraler Gesprächs- und Interaktionspartner. Der Coach zeigt seinem Coachee (Klienten) neue Wege auf und unterstützt den Prozess der individuellen (Weiter-)Entwicklung.

Auch Coaching gibt es mittlerweile für **alle Lebenslagen** – für Management, Vertrieb, private Bereiche und für alle Fragen im beruflichen und persönlichen Kontext. Ziel des Coachings ist eine Stärkung der Persönlichkeit, die Entwicklung neuer Fähigkeiten und der sichere Umgang mit Problemstellungen durch eine bewusstere Haltung und das praktische Umsetzen der im Coaching erarbeiteten Maßnahmen. Coaching gehört ebenfalls zu den Instrumenten einer Führungskraft, die ihre Mitarbeiter coacht. Allerdings ist in diesem Fall die Neutralität der Führungskraft nicht mehr gegeben und der Coachee – hier der Mitarbeiter – hat seinen Coach nicht unabhängig und auf freiwilliger Basis ausgesucht. Auch die Inanspruchnahme des Coachings erfolgt nicht unbedingt aus eigenem Antrieb, sondern ist eher eine Anweisung, der er sich nicht entziehen kann.

Arbeitsweisen und Ziele des Coachings

Coaching wird aktuell überwiegend im **beruflichen Kontext** eingesetzt und beschreibt einen Prozess, der in Bezug auf seine zeitliche Dauer und der zu erreichenden Ziele im Vorfeld vertraglich festgelegt wurde. Dabei hilft der Coach seinem Coachee mit sich selbst in Kontakt zu treten und fördert die Fähigkeit zur Selbstreflexion sowie der Selbststeuerung und Verbesserung der Wahrnehmung, des Erlebens und des Verhaltens. Der Coach begleitet den Klienten bei der Realisierung seiner gesetzten Ziele oder der Lösung eines akuten Problems, indem er durch gezielte Fragetechnik den Coachee in eine Richtung lenkt, bis dieser seinen eigenen Lösungsweg findet. Im Vordergrund der gemeinsamen Arbeit steht das Bemühen, bisherige Gedankengänge und Muster zu durchbrechen und den Coachee dabei zu unterstützen, einen neuen Lösungsansatz zu erkennen und einzusetzen. Dieser Lösungsansatz sollte sich gravierend von den bisherigen Lösungsideen des Coachees unterscheiden und ihm so völlig neue Wege eröffnen. Es ist nicht von Bedeutung, ob der Coach ein Fachmann für die sachlichen Inhalte des Problems ist, sondern seine Aufgabe ist das Erkennen und Beschreiben von Abläufen, die im Coachee vor sich gehen und vielleicht eine Zielerreichung bzw. Problemlösung behindern. Ziel des Coachings ist in erster Linie die Verbesserung der Lern- und Leistungsfähigkeit unter Berücksichtigung der Ressourcen des Klienten. Dafür muss der Coachee einige Voraussetzungen mitbringen, wie den Willen, sich weiterzuentwickeln, die Bereitschaft sich zu öffnen und Mut, um sich auf neue Handlungsoptionen einzulassen, diese auszuprobieren und somit Veränderungen anzugehen.

Basis für ein erfolgreiches Coaching ist das Vertrauen des Coaches in seinen Coachee, dass dieser seine Probleme selbst lösen kann und lediglich eine Begleitung, jedoch keine Anleitung benötigt.

Ähnliche Ansätze wie Coaching beinhalten auch Beratung/Consulting, Training, Schulung, Supervision und Mediation, wobei es hier in der Literatur sehr unterschiedliche Definitionen über die spezifischen Abgrenzungen gibt. Coaching wird neben dem beruflichen Umfeld mehr und mehr in der Lebensberatung bei privaten Problemen und Konflikten angewandt, jedoch – wie bereits eingangs erwähnt – nicht bei der Behandlung psychischer Störungen.

Im Gegensatz zur Psychotherapie, ist die Berufsbezeichnung „Coaching" in Deutschland nicht geschützt. Auch eine klare methodische Eingrenzung für die Durchführung eines Coaching-Prozesses ist nicht festgelegt. Allerdings gibt es verschiedene **Coaching-Verbände**, die Richtlinien zur Qualitätssicherung herausgearbeitet und eigene Ausbildungsgrundsätze entwickelt haben, welche mit einer entsprechende Zertifizierungen angeboten werden.

Beratung und Coaching – Gemeinsamkeiten und Unterschiede

Eine Gemeinsamkeit aller o. g. Ansätze ist die Ausrichtung auf ein definiertes Ziel, die Aktivierung von bisher ungenutzten Ressourcen sowie die Erweiterung der Wahrnehmung und der Handlungsoptionen des Klienten. Der Coach unterscheidet sich von den anderen Beratungsformen, indem

er zwar ein gezieltes Feedback gibt, aber auf direktive Interventionen wie die Erteilung von Ratschlägen oder Handlungsanweisungen verzichtet, wie sie bei vielen Beratungen üblich sind. Coaching ist zeitlich meist auf wenige Sitzungen begrenzt, kann aber auch berufsbegleitend über eine längere Periode durchgeführt werden. In jedem Fall ist die Erteilung eines klaren Auftrages die Grundlage für den Beginn eines Coaching-Prozesses.

Wie nennen Sie Ihre Arbeit?

Bei einem Erstkontakt mit einem potenziellen Klienten kann es zunächst hilfreich sein, den Begriff Therapie nicht zu sehr zu strapazieren, da dieser oft mit Ängsten und Unsicherheiten besetzt ist. Auch in der Kommunikation nach außen fällt es vielen Klienten leichter, zu einem Coach oder Berater zu gehen als zu einem Therapeuten. Unkalkulierbare Reaktionen aus dem beruflichen und privaten Umfeld sowie die Befürchtung, durch eine **psychotherapeutische Behandlung stigmatisiert** zu sein, spielen dabei eine große Rolle. Im Rahmen der Zusammenarbeit mit dem Klienten muss jedoch eine klare Abgrenzung erfolgen, ob der Auftrag eine **therapeutische Behandlung** oder ein **Coaching-Prozess** ist. Die Berufspflicht des Heilpraktikers für Psychotherapie verpflichtet den Therapeuten, dass sein Klient über die **Art der Behandlung und deren Dauer aufgeklärt** wird und dazu sein Einverständnis gibt. Im Kapitel „Berufs- und Gesetzeskunde" (▸ S. 55 ff.) gehe ich auf diesen Punkt noch detaillierter ein.

▸ Abb. 2.1 gibt einen Überblick zu den 3 Arbeitsfeldern Beratung, Coaching und Therapie.

2.5

Therapie

In der Abgrenzung zum Coaching ist die Therapie eine **Dienstleistung der Medizin**, die sich auf sämtliche Maßnahmen bei der Behandlung von Krankheiten oder Verletzungen erstreckt, mit dem Ziel einer Heilung bzw. Linderung der Beschwerden sowie der Wiederherstellung der körperlichen und psychischen Funktion. Somit setzt eine therapeutische Behandlung eine Störung oder Erkrankung des Menschen voraus, wogegen ein Coach in der Regel mit dem gesunden Menschen arbeitet.

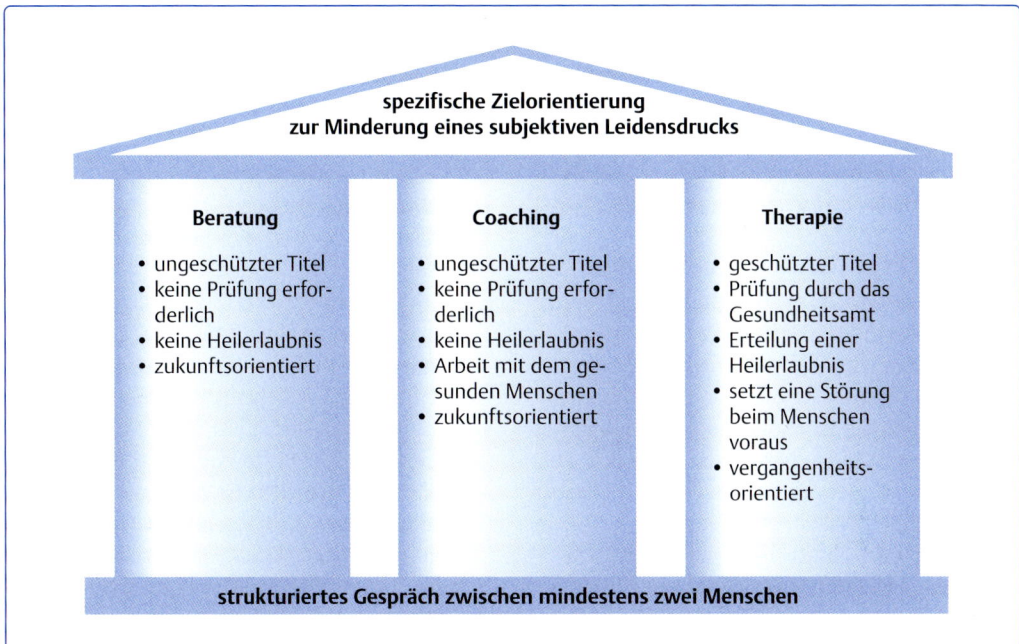

spezifische Zielorientierung
zur Minderung eines subjektiven Leidensdrucks

Beratung
- ungeschützter Titel
- keine Prüfung erforderlich
- keine Heilerlaubnis
- zukunftsorientiert

Coaching
- ungeschützter Titel
- keine Prüfung erforderlich
- keine Heilerlaubnis
- Arbeit mit dem gesunden Menschen
- zukunftsorientiert

Therapie
- geschützter Titel
- Prüfung durch das Gesundheitsamt
- Erteilung einer Heilerlaubnis
- setzt eine Störung beim Menschen voraus
- vergangenheitsorientiert

strukturiertes Gespräch zwischen mindestens zwei Menschen

▶ **Abb. 2.1** Wie sich Beratung, Coaching und Therapie voneinander unterscheiden.

Was ist Psychotherapie?

Die Therapieformen sind sehr vielfältig, wobei ich mich in diesem Zusammenhang auf das Gebiet der Psychotherapie bzw. der einzelnen Bestandteile zur Behandlung von psychischen Störungen beschränken möchte. Psychotherapie wird meist als Sammelbegriff verwendet für alle Maßnahmen zur Behandlung von psychischen, emotionalen und psychosomatischen Krankheiten bzw. individuellen Leidenszuständen unter Einsatz von psychologischen Mitteln und Methoden. Im Vordergrund stehen meist Formen der verbalen und nonverbalen Kommunikation, wozu die tiefenpsychologischen und verhaltenstherapeutischen Ansätze zählen. Darüber hinaus gehören auch künstlerische Formen dazu wie Kunst-, Musik- und Tanztherapie.

Viele Psychotherapien befassen sich mit der Vergangenheit des Klienten und der Ursachenforschung für den aktuellen Konflikt. Das gemeinsame Ziel aller Therapieformen ist die Linderung des subjektiven Leidens des Klienten und die Erhöhung des Wohlbefindens und der Lebensqualität.

Die unterschiedlichen Verfahren lassen sich grob unterteilen in konfliktorientierte Verfahren und handlungsorientierte Verfahren. Bei den **kon**fliktorientierten Verfahren** steht der Konflikt, in dem sich der Betroffene befindet im Vordergrund. Hierzu gehört z.B. die klassische Psychoanalyse sowie die sich daraus weiter entwickelten Therapieformen. Zu den **handlungsorientieren Verfahren** gehört z.B. die Verhaltenstherapie. Hierbei spielen der Ursprungskonflikt und das Unterbewusste eine eher untergeordnete Rolle. Ziel ist das konkrete aktuelle Problem und seine Bewältigung im Hier und Jetzt.

Erstattung

In den Richtlinien des gemeinsamen Bundesausschusses über die Durchführung der Psychotherapie (Psychotherapie-Richtlinie) werden detailliert die psychotherapeutischen Behandlungen aufgelistet, welche bisher von den **gesetzlichen Krankenkassen** erstattet wurden. Zu diesen Verfahren zählen die psychoanalytisch begründeten Verfahren und die Verhaltenstherapie. Als psychoanalytische Verfahren gelten im Rahmen dieser Richtlinien tiefenpsychologisch fundierte Psychotherapie und die analytische Psychotherapie. Auch neue Psychotherapieverfahren werden anerkannt, sofern sie als vertiefende Ausbildung von psychologischen Psychotherapeuten oder von Kinder- und

Jugendtherapeuten angesehen werden können. Andere Verfahren werden nicht im Sinne der Psychotherapie-Richtlinie anerkannt, dazu gehören u.a. die Gesprächspsychotherapie, Erziehungsberatung, Sexualberatung, körperbezogene Therapieverfahren, Gestalttherapie, Logotherapie, Psychodrama, respiratorisches Biofeedback und Transaktionsanalyse.

Wer darf Psychotherapie anwenden?

Psychotherapeutische Verfahren werden durch ärztliche und psychologische Psychotherapeuten angewendet sowie durch Heilpraktiker für Psychotherapie in beschränktem Umfang. Welche Krankheitsbilder mit der beschränkten Heilerlaubnis des Heilpraktikers für Psychotherapie behandelt werden dürfen, werden im Folgenden noch genauer erläutert. Die grobe Einteilung lautet:

- Heilpraktiker für Psychotherapie dürfen alle psychischen Störungen therapieren, die nach dem triadischen System als **psychogene Störungen** deklariert werden.
- Störungen mit **exogener** oder **endogener Ursache** werden durch ärztliche Psychotherapeuten, psychologische Psychotherapeuten oder Psychiater behandelt und dürfen vom Heilpraktiker für Psychotherapie nur mit supportiven Maßnahmen unterstützt werden.

Kriterien für Psychotherapie

Grundsätzlich sollte eine Psychotherapie sichtbar, verhaltensorientiert, lösungsorientiert und ressourcenorientiert sein. Nach Möglichkeit kann das Umfeld des Klienten in den Prozess einbezogen werden, was jedoch keine Bedingung ist.

- **Sichtbar:** Dies bedeutet, dass die Veränderung in kleinen Schritten auch beobachtbar und erkennbar ist.
- **Verhaltensorientiert:** Das alleinige Kennen von Ursachen verändert nicht das Problem, sondern das Verhalten des Klienten muss sich dementsprechend ebenfalls ändern.
- **Lösungsorientiert:** Es ist für den therapeutischen Prozess eher störend, wenn der Klient zu lange im negativen Ist-Zustand verharrt und sich davon nicht lösen kann. Stattdessen sind alle Versuche des Klienten zur konstruktiven Problemlösung zu würdigen und zu unterstützen.
- **Ressourcenorientiert:** Es gilt Stärken und Potenziale zu entdecken und deren Einsatz zu fördern. Eine positive Denkhaltung unterstützt den Heilungsprozess enorm, als alleiniges Mittel genügt diese leider nicht, dafür sind auch Taten notwendig.

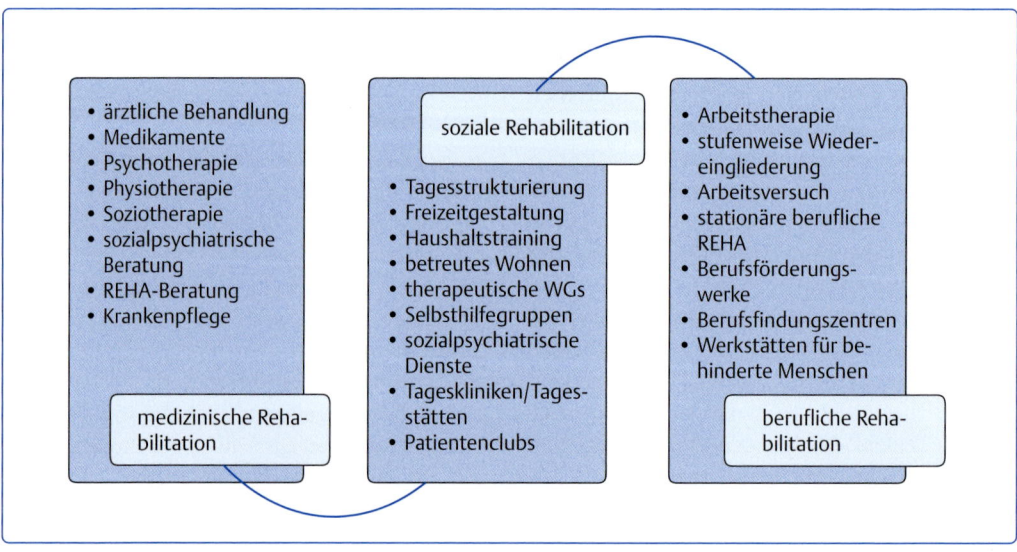

▶ **Abb. 2.2** Bestandteile einer psychiatrisch-psychotherapeutischen Rehabilitation.

Rehabilitationsmaßnahmen

Die Psychotherapie ist ein Bestandteil von Rehabilitationsmaßnahmen, welche bei der Behandlung psychisch kranken Menschen angewendet werden. Zu diesen Maßnahmen gehören die medizinische Versorgung sowie die Unterstützung bei der beruflichen und sozialen Wiedereingliederung. Das Ziel der Rehabilitation ist, dass der Patient seine Erkrankung versteht und akzeptiert. Er lernt mit seiner Erkrankung im Alltag umzugehen, ihm werden neue Perspektiven aufgezeigt und er wird dabei begleitet, wenn es um die berufliche Orientierung und den Aufbau sozialer Kontakte geht. Als Oberbegriff wird von einer psychiatrisch-psychotherapeutischen Rehabilitation gesprochen, die in ▶ **Abb. 2.2** detaillierter dargestellt wird.

3 Erfolgreich lernen – Planung und Strategien

Vor der Prüfung kommt das Lernen. – Wenn Sie jetzt bereits innerlich stöhnen und nur den Berg sehen, den es zu erklimmen gilt, wird es vermutlich ein sehr langer und beschwerlicher Weg werden. Wählen Sie stattdessen bewusst eine positive Einstellung und freuen sich auf die Zeit, in der Sie lernen, entdecken und ausprobieren dürfen. Der Prozess des Lernens ist etwas, was uns jeden Tag, jedes Jahr und unser ganzes Leben lang begleitet. Wenn Sie zum Beispiel tanzen lernen möchten und sich gemeinsam mit Freunden in einer Tanzschule anmelden, werden Sie wahrscheinlich gemeinsam viel Spaß dabei haben und ganz nebenbei und mit Leichtigkeit Fortschritte erzielen. Immer wenn wir einer Aufgabe mit Neugier und Freude begegnen, passiert das Lernen ganz automatisch und nebenbei. Schaffen Sie sich daher einen optimalen Rahmen und vergessen Sie alles, was Sie über „den Ernst des Lernens" noch aus der Schul- und Studienzeit in Erinnerung haben – denn mit Spaß lernen Sie wesentlich schneller und leichter.

Die Erfahrung aus den letzten Jahren in meinem Institut zeigt, dass Schüler, die sich frühzeitig mit Engagement, aber auch mit Gelassenheit dem Lernstoff widmen, souverän und kompetent ihre Prüfung bestehen. Die Bedeutung einer umfassenden Selbstklärung durch eine begleitende Lehrtherapie habe ich bereits mehrfach erwähnt. Um diese zu erlangen, brauchen Sie ausreichend Zeit und viel praktische Erfahrung.

Betrachten Sie Ihren Weg zum ausgebildeten und geprüften Heilpraktiker für Psychotherapie wie die Planung einer Urlaubsreise. Die Prüfung ist das Urlaubsziel und die Zeit des Lernens davor ist die aufregende Phase, in der Sie alle Vorbereitungen für Ihre Reise treffen. Freuen Sie sich darauf, die einzelnen „Koffer" zu füllen, die Sie auf dieser Reise mitnehmen möchten und legen Sie sich sorgfältig die einzelnen Packstücke bzw. Themenbereiche zurecht. Mit einer guten Vorbereitung können Sie entspannt dem Prüfungstermin entgegensehen und sich auf das Reiseziel freuen.

3.1
Motivation

Wie eingangs bereits erwähnt, soll die Zeit der Vorbereitung und des Lernens mehr sein, als nur eine Pflichtübung oder gar Mittel zum Zweck, um lediglich die Prüfung zu bestehen. Stellen Sie sich eher die Frage: „Wann darf ich endlich anfangen?" oder sagen Sie sich „Ich befinde mich am Anfang einer wundervollen Reise!" Was ist am Anfang einer Reise zu beachten, welche Schritte sind zu planen und was ist das Ziel der Reise? Stellen Sie sich bildhaft vor, was Sie nach der bestandenen Prüfung tun werden. Vielleicht sehen Sie sich in Ihrer eigenen Praxis oder in einer Praxisgemeinschaft. Lassen Sie Ihrer Fantasie freien Lauf und kreieren Sie sich eine Zukunftsvision. Noch mehr Kraft verleihen Sie dieser Vision, indem Sie diese in irgendeiner Form darstellen. Sie können darüber schreiben, ein Bild zeichnen oder eine Collage erstellen. Bringen Sie den Text oder das Bild an Ihrem üblichen Lernplatz an und halten sich damit immer Ihr Ziel vor Augen. Bei jedem Lernabschnitt, den Sie geschafft haben, belohnen Sie sich mit etwas Schönem, um das Gelungene bewusst zu machen und die Motivation für den nächsten Abschnitt zu wecken. Planen Sie dabei lieber kleine Teilziele ein statt zu große Etappenziele. Wie Sie dabei vorgehen können und welche Methoden es dafür gibt, zeigt Ihnen der nächste Abschnitt.

3.2
Planung

Eine gute Planung erfordert Zeit und Ruhe. Doch die Erfahrungen aus der Durchführung erfolgreicher Projekte belegen, dass man mit einem Mehraufwand an Planungszeit insgesamt weniger Zeit für die Durchführung benötigt. Die Planungszeit, die Sie für die Strukturierung Ihres Projektes „erfolgreiche Prüfung" aufwenden, ist mit Sicherheit eine lohnende Investition. Bevor Sie also voller Enthusiasmus daran gehen Bücher zu lesen und Themen auszuarbeiten, nehmen Sie sich ausreichend Zeit und organisieren Sie Ihre Vorbereitungs- und Lernzeit – am besten schriftlich. Treffen Sie verbindliche Vereinbarungen mit sich selbst. Zeitpläne, die Sie nur im Kopf haben, sind unverbindlich und schwer überprüfbar, sodass Sie schnell den Überblick verlieren können. Entlasten Sie Ihr Gehirn und sorgen Sie für ein freies und aufnahmefähiges Gedächtnis, indem Sie schriftlich planen.

Salami-Taktik anwenden

Die Methode der Planung in Einheiten wird als Salami-Taktik bezeichnet, da Sie eine große Aufgabe in einzelne Scheibchen zerlegt und diese somit leichter „essbar" wird:

- Verschaffen Sie sich zunächst einen **Überblick** über das Volumen der zu lernenden Themen.
- Nun unterteilen Sie den ganzen Komplex in kleine, übersichtliche **Einheiten**.
- Hinterlegen Sie für jedes Teilziel einen **Termin**, bis wann Sie es erreichen möchten.
- Berücksichtigen Sie bei der Planung auch **Phasen für Wiederholungen**.
- Rechnen Sie auch ausreichend **Pufferzeiten** ein, falls ein Themenblock länger dauert als erwartet oder unvorhergesehene Verzögerungen eintreten.
- Eine zu straffe Planung ist leicht anfällig für bereits kleinste **Störungen**, wie ein unverhofftes Telefonat, der überraschende Besuch eines guten Freundes oder unerwartete Überstunden im Beruf. Und schon hinken Sie Ihrem Zeitplan hinterher und müssen aufarbeiten. Das kostet unnötig Energie und ist äußerst demotivierend.

Erreichung von Etappenzielen belohnen

- Durch die Planung von Etappenzielen wird Ihre **Selbstmotivation** gefördert und gleichzeitig die Konzentration, da das nächste Ziel bereits in Sichtweite ist.
- Darüber hinaus können Sie regelmäßig kleine **Teilerfolge** erzielen, die Sie auch unbedingt zelebrieren sollten.
- Durch die Einführung eines Belohnungssystems wird Ihre Motivation noch einmal um einiges gesteigert. Wenn Sie ein Etappenziel erreicht haben, gönnen Sie sich etwas Schönes und loben Sie sich selbst für Ihre Leistung und die aufgebrachte Disziplin.

Regelmäßige Pausen

Die Qualität Ihres Lernerfolges können Sie durch einen sinnvollen Wechsel zwischen Lernphasen und Ruhezeiten entscheidend beeinflussen. In der Lernpädagogik wird häufig ein Rhythmus von 45 Minuten empfohlen, was dann wie folgt aussehen könnte:

- 45 Minuten lernen
  - 5 Minuten Pause
- 45 Minuten lernen
  - 15 Minuten Pause
- Nach ca. 2–4 Stunden
  - längere Pause von 1–2,5 Stunden

Suchen Sie sich in den Lernpausen möglichst Tätigkeiten aus, die eine Abwechslung zum Schreibtisch bieten und Ihre Energien wieder zum Fließen bringen. Etwas frische Luft und Bewegung können dabei wahre Wunder wirken. Die lernfreien Zeiten sollten genauso sorgfältig geplant werden wie die aktiven Zeiten. Gönnen Sie sich pro Woche einen Tag, an dem Sie weder lernen noch recherchieren, um Ihre Energiereserven wieder vollständig aufzufüllen und etwas Abstand und damit wieder einen besseren Überblick zu gewinnen.

Leistungskurve beachten

Eine sinnvolle Planung erfolgt unter Berücksichtigung Ihrer ganz persönlichen Leistungskurve. Jeder Mensch ist in seiner Leistungsfähigkeit während des Tages bestimmten Schwankungen unterworfen, die sich in einem natürlichen Rhythmus vollziehen und weitestgehend im Voraus absehbar sind. Anhand von Statistiken erreichen wir unsere höchste Leistungsfähigkeit im Laufe des Vormittags und eine zweite, jedoch etwas geringere Leistungsspitze am späten Nachmittag. Gegen Mittag geht die Leistungsfähigkeit meist zurück und nach der zweiten Hochphase am Nachmittag fällt sie kontinuierlich ab, bis sie schließlich einige Stunden nach Mitternacht ihren Tiefpunkt erreicht hat. Ihre individuelle Leistungskurve kann selbstverständlich davon abweichen. Falls Sie Ihren eigenen Rhythmus noch nicht genau kennen, beobachten Sie sich selbst einige Tage und notieren die Tageszeiten, an denen Sie sich als besonders leistungsstark empfinden.

Ausreichend schlafen

Berücksichtigen Sie in Ihrer Zeitplanung auch ausreichende Ruhe- und Schlafzeiten mit ein, denn in der Tiefschlafphase wird das Gelernte vom Kurzzeitgedächtnis in das **Langzeitgedächtnis** übertragen. Der Schlafforscher Jan Born von der Universität Lübeck erklärte den Vorgang des Lernens in einem Interview mit der Zeit online. Es bezeichnete die **Gedächtnisbildung** als einen aktiven Prozess, bei dem alle Informationen, die wir tagsüber aufnehmen zunächst in einer Art temporären Speicher abgelegt werden. In der **Tiefschlafphase** werden diese Informationen wieder reaktiviert und in einen Langzeitspeicher übertragen. Dabei wird auch eine Selektion der Daten vorgenommen, die transferiert werden sollen. Bei allen Informationen, die emotional geprägt sind, ist die Wahrscheinlichkeit sehr groß, in den Langzeitspeicher zu gelangen. Das betrifft auch Informationen, die auf ein bereits vorhandenes Wissen aufbauen und lediglich integriert werden müssen. Diese Aussage unterstützt meinen Rat, frühzeitig mit dem Lernen zu beginnen und dabei mit Freude und Begeisterung an diese Aufgabe zu gehen.

3.3

Lernstrategien

Aus unserer Erfahrung wissen wir, dass es unterschiedliche Arten des Lernens gibt. Manche können sich einen Lernstoff gut merken, wenn sie ihn lesen, andere, wenn sie einem Vortragenden zuhören und wieder andere lernen am besten, wenn sie schreiben oder sich mit anderen Personen über den Inhalt austauschen und darüber diskutieren.

Bevorzugte Wahrnehmungskanäle nutzen

Wir lernen unter Einsatz aller unserer Sinnesorgane. Da diese bei jedem Menschen unterschiedlich stark ausgeprägt sind, werden bestimme Wahrnehmungskanäle bevorzugt eingesetzt. Man spricht von auditiven, visuellen, kommunikativen und motorischen Wahrnehmungskanälen. Die jeweilige Tendenz spiegelt sich meist auch im Gebrauch der Sprache wider.

Auditiv. Personen, die den auditiven Kanal bevorzugen, nehmen Wissen am besten durch Hören auf. Im Sprachgebrauch benutzen Sie Redewendungen wie, ein Thema „hört sich stimmig" an oder sie können sich auf etwas einen „Reim machen". Mündliche Ausführungen genügen, um einen Vorgang zu erfassen und einprägen zu können. Für Menschen, die den auditiven Wahrnehmungskanal bevorzugen, bieten sich vorgelesene Texte (entweder selbst laut lesen oder andere vorlesen lassen) oder Lern-DVDs bzw. CDs an. Hintergrundgeräusche, wie z.B. Radio oder andere Gespräche, werden eher als störend empfunden.

Visuell. Tendiert ein Mensch eher zur visuellen Erfassung, nimmt er Wissen besonders leicht durch lesen, ansehen und beobachten auf. Er findet Erklärungen „einleuchtend", hat den „Durchblick" oder muss sich die Sache noch einmal genauer „betrachten". Die Verwendung von DVDs, Grafiken und Bildern ist dabei sehr hilfreich, ebenso wie Mind-Maps, die Verwendung von bunten Stiften und Textmarkern oder eines Flipcharts. Wichtig ist auch eine schöne Lernumgebung, da ein ungeordneter Schreibtisch eher ablenken würde.

Kommunikativ. Wer die kommunikative Wahrnehmung bevorzugt, lernt durch Gespräche und setzt sich am liebsten in einer Diskussion mit dem Lernstoff auseinander, um ihn verstehen zu können. Er möchte Erklärungen „durchsprechen", „besprechen", sie mit anderen „diskutieren". Ein perfektes Lernumfeld sind Diskussionsrunden, Lern- und Übungsgruppen.

Motorisch. Lernen durch Bewegung ist das bevorzugte Mittel von motorisch orientierten Menschen. Am schnellsten lernen sie, indem Handlungsabläufe selbst durchgeführt und auf diese Weise nachvollzogen werden können. Für sie ist wichtig, am Lernprozess unmittelbar beteiligt zu sein und durch das „learning by doing" eigenständige Erfahrungen zu sammeln. Erklärungen „begreifen" sie und etwas „fühlt sich richtig" an. Sie „erkunden" Themen und „erarbeiten" sie sich. Hilfreiche Lernmethoden sind Ausprobieren, Rollenspiele und Gruppenaktivitäten. Bewegung steigert den Lernerfolg, wie z.B. Herumlaufen im Zimmer oder ein Spaziergang.

Meistens finden wir uns in einer Mischung unterschiedlicher Lern- und Wahrnehmungskanäle wieder und gehören selten einer Kategorie an. Wenn Sie nicht genau wissen, wohin Sie tendieren, können Sie relativ leicht und spielerisch Ihre persönlich bevorzugten Wahrnehmungskanäle herausfinden, indem Sie auf Ihre Sprache achten, Ihr Lernverhalten beobachten oder sich durch gute Freunde bei der Spiegelung Ihres Verhaltens unterstützen lassen. Nutzen Sie diese Erkenntnis für die Vorbereitung auf die Prüfung und die Aufbereitung des Datenmaterials. Setzen Sie eine Kombination aus auditiven, visuellen, kommunikativen und motorischen Lernmethoden ein.

Wiederholungen

Weitere Hilfsmittel, um erfolgreich zu lernen, sind ständige Wiederholungen des bereits gelernten Stoffes. Je öfter Sie etwas hören, sehen oder ausprobieren, umso besser verankert sich das Wissen im Gedächtnis. Beschäftigen Sie sich kurz vor dem Zubettgehen noch einmal mit dem Gelernten vom aktuellen Tag. Geben Sie damit Ihrem Unterbewusstsein die Gelegenheit, sich mit dem Inhalt zu beschäftigen.

Zusammenhänge verstehen

Ersetzen Sie „Merken" durch „Denken", indem Sie nicht nur Zahlen, Daten und Fakten lernen, sondern sich die logischen Zusammenhänge einprägen. Stellen Sie sich passende Bilder oder Szenen für diese Zusammenhänge vor und lassen diese wie einen Film ablaufen.

Die Methoden sind vielfältig und die richtige Auswahl immer sehr individuell von der Person abhängig. Wenn Sie Ihre Vorbereitungszeit als Reise betrachten, wie oben vorgeschlagen, dann stehen die Methoden für das gewählte Transportmittel zu Ihrem Reiseziel. Probieren Sie einfach unterschiedliche Transportmittel aus und entdecken dabei, was für Sie genau passt und bequem ist.

3.4

Umgang mit Stress

Wir alle haben ein Bild davon, was Stress bedeutet. Dieses Bild zeigt uns gehetzt und unter Druck, überfordert und ausgeliefert, ausgelaugt, ausgesaugt und erschöpft. Doch was genau ist Stress und wie kann Stress für uns sogar hilfreich sein?

Der Begriff Stress leitet sich aus dem Englischen Begriff für Druck und Kraft ab. Stress bezeichnet eine psychische und körperliche Reaktion durch spezifische äußere Reize, den sogenannten Stressoren. Diese Reize sollen uns kurzfristig zur Bewältigung besonderer Anforderungen befähigen. Die dadurch entstehende körperliche und geistige Belastung wird ebenfalls als Stress bezeichnet. Menschheitsgeschichtlich betrachtet, dienen Stressreaktionen der Sicherung unseres Überlebens. Heute sind typische Stressoren oft leistungsbedingt wie in unserem Fall z. B. Prüfungen.

Stress ist ein Notfallprogramm unseres Körpers

Was geschieht mit unserem Körper bei Stress und wie kann ich diese Reaktion für die Prüfung nutzen? „Stress" ist eigentlich ein Notfallprogramm unseres Körpers, das für die Bewältigung kurzfristiger Gefahren gedacht ist. Durch ein auslösendes Ereignis erhält das Gehirn über verschiedene Wahrnehmungskanäle den Hinweis, dass nun ein besonderes Leistungspotenzial benötigt wird, um mit der Situation zurechtzukommen. Der Körper wird in Alarmbereitschaft versetzt, was verschiedene biochemische Prozesse auslöst. Der Sympathikus wird aktiviert, wodurch sich die Pupillen erweitern, die Blutgefäße verengen, die Pulsrate steigt, die Bronchien sich weiten und der Magen-Darm-Trakt seine Tätigkeit verlangsamt. Gleichzeitig werden vermehrt Hormone wie Adrenalin und Noradrenalin ausgeschüttet. Wir sind zum Kampf oder zur Flucht bereit. In diesem Zustand ist der Körper zu Höchstleistungen fähig. Alle lebenswichtigen Funktionen, die Sauerstoffversorgung und die gute Durchblutung wichtiger Muskelgruppen werden erhöht. Gleichzeitig vermindert der Körper Prozesse, die für die Alarmsituation weniger wichtig sind, wie die Magen-Darm-Tätigkeit und die Durchblutung innerer Organe.

Prüfungsstress

Aus diesem Grund kann Stress sogar ein entscheidender **Erfolgsfaktor** für eine Prüfung sein. Alle Sinne sind geschärft und Ihre Konzentrationsfähigkeit ist erhöht. Statt Ihre Aufregung als Störung zu betrachten, nutzen Sie dieses hohe Energieniveau, welches Ihnen vom Körper zur Verfügung gestellt wird, um die Situation erfolgreich zu bewältigen.

Abgesehen davon, ist natürlich auch den Prüfern das Thema Stress und Aufregung während einer Prüfung nicht unbekannt. Schließlich sitzen Sie vor einem Fachzirkel, in dem es um psychische Reaktionen auf unterschiedliche Situationen geht. Im Gegenteil wäre ein völliges Ausbleiben von Aufregungs- und Stresssymptomen aus psychopathologischer Sicht eher bedenklich. Auch eine übertriebene Selbstsicherheit oder sogar Arroganz wirkt unnatürlich und fördert nicht gerade die Sympathie.

Checkliste: Umgang mit Prüfungsstress

Hier ist eine kleine Checkliste, wie Sie mit Ihrem Stress während der Prüfung umgehen und für sich nutzen können.

- Versuchen Sie nicht, Ihre Aufregung zu unterdrücken.
- Sprechen Sie Ihre Nervosität ruhig an und sagen zum Beispiel „Ich bin sehr aufgeregt". Jeder kennt solche Situationen und wird bestimmt mit Verständnis reagieren.
- Achten Sie auf Ihre Atmung. In angespannten Situationen halten wir oft den Atem an oder atmen sehr kurz und hektisch, wodurch die Aufregung noch verstärkt wird. Atmen Sie bewusst ein paarmal tief ein und wieder aus.
- Falls Sie eine Frage überhört haben oder abgelenkt waren, bitten Sie noch einmal um Wiederholung und nehmen ruhig den Faden, sprich die Konzentration, wieder auf.
- Erzählen Sie alles, was Ihnen rund um dieses Thema einfällt. Oft kommt während des Sprechens verborgenes Wissen wieder an die Oberfläche, das sich eben noch dem direkten Zugriff entzogen hat.

Bewältigungsstrategien entwickeln

Ein weiterer Faktor, der die Stressreaktion unseres Körpers beeinflusst, ist unsere **subjektive Einschätzung** der Gefahr. Wenn uns die stressauslösende Situation in ähnlicher Form schon einmal begegnet ist, konnten wir bereits Bewältigungsstrategien entwickeln und wir haben die Gewissheit, dass wir diese Situation unbeschadet überstanden haben – die subjektive Gefahr ist somit kontrollierbar geworden.

Stress, der uns hilflos, müde und kraftlos reagieren lässt, entsteht durch die Bedrohung einer noch nie dagewesenen Gefahr. Wir haben keine Bewältigungsstrategien dafür, alle bisher bewährten Strategien versagen und es kommt zu einer **unkontrollierbaren Stressreaktion**. Aus der anfänglichen Angst wird Wut, Verzweiflung, Ohnmacht und Hilflosigkeit.

Was bedeutet das nun für Sie mit Blick auf die bevorstehende Prüfung? Ich denke, Sie stimmen mir zu, wenn ich behaupte, dass die Prüfung eine Stressreaktion hervorruft. Das entscheidende Kriterium ist allerdings, ob es sich bei dieser Stressreaktion um eine kontrollierbare oder unkontrollierbare Reaktion handelt. Ist sie kontrollierbar, können Sie die positiven Aspekte der Stressreaktion wie oben beschrieben nutzen. Kontrollierbar wird die Situation zum Großteil durch eine gute fachliche Vorbereitung und durch die mentale Einstimmung auf die Prüfungssituation. Sie können sich mit der Situation im Vorfeld vertraut machen, indem Sie mit anderen Prüfungskandidaten den Ablauf im Rollenspiel erproben. Dadurch ist Ihnen die Atmosphäre bereits vertraut, Sie kennen die Situation und konnten sich individuelle Bewältigungsstrategien aufbauen. Das Gefühl der Bedrohlichkeit nimmt ab, da Sie nicht völliges Neuland betreten müssen.

4 Die Prüfung zum Heilpraktiker für Psychotherapie

Bevor Sie sich zur Prüfung anmelden, hinterfragen Sie selbstkritisch, ob Sie die besten Voraussetzungen dafür erlangt haben. Beherrschen Sie alle Krankheitsbilder und gesetzlichen Grundlagen? Haben Sie eine ausreichende Lehrtherapie abgeschlossen und verfügen über genügend praktische Übung, um nach der Prüfung als Heilpraktiker für Psychotherapie tätig zu sein? Gibt es noch Wissenslücken, die zuvor geschlossen werden müssen? Ein Prüfungsvorbereitungskurs ist eine sinnvolle Maßnahme, um noch eventuell vorhandene Wissenslücken aufzudecken und Sie bestmöglich auf das Prüfungsverfahren vorzubereiten. Planen Sie gründlich die Zeit bis zur Prüfung und melden sich erst an, wenn Sie sich sicher fühlen, denn häufig werde das Lernpensum unterschatzt und Erholungszeiten zu wenig berücksichtigt.

4.1

Wichtiges zur schriftlichen Prüfung

Wenn Sie sich zur Heilpraktikerprüfung bei Ihrem zuständigen Gesundheitsamt angemeldet haben, erfolgt in vielen Bundesländern zunächst eine schriftliche Überprüfung Ihres Wissens. Diese Prüfungen finden in der Regel 2-mal im Jahr statt – im März und im Oktober. Der entsprechende Antrag wird bei der Landkreisverwaltung des Wohnortes gestellt.

Folgende **Voraussetzungen** müssen zur **Zulassung** zur Prüfung erfüllt sein:

- Sie müssen älter als 24 Jahre sein.
- Sie haben eine abgeschlossene Schulbildung.
- Es liegt ein polizeiliches Führungszeugnis ohne Einträge vor.
- Es liegt Ihr Lebenslauf vor.

Selbst bei optimaler Vorbereitung bedeutet eine Prüfung für die meisten Menschen Stress. Versuchen Sie, so viele Stressoren wie möglich aus dem Weg zu räumen. Den **Tag vor der Prüfung** sollten Sie sich entspannen und den Kopf frei bekommen.

Noch kurz vor der Prüfung neuen Stoff lernen zu wollen, ist nicht sinnvoll, sondern verwirrt eher.

Planen Sie diese Phase ebenso genau wie Ihre Lernzyklen zuvor. Auch ein rechtzeitiges Erscheinen am **Tag der Prüfung** kann viel Anspannung herausnehmen und Ihnen die Möglichkeit geben, sich mental auf die Prüfungssituation einzustellen. Sie können dazu die Augen schließen, sich den Raum vorstellen, wie Sie ihn betreten, sich setzen, in Ruhe den Fragebogen in Empfang nehmen und sicher und souverän die Fragen beantworten. Sie können sich auch vorstellen, wie es sich anfühlen würde, wenn Sie das positive Prüfungsergebnis mitgeteilt bekommen. Würden Sie jubeln, lachen, tanzen? Oder sofort Ihre Freunde oder den Partner anrufen und das Ergebnis mitteilen? Was würden diese Personen dazu sagen? Hören Sie die Gratulationen? Durch die **Visualisierung** des bereits realisierten Erfolges können Sie sich schon vor der Prüfung selbst in Hochstimmung versetzen und sich einen positiven Anker setzen.

Diese Methode ist meist wesentlich sinnvoller als ein letztes, hektisches Sichten des gelernten Stoffes. Das trägt selten zum Erfolg bei, da Inhalte, die Sie bis gestern nicht beherrscht haben, auch in diesen hektischen 5 Minuten vor dem Prüfungsbeginn nicht aufschlussreicher werden.

In der Regel findet die schriftliche Prüfung in einem Raum mit sehr vielen Kandidaten statt. Konzentrieren Sie sich auf sich selbst und lassen sich nicht durch eventuell nervöse Nachbarn oder den lauten Geräuschpegel anstecken.

Sie erhalten einen **Fragebogen** mit **28 Multiple-Choice-Fragen** und ein Ergebnisblatt für deren Beantwortung Sie **50 Minuten** Zeit haben. Wenn Sie sich vorab eingehend mit den Themen auseinandergesetzt haben, ist das vollkommen ausreichend, um sich mit den Fragen in Ruhe beschäftigen zu können.

Vorgehen beim Beantworten der Fragen

Lesen Sie langsam und gründlich die erste Frage durch. Nehmen Sie als Hilfsmittel einen Textmarker und streichen sich damit die Schlüsselwörter an, die für eine korrekte Beantwortung der Frage wichtig sind. So vermeiden Sie das Überlesen dieser Wörter und stellen sicher, dass Sie die Frage richtig beantworten.

Beispiele:

- Welche Kriterien treffen nicht zu…
- Nennen Sie 3 Punkte, die auf …. zutreffen
- „Welche Symptome können auftreten" (diese Symptome **können**, **müssen** aber nicht zwangsläufig auftreten)

Sollten Sie einige Fragen nicht auf Anhieb beantworten können oder Sie sind unschlüssig, welche Aussage zutrifft, können Sie auch nach dem Ausschlussverfahren vorgehen. Dabei werden Aussagen, die Sie eindeutig als falsch erkannt haben, durchgestrichen. Die Auswahl der möglicherweise korrekten Aussagen wird dadurch reduziert und die Fehlerquelle geringer.

Sollte Ihnen eine Frage Schwierigkeiten bereiten, gehen Sie einfach zur nächsten Frage über und kommen zu einem späteren Zeitpunkt auf diese zurück. Dadurch laufen Sie nicht Gefahr, viel Zeit durch langes Grübeln zu vergeuden, welche Ihnen möglicherweise anschließend zum Beantworten der anderen Fragen fehlt. Gleichzeitig vermeiden Sie eine mögliche Stresssituation, da Sie die Antwort derzeit nicht abrufbar haben. Oft erscheint Ihnen die Frage gar nicht mehr so schwer, wenn Sie sie zu einem späteren Zeitpunkt noch einmal lesen und plötzlich ist auch das Gelernte wieder präsent.

Wenn Sie alle Fragen beantwortet haben, gehen Sie noch einmal den gesamten Bogen in Ruhe durch. Achten Sie jetzt schwerpunktmäßig auf die oben genannten Schlüsselwörter, welche Sie mit dem Textmarker gekennzeichnet haben und kontrollieren Sie, ob Ihre Antwort dementsprechend ausgefallen ist. Anschließend übertragen Sie die Antworten sorgfältig in das Ergebnisblatt. Nehmen Sie sich hierfür ausreichend Zeit und gehen Sie langsam und aufmerksam vor. Es kommt leider häufig vor, dass die Fragen richtig beantwortet werden, bei der Übertragung jedoch Flüchtigkeitsfehler auftreten und man dadurch die Prüfung nicht besteht.

Die Ergebnisse der schriftlichen Überprüfung werden zeitnah im Internet veröffentlicht bzw. können beim zuständigen Gesundheitsamt erfragt werden. Meist werden vor der Prüfung die genauen Termine der Veröffentlichung bekannt gegeben.

🔢 Zusammenfassung

- langsam und gründlich lesen
- Schlüsselwörter mit Textmarkern kennzeichnen
- bei nicht eindeutiger Beantwortung → Ausschlussverfahren
- Fragen, die nicht sofort beantwortet werden können, überspringen und später darauf zurückkommen
- nach Beantwortung aller Fragen → Kontrolllesen
- Übertragung auf das Ergebnisblatt

4.2

Regelungen zur mündlichen Prüfung

Herzlichen Glückwunsch – Sie haben die schriftliche Prüfung bestanden! Nun werden Sie innerhalb der nächsten 2–3 Monate von Ihrem zuständigen Gesundheitsamt eine Einladung zur mündlichen Prüfung erhalten. Und natürlich an die Kandidaten, welche nur eine mündliche Überprüfung vor sich haben, – herzlich Willkommen zu Ihrer ersten und einzigen Hürde!

Die Voraussetzungen zur Erlaubniserteilung, welche im Heilpraktikergesetz sowie in der ersten Durchführungsverordnung (DVO) festgelegt wurden, sind Bundesrecht und gelten grundsätzlich für die gesamte Bundesrepublik Deutschland. Von Bundesland zu Bundesland können aber die geforderten Nachweise, die Kosten und insbesondere die Kenntnisüberprüfung unterschiedlich sein. Bitte informieren Sie sich diesbezüglich bei Ihrem zuständigen Gesundheitsamt, welche Vorgaben in Ihrem Bundesland Gültigkeit haben.

Nach der gesetzlichen Bestimmung für Heilpraktiker, der ersten Durchführungsverordnung zum Heilpraktikergesetz (HPG), „wird die Erlaubnis nicht erteilt, wenn sich aus einer Überprüfung der Kenntnisse und Fähigkeiten des Antragstellers durch das Gesundheitsamt ergibt, dass die Ausübung der Heilkunde durch den Betreffenden eine **Gefahr für die Volksgesundheit** bedeuten

Die Prüfung

würde". In der Prüfung wird demnach keine fachliche Qualifikation im herkömmlichen Sinne überprüft, stattdessen soll der Nachweis erbracht werden, dass vom Anwärter keine Gefahr für die Volksgesundheit ausgeht. Neben der ausreichenden Beherrschung der deutschen Sprache und der Kenntnis der einschlägigen gesundheitsrechtlichen Vorschriften gehören dazu fachliche Grundlagenkenntnisse der Medizin, ohne deren Beherrschung heilkundliche Tätigkeiten mit Gefahren für die menschliche Gesundheit verbunden sein können. Ziel der Überprüfung ist, ob Sie sich der Grenzen Ihrer Fähigkeiten und der Handlungskompetenzen von Heilpraktikern bewusst sind sowie Ihrer Bereitschaft zur Einhaltung dieser Grenzen und die Gewissenhaftigkeit im Umgang mit Ihren Klienten. Man möchte von Ihnen vermittelt bekommen, dass Sie sich der großen Verantwortung bewusst sind, die dieser Beruf mit sich bringt, dass Sie Ihre Entscheidungen zum Wohle des Klienten treffen und ihn zu keiner Zeit einer Gefährdung aussetzen.

4.3
Sich positiv auf die Prüfung einstimmen

Sie haben sich bestens vorbereitet, in den letzten Wochen gut und effektiv gelernt und beherrschen die Themen der Psychiatrie. Nun kommt es darauf an, sich entsprechend auf die nächste Hürde einzustellen. Wie auch für die schriftliche Prüfung richten Sie sich den Abend zuvor so ein, dass Sie etwas abschalten und entspannen und frisch ausgeruht den Prüfern gegenübertreten können. Auch hier kann es hilfreich sein, sich vor dem Betreten des Raumes bereits mental auf den Dialog mit den Prüfern vorzubereiten und unterschiedliche positive Szenarien zu kreieren.

Überprüfen Sie bewusst Ihre **Einstellung** zu den Prüfern. Achten Sie darauf, dass Sie sich aus Unsicherheit gedanklich kein Feindbild aufbauen. Der Prüfungsausschuss besteht nicht aus einer Gruppe von Personen, die Ihnen Fallen stellen möchten oder darauf aus sind, Ihnen die Lizenz zu verweigern. Gehen Sie zum Prüfungstermin mit der Einstellung, dass Sie ein Fachgespräch unter Kollegen führen werden. Kollegen, denen Sie Offenheit, Sympathie und Wertschätzung entge-

genbringen und die Ihnen dasselbe bekunden. Eigenschaften, die ein angehender Therapeut für seine Arbeit mit Klienten benötigt. Spiegeln Sie dies auch in Ihrem **äußeren Erscheinungsbild**. Zu exzentrische Kleidung oder auffälliger Schmuck würde Ihren Klienten eher ablenken und ihm die Möglichkeit erschweren, den Therapeuten als weiße Leinwand zu betrachten und zum Ziel für Projektionen nutzen zu können.

Je nachdem zu welchem Präsentationstyp Sie gehören, können Sie sich auch entsprechende **Hilfsmittel** zur Prüfung mitnehmen. Möglicherweise fällt Ihnen die Erklärung von Zusammenhängen oder Modellen leichter, wenn Sie diese kurz skizzieren können. Bereits in der vorangegangenen Lernperiode sollten Sie ausreichend Gelegenheit gehabt haben, Ihre bevorzugten Lern- und Präsentationstechniken herauszufiltern.

4.4
Ablauf der mündlichen Prüfung

Nun ist es endlich soweit – die Tür öffnet sich und Sie werden als nächster Prüfungskandidat in den Raum gerufen. Überlegen Sie sich im Vorfeld, wie Sie die Prüfer begrüßen wollen. Betreten Sie selbstbewusst, aber nicht überheblich den Raum, reichen Sie den Prüfern die Hand zur Begrüßung und nehmen Sie Ihren Platz ein. Soweit so gut.

Mit unerwarteten Reaktionen umgehen

Doch wie reagieren Sie, wenn ein Prüfer sich nicht so verhält, wie Sie erwartet haben? Wenn er Sie mit den Worten begrüßt „Ich gebe Ihnen lieber nicht die Hand, bei der jetzigen Gefahr der Schweinegrippe weiß man ja nie…" Vermutlich möchte er Sie testen, wie Sie mit unerwarteten Situationen umgehen. Ungünstig wäre es, wenn Sie sich dadurch verunsichern lassen, möglicherweise sogar in eine Rechtfertigungshaltung oder in die Gegenübertragung gehen. Antworten wie „Dann verzichten wir darauf" oder „Wenn Sie nicht wollen, dann eben nicht" sind auf jeden Fall kontraproduktiv. Stattdessen könnten Sie souverän und mit ein wenig Humor auf die Situation eingehen. Lächeln Sie Ihren Gegenüber freundlich, vielleicht auch mit einem leichten Augenzwinkern an und entgegnen Sie entspannt „Keine Sorge – ich bin gegen Grippe geimpft."

Es könnte auch sein, dass Sie mit den Worten begrüßt werden: „Wir hoffen, Sie haben sich gut vorbereitet – heute waren schon 5 Prüfungskandidaten vor Ihnen da und alle 5 sind durchgefallen." Gehen Sie auch damit locker um. Sie wissen gar nicht, ob diese Aussage der Wahrheit entspricht und wenn ja, woran es lag. Wie auch immer die letzten Prüfungsgespräche gelaufen sind, es hat nichts mit Ihnen zu tun. Gehen Sie positiv an die Sache heran und reagieren Sie freundlich mit einem entwaffnenden Lächeln: „Dann wird es doch Zeit, dass nun jemand besteht – ich werde mein Bestes dazu beitragen." Wenn Sie sogar gemeinsam darüber lachen können, ist der Mehrwert sogar noch größer. – Sie lassen sich nicht irritieren und Lachen ist eine erfolgreiche Methode, um Stress abzubauen und die Prüfungssituation und Ihren Kontakt zu den Prüfern zu entspannen.

Platzwahl

Nun gehen Sie zu Ihrem zugewiesenen Platz und möchten sich setzen. Doch vor Ihnen stehen 3 Stühle – welchen werden Sie wählen? Drücken Sie sich an den Rand oder nehmen Sie in der Mitte Platz? Machen Sie sich bewusst, dass dies Ihre alleinige Prüfung ist. Sie müssen sich den Raum nicht mit anderen Prüflingen teilen und es werden auch keine unangemeldeten Gäste auftauchen, die den Platz einnehmen könnten. Richten Sie sich also so ein, dass sie sich wohl fühlen und ausreichend Bewegungsraum haben. Sie können auch gern die überflüssigen Stühle beiseite schieben, wenn es zu eng ist oder Sie den Prüfern nicht direkt gegenüber sitzen können. Stellen Sie sich vor, Sie sitzen mit Geschäftspartnern an einem Konferenztisch und möchten einen Vertrag aushandeln. Allein durch Ihre Sitzposition können Sie beeinflussen, ob und wie Sie von Ihrem Gegenüber wahrgenommen werden. Wenn Sie nur am Rande seines Blickfeldes sitzen, werden Sie auch nur am Rande wahrgenommen. Sitzen Sie ihm jedoch unmittelbar gegenüber, wird seine volle Aufmerksamkeit bei Ihnen sein und er wird Sie als Gesprächspartner auf gleicher Augenhöhe akzeptieren.

Dies sind nur 2 Beispiele von einer Vielzahl an Möglichkeiten, die Sie aus dem Konzept bringen könnten. Spielen Sie daher bei Ihren Vorbereitungen auch solche Szenarien durch und üben Sie sich im Umgang mit unerwarteten Situationen. Dadurch entwickeln Sie Ihre Fähigkeit, im realen Fall locker darauf zu reagieren, und können souverän mit „flapsigen" Bemerkungen umgehen.

„Warum wollen Sie die Prüfung ablegen?"

Warum bin ich hier? Das ist die entscheidende Frage, die sich jeder angehende Heilpraktiker für Psychotherapie stellen sollte. Dies ist in der Regel auch die erste Frage, die Ihnen vom Prüfungsausschuss gestellt wird – aus welchem Grund möchten Sie heute die Prüfung ablegen? Wer sind Sie nach der Prüfung und wie stellen Sie sich Ihre **zukünftige Tätigkeit** in diesem Berufsbild vor? Wer darauf keine Antwort weiß oder die Prüfung nur als lästiges „Muss" am Ende einer langen Lernperiode sieht, vermittelt damit weder Ernsthaftigkeit noch Professionalität.

Machen Sie sich demnach schon lange vorher darüber Gedanken, weshalb Sie die Prüfung ablegen möchten. Wo stehen Sie jetzt? Wo soll die Reise hingehen und was ist Ihr Ziel? Möchten Sie die Prüfung ablegen, um als fachlich kompetenter und gut ausgebildeter Heilpraktiker für Psychotherapie eine **eigene Praxis** eröffnen zu können? Möchten Sie von den Prüfern bereits jetzt als angehender Kollege gesehen werden? Dann bringen Sie diese Einstellung auch zum Ausdruck, indem Sie sich entsprechend innerlich und äußerlich darauf vorbereiten.

Wie Sie Ihren persönlichen Weg als angehender Therapeut gestalten, kann ganz unterschiedlich sein. Niemand erwartet von Ihnen, dass Sie aus der Prüfung spazieren und eine Woche später Ihren alten Beruf „an den Nagel hängen" und sofort eine Praxis eröffnen. Wenn von einer klaren Zukunftsvision die Rede ist, kann von einem Zeitraum von mehreren Monaten, vielleicht sogar Jahren gesprochen werden. Es ist durchaus sinnvoll, Ihren **Berufswechsel** durch einen gleitenden Übergang in die Wege zu leiten. Ein radikaler Wechsel schürt häufig nur unnötig Angst und Verunsicherung. Darüber hinaus ist ein völliger Wechsel oft gar nicht erforderlich und Sie können diese Ausbildung Ihrem bisherigen Lebenslauf als gute Ergänzung für Ihre berufliche Zukunft hinzufügen. Welche Entscheidung Sie treffen und wie auch immer Sie diese Ausbildung in Ihr Berufsleben integrieren möchten, haben Sie den Mut Ihrem Wunsch oder Ihrer Vision zu folgen. „Mut tut gut"

– diesen Satz gebe ich meinen Klienten gerne mit auf den Weg und das Gleiche möchte ich an dieser Stelle auch für Sie tun.

Meist wird mit einem Fallbeispiel begonnen

Nach dieser kurzen Vorstellung erhalten Sie in der Regel eine Fallgeschichte aus der Praxis. Entweder wird Ihnen die Fallgeschichte von einem Prüfer vorgelesen oder Sie dürfen sich den Text selbst durchlesen. Es ist wichtig, genau zuzuhören bzw. langsam und konzentriert den Text zu lesen. Fragen Sie gegebenenfalls nach, falls Ihnen Textpassagen entfallen sind bzw. notieren Sie sich die wichtigsten Details, um später darauf zurückkommen zu können.

Achten Sie bei Ihrer Vorgehensweise neben den fachlichen Details auch auf den Menschen, dessen Geschichte Sie gerade vorliegen haben. Schildern Sie, wie Sie mit dieser Person umgehen würden, wenn es sich um einen realen Fall aus Ihrer Praxis handeln würde. Vielleicht sind zunächst einige Worte zur Beruhigung oder des Beileids auszusprechen, bevor Sie mit der Diagnoseerstellung beginnen. Achten Sie auch auf Hinweise, die das Verhalten des Klienten beschreiben. Zum Beispiel wie er sich bewegt, wie er mit Ihnen spricht und was für einen Eindruck Sie von dieser Person erhalten.

Gehen Sie sorgfältig und in der entsprechenden Reihenfolge durch die Symptomatik, bevor Sie eine Diagnose erstellen. **Vorschnelle Diagnosen** sind äußerst unprofessionell und vermitteln keinen gewissenhaften Eindruck. Fragen Sie sich, was dieser Mensch für sein Wohlergehen von Ihnen benötigt und was ihm auf keinem Fall passieren darf. Machen Sie sich auch bewusst, zu welchen Handlungen Sie aufgrund der Gesetzeslage verpflichtet sind. Als Hilfsmittel für ein strukturiertes Vorgehen finden Sie auf den folgenden Seiten das Kapitel über den „Diagnosefilter", der Sie systematisch durch die Diagnose führt. Hierbei wird zunächst von der extremsten Gefährdung ausgegangen. Wenn Sie nach diesem Schema vorgegangen sind, aber dennoch unentschlossen einer möglichen Diagnose gegenüberstehen, empfiehlt es sich Formulierungen wie „vorläufige Diagnose" oder „Verdacht auf" zu verwenden.

Lassen Sie in jedem Fall die Prüfungskommission an Ihren Gedanken teilhaben, sprechen Sie

Ihre **Gedankengänge** laut aus und zeigen Sie damit die Fähigkeit, differenzialdiagnostisch vorzugehen. Langes Schweigen und stille Grübeleien könnten als Unsicherheit bzw. Unwissenheit ausgelegt werden. Wenn Sie in Ihrer Fallgeschichte etwas nicht verstanden haben, stellen Sie Rückfragen. Während Sie Ihr diagnostisches Vorgehen schildern und beschreiben, welche Erkenntnisse Sie aus dem vorliegenden Fall gewinnen, werden Ihnen von der Prüfungskommission zu den entsprechenden Themen Fragen gestellt.

Wenn Sie zu keiner Diagnose kommen

Sollten Sie am Ende Ihrer Überlegungen von der vorgesehenen Diagnose abweichen, ist dies grundsätzlich kein Grund, Sie durchfallen zu lassen. Auch in der zukünftigen praktischen Ausübung Ihres Berufes wird es kaum möglich sein, innerhalb der ersten Sitzung eine vollständige Diagnose zu stellen. Mitunter ist es sogar gewollt, dass Sie zu dem vorliegenden Fall zu **keiner eindeutigen Lösung** kommen. Selbst wenn Sie unsicher sind, ist es in jedem Fall besser, wenn Sie weiter explorieren und Ihre Überlegungen mitteilen, als eine unsicher vorgetragene Diagnose, die Ihren Zweifel offensichtlich widerspiegelt.

An dieser Stelle möchte ich gern mit den vielfältigen **angstschürenden Mythen** aufräumen, die gern mal als verkaufsfördernde Maßnahme von verschiedenen Schulen eingesetzt werden. Dazu gehören Geschichten wie „es wurde die Definition von 2 Begriffen verwechselt und das war das Aus" oder „genau dieses eine Symptom fehlte in der Aufzählung und schon war die Prüfung vorbei". Lassen Sie sich nicht durch Horrorgeschichten verunsichern. Es sind mir keine Fälle von Schülern bekannt, die durchgefallen sind, weil sie 2 Begriffe verwechselt haben oder nicht alle Symptome vollständig aufzählen konnten. Den Prüfern ist durchaus bewusst, dass Sie sich in einer extremen Stresssituation befinden und vermutlich sehr nervös sind. Es gibt auch sehr viele positive Beispiele, wie mit aufgeregten Prüfungskandidaten umgegangen wird. Wenn ein Kandidat sehr aufgeregt ist, wird ihm schon mal angeboten, ans Fenster zu gehen, es zu öffnen und ein paar Mal tief durchzuatmen, bevor es wieder weiter geht. Wenn Sie sich im Vorfeld gut vorbereitet haben, ist die Überprüfung eine Hürde, die durchaus zu bewältigen ist und Ihnen keine Angst bereiten muss.

Wie werden Fehler bewertet?

Es gibt jedoch auch Fehldiagnosen, die Ihnen auf keinen Fall unterlaufen dürfen. Dazu gehört zum Beispiel, dass Sie die Anzeichen einer **schwerwiegenden organischen Erkrankung** übersehen oder möglicherweise sogar eine **akute Suizidgefährdung** unerkannt bleibt. Sämtliche Fehldiagnosen, die für das Wohlergehen des Klienten schwerwiegende Folgen haben oder gar lebensbedrohlich sind, stellen laut Definition **„eine Gefahr für die Volksgesundheit"** dar und führen zu einem Scheitern der Prüfung.

Wenn Sie dagegen eine Frage mal nicht beantworten können, bedeutet das noch lange nicht, dass Sie durchgefallen sind. Es würde nichts bringen, wenn Sie versuchen, den Prüfern etwas vorzuspielen und eine ausschweifende verbale Notlösung präsentieren, um die Frage irgendwie zu beantworten. Dadurch verlieren Sie an Authentizität und Glaubwürdigkeit. Geben Sie eher den Prüfern gegenüber offen zu, dass Ihnen z.B. dieser Begriff gerade nicht geläufig ist. Denken Sie in Ruhe nach, was Ihnen rund um dieses Thema noch einfällt und tasten Sie sich langsam vor. In der Regel werden Ihnen die Prüfer Hilfestellung geben und Sie nicht im Dunkeln tappen lassen.

Auch wenn Sie das Gefühl haben, gerade eine falsche Aussage getroffen oder einen falschen Weg zur Diagnose eingeschlagen zu haben, halten Sie sich mit Aussagen wie „ach, Quatsch", „Nein – falsch" oder „Blödsinn" möglichst zurück. Erbitten Sie sich einen Moment Zeit, denken Sie noch einmal in Ruhe über das Thema nach und beginnen Sie von vorn. Wenn Sie glauben, auf dem falschen Weg zu sein, sagen Sie das laut und begründen Sie Ihren Verdacht. Auch durch diese Methode kann Ihr Fachwissen überprüft werden sowie Ihre Fähigkeit differenzialdiagnostisch zu denken.

Überweisung: Informieren Sie sich vorab

Was ist zu tun, wenn Sie zu dem Schluss kommen, diesen Klienten nicht ausreichend versorgen zu können? Zu wem möchten Sie ihn überweisen? Recherchieren Sie ausführlich, wo in Ihrer Nähe die zuständigen Fachärzte, Beratungsstellen, Selbsthilfegruppen, Notdienste etc. zu finden sind, an die Sie Ihren Klienten überweisen können.

Das zählt natürlich auch für Klienten, die Sie zwar behandeln dürfen, aber nicht wollen. Nehmen wir an, ein Prüfer fragt Sie, mit welchen Menschen Sie nicht gut auskommen. Der Zweck hinter dieser Frage ist, wie Sie mit dem Thema **Gegenübertragung** umgehen. Ob Sie in der Lage sind, Ihre Reaktion überhaupt als Gegenübertragung erkennen zu können und wie Sie sich in dieser Situation verhalten würden. Ihre Antwort könnte lauten: „Mit Menschen, die mir gegenüber sehr aggressiv sind, komme ich schwer zurecht. Ich denke, da könnte es Probleme mit der Gegenübertragung geben. Ich kenne jedoch in meiner Nähe einen ebenfalls sehr guten Therapeuten, der mit Aggressivität besser umgehen kann als ich. In so einem Fall würde ich den Klienten an diesen Therapeuten überweisen und wäre mir sicher, dass er dort die bestmögliche Behandlung erhält."

4.5

Beispiel für ein Prüfungsgespräch

Um Ihnen einen Eindruck über den Ablauf eines Prüfungsgespräches zu vermitteln, sind hier einige Auszüge dargestellt (P: Prüfer; K: Prüfungskandidat). Zunächst ein kurzes Fallbeispiel:

Fallbeispiel 1

Sie haben einen Klienten mit einer emotional instabilen Persönlichkeitsstörung vom Borderline-Typ. Mitten im Gespräch wird er plötzlich sehr aggressiv und droht damit, seine Frau umbringen zu wollen. Er läuft wütend im Zimmer herum und schreit herum, plötzlich lässt er sich auf einem Stuhl fallen, sackt in sich zusammen und wird ganz still. Er scheint Sie völlig vergessen zu haben und wirkt in sich gekehrt. Sie wissen aus Ihrer bisherigen Arbeit mit diesem Klienten, dass er häufig suizidale Gedanken hatte und schon oft darüber sprach „allem ein Ende bereiten zu wollen".

P: Wie verhalten Sie sich?
K: Ich rede mit ihm, versuche Kontakt aufzunehmen und ihn von seinem Vorhaben abzubringen.

P: Der Mann ist nicht mehr ansprechbar – er reagiert gar nicht auf Sie.
K: Da sein eigenes Leben und auch das Leben seiner Frau in Gefahr ist, kann ich ihn nicht einfach gehen lassen. Daher werde ich versuchen, ihn von einer Selbsteinweisung in die Psychiatrie zu überzeugen, um sich dort behandeln zu lassen.

P: Er zeigt weiterhin keine Reaktion und starrt nur vor sich hin.

K: Dann bin ich rechtlich dazu verpflichtet, die Polizei zu rufen und ihn in die Psychiatrie einliefern zu lassen.

P: Geben Sie der Polizei den Auftrag, dass er eingeliefert werden soll?

K: Nein, so stimmt das nicht ganz. Ich selbst darf die **Einlieferung** nicht anweisen. Die Entscheidung hierüber trifft letztendlich die Polizei. Ich kann lediglich meine fachkundliche Meinung kundtun.

P: Das ist richtig. Doch wie geht es weiter, wenn Ihr Klient plötzlich wieder aktiver wird und Ihr Vorhaben bemerkt? Bevor Sie die Polizei rufen können, springt er auf und will Ihre Praxis verlassen. Was tun Sie nun?

K: Ich werde versuchen, ihn am Weglaufen zu hindern. Ich könnte zum Beispiel die Tür verriegeln und ihn damit einsperren.

P: Aber das ist ja Freiheitsberaubung! Dürfen Sie das überhaupt?

K: In diesem Fall schon. Juristisch ausgedrückt, geht es hier um die **Abwägung zweier Rechtsgüter** – auf der einen Seite sein Recht auf Freiheit, auf der anderen Seite um den Schutz seines Lebens und/oder des Lebens seiner Frau. Da der Schutz des Lebens höher zu bewerten ist, als das individuelle Recht auf Freiheit, darf ich ihn am Verlassen der Praxis hindern. Das nennt man einen sogenannten rechtfertigenden Notstand nach § 34 Strafgesetzbuch.

P: Jetzt ist es Ihrem Klienten trotzdem irgendwie gelungen, Ihre Praxis zu verlassen – vielleicht haben Sie ein Fenster vergessen oder er hat Sie überrumpelt. Aufgrund seiner Drohung vermuten Sie, er könnte sich auf dem Weg zu seinem Haus befindet, um sein Vorhaben in die Tat umzusetzen. Sie nehmen die Drohung durchaus ernst, da er in seiner aggressiven Phase vorhin gezeigt hat, dass er im Besitz eines Messers ist und sogar damit herumgefuchtelt hat. Was machen Sie?

K: Vermutlich habe ich in meiner Klientenkartei seine Telefonnummer und rufe zu Hause an. Wenn seine Frau im Haus ist, kann ich sie warnen.

P: Dürfen Sie denn überhaupt mit Freunden oder Verwandte darüber sprechen und sie sogar vor Ihrem Klienten warnen?

K: Normalerweise unterliegt ein Arzt, Psychotherapeut oder auch ein Rechtsanwalt der **Schweigepflicht** nach § 203 StGB. Im vorliegenden Fall habe ich ja alles versucht, den Mann an seiner Tat zu hindern. Um das Leben der Ehefrau zu schützen, darf ich bzw. muss ich sie sogar warnen. Es geht immer noch um den Schutz des Lebens und dieses Rechtsgut ist höher zu bewerten als die Einhaltung der Schweigepflicht.

P: Gibt es denn noch andere Fälle, wo Sie Ihre Schweigepflicht brechen dürfen? Vielleicht sogar gesetzlich dazu verpflichtet sind?

K: Ja, die gibt es. Solche Fälle werden im § 138 StGB genauer erläutert. Wenn ein Klient mir zum Beispiel erzählt, dass er ein **schweres Verbrechen** wie einen Mord oder eine Geiselnahme plant, bin ich rechtlich verpflichtet, dies der Polizei zu melden. Allerdings geht daraus auch indirekt hervor, dass ein Arzt oder Therapeut weniger schwere Verbrechen oder Vergehen nicht anzuzeigen braucht. Das gilt zum Beispiel auch für Verbrechen, die der Klient früher begangen hat.

P: Wir hatten ja gesagt, dass Ihr „Borderliner" Ihnen entkommen ist. Ihre Vermutung war richtig, dass er sofort nach Hause gefahren ist und trotz Ihres Versuches zu warnen, hat er seine Frau mit dem Messer schwer verletzt. Im Rahmen der Ermittlungen werden Sie von 2 Polizeibeamten aufgesucht, die eine genaue Schilderung des Vorganges und noch weitere Informationen über den Täter haben möchten. Wie gehen Sie mit der Schweigepflicht um?

K: Der Polizei brauche ich nichts zu sagen und darf mich an meine Schweigepflicht halten. Wenn es allerdings zu einem **Strafprozess vor Gericht** kommt, sieht das anders aus. Hier muss ein Psychologe oder nicht ärztlicher Psychotherapeut aussagen – anders als ein Arzt, der sich eventuell sogar strafbar macht, wenn er nicht von seinem Zeugnisverweigerungsrecht gemäß § 53 Strafprozessordnung (StPO) Gebrauch macht.

P: Was tun Sie, wenn ein Klient Sie privat treffen will?

K: Das geht auf keinen Fall. Die **Abstinenzregel für Therapeuten** würde dies strikt untersagen. Es dürfen keine geschäftlichen, freundschaftlichen, familiären, erotisch-sexuellen oder ähnliche Beziehung zum Klienten geführt werden, selbst wenn der Klient es von sich aus anbietet oder sogar verlangt. Dafür gibt es mehrere Gründe. Zum einen ist die Therapie nur eine Begleitung für einen bestimmten Zeitraum und die Wünsche und Bedürfnisse, die der Klient mit dem Aufbau einer engeren Beziehung verbindet, können nicht ersatzweise oder auf Zeit befriedigt werden. Auch sollte das Verhältnis zwischen Therapeut und Klient so unkompliziert und neutral wie möglich sein, um einen optimalen Heilungsprozess zu gewährleisten. Weiterhin würde sich der Therapeut durch eine, über das therapeutische Verhältnis hinausgehende, Verbindung erpressbar machen, was seine Arbeitsqualität negativ beeinflussen kann. Letztendlich dient es auch dem Selbstschutz des Therapeuten, der darauf achten sollte, nicht von den Wünschen und Bedürfnissen seiner Klienten überfrachtet zu werden, sondern eine gewisse Distanz zu wahren.

An diesem kurzen Ausschnitt können Sie nachvollziehen, wie das Prüfungsgespräch ablaufen könnte. In den folgenden Kapiteln werden Sie noch eine Reihe weiterer Beispiele kennenlernen.

4.6

Das Prüfungsergebnis

Nach Ablauf der Prüfung werden Sie gebeten, den Raum zu verlassen, damit sich die Prüfungskommission beraten kann. Anschließend werden Sie wieder in den Raum zurückgerufen und das Ergebnis wird Ihnen direkt mitgeteilt.

Sollte trotz gründlicher Vorbereitung tatsächlich der Fall auftreten, dass Sie die Prüfung nicht bestanden haben, verlieren Sie auf keinen Fall den Mut. Es kann vielerlei Gründe dafür geben und hängt nicht zwangsläufig mit Ihrer mangelnden Qualifikation zusammen. Es besteht leider immer die Möglichkeit, dass man am Prüfungstag in schlechter körperlicher oder psychischer Verfassung ist oder während der Prüfung plötzlich einen Blackout hat.

Was tun, wenn man nicht bestanden hat?

Bevor Sie den Raum verlassen, sollten Sie das Gespräch mit den Prüfern suchen und den Grund ihrer Entscheidung erfragen. Die Enttäuschung über das Ergebnis wird dadurch vermutlich nicht gemindert, doch Sie können die Entscheidung vielleicht eher nachvollziehen. Die **Fehler**, welche Ihnen unterlaufen sind, können als Grundlage dienen, um genau an diesen Themen zu arbeiten und erleichtern Ihnen die Vorbereitung auf die **Wiederholung der Prüfung**. Sie können ein hervorragender Therapeut werden, auch wenn Sie den Titel des Heilpraktikers für Psychotherapie erst im zweiten Anlauf erhalten. Auch hier möchte ich den Vergleich mit einer Führerscheinprüfung heranziehen: Viele Autofahrer sind bei der ersten Führerscheinprüfung durchgefallen, trotzdem sind sie heute sehr sicher und souverän im Straßenverkehr unterwegs und haben sich durch den kleinen Rückschlag nicht von ihrem Ziel abhalten lassen. Diese Beharrlichkeit wünsche ich Ihnen ebenfalls.

Was genau ist also als nächstes zu tun? Gehen Sie das Gespräch mit der Prüfungskommission noch einmal in Gedanken durch und achten dabei auf Situationen, in denen Sie sich unsicher gefühlt haben und was der Grund dafür war. Fehlte Ihnen das Fachwissen? Hatten Sie Schwierigkeiten mit der Formulierung der Frage? Konnten Sie Ihr Wissen nicht richtig in Worte umwandeln oder lag es an der Atmosphäre der Prüfung und der dadurch entstandenen Stresssituation? Für diese Bestandsaufnahme kann Ihnen ein Feedback der Prüfer wichtige Informationen und Anhaltspunkte liefern. Bestanden Lücken im Fachwissen, sind diese aufzuarbeiten und kontrollieren Sie dabei auch gleich die Inhalte der anderen Lernbereiche auf Vollständigkeit oder ob ggf. noch weitere Lücken bestehen. Lag es an der Prüfungssituation selbst sowie an der Art der Fragestellung und deren Beantwortung, kann es sein, dass Sie mit dem Szenario noch nicht ausreichend vertraut waren. Hier kann ein Kurs zur Prüfungsvorbereitung Abhilfe schaffen. Denn in diesem Kurs machen Sie sich mit dem Ablauf der Prüfung vertraut und lernen gleichzeitig Ihr theoretisches Wissen in Worte zu kleiden und auszudrücken. Darüber hinaus üben Sie den Umgang mit unterschiedlichen Fragestellungen und schulen Ihr sicheres Auftreten. Eine

Lerngruppe unter Mitschülern, bei der Sie unterschiedliche Prüfungssituationen simulieren, ist eine weitere mögliche Maßnahme zu mehr Sicherheit und Selbstvertrauen.

8 Zusammenfassung

- Nehmen Sie eine positive Einstellung den Prüfern gegenüber ein.
- Legen Sie sich eine Argumentation zurecht, welches Ziel Sie mit dieser Prüfung verfolgen.
- Lesen Sie langsam und sorgfältig Ihren Prüfungsfall durch bzw. lassen sich diesen ein zweites Mal vorlesen und notieren Sie sich wichtige Details.
- Gehen Sie gewissenhaft durch die einzelnen Symptome und Anzeichen, bevor Sie eine Diagnose äußern
- Lassen Sie die Prüfungskommission an Ihren Gedanken teilhaben.

5 Psychiatrische Befunderhebung und psychotherapeutisches Vorgehen

Bevor es im zweiten Teil in die spezifischen Themengebiete geht, sollen Ihnen in diesem Kapitel zunächst einige generelle Grundlagen zum psychotherapeutischen Vorgehen vermittelt werden. Als Einstieg werde ich auf die unterschiedlichen Klassifizierungen psychischer Störungen nach dem alten triadischen System sowie der neuen ICD-10 (International Classification of Diseases in der 10. Auflage) eingehen. Anschließend widmen wir uns einem Themenkomplex, der in den meisten Prüfungsvorbereitungskursen sowie in den Lehrbüchern kaum bis gar nicht behandelt wird – dem Rapport zum Klienten.

Wenn Sie mit Klienten arbeiten, ist Ihr Wissen über die psychiatrischen Störungsbilder natürlich enorm wichtig. Genauso wichtig ist aber auch Ihr Umgang mit diesem Menschen, der sich hilfesuchend an Sie wendet, um seinen Leidensdruck zu mindern. Was sind die Kriterien einer erfolgreichen und nachhaltigen psychotherapeutischen Behandlung? Wie kommen Sie mit Ihrem Klienten in Kontakt und können eine vertrauensvolle Atmosphäre schaffen, in welcher sich der Klient vorbehaltlos öffnen kann?

Leider gehen die meisten Lehrbücher eher zurückhaltend auf diese Fragen ein, in der Prüfung jedoch werden sie gern und häufig gestellt. Die Prüfungskommission möchte neben der fachlichen Qualifikation erfahren, wie weit Ihre Fähigkeiten ausgebildet sind, um einen verantwortungsbewussten und einfühlsamen Kontakt zu Ihrem Klienten aufzubauen. Hierbei wird ermittelt, ob Sie über das theoretische Wissen der klinischen Psychologie hinaus, auch einen klaren Bezug zur praktischen Ausübung Ihrer Tätigkeit haben.

Daher stelle ich Ihnen in diesem Kapitel die Grundpfeiler der Kommunikation sowie die Basis für einen guten Rapport zum Gesprächspartner detailliert vor. Ein beispielhafter Auszug eines Anamnesegespräches soll Ihnen zeigen, wie dieses Wissen in der Praxis angewendet werden kann.

Zum Abschluss lade ich Sie zu einem kurzen Exkurs in die Entstehung von Neurosen und Traumata ein. Welche Ursachen verantwortlich sind und welche Abwehrmechanismen an dieser Stelle greifen bzw. versagen und wie die Phasen der Horowitz-Spirale lauten.

5.1 Triadisches System vs. ICD-10 psychischer Störungen

Obwohl es nur noch ein international anerkanntes Klassifizierungssystem für psychische Störungen gibt, die ICD-10, werden Sie im Verlauf Ihrer Ausbildung bzw. Ihrer Studienzeit wiederholt mit einem zweiten System konfrontiert werden – dem triadischen System. Worin genau die Unterschiede liegen, werde ich Ihnen im Folgenden vorstellen sowie die jeweiligen Vor- und Nachteile. Darüber hinaus erfahren Sie mehr zu den Gründen, weshalb beide weiterhin gebräuchlich sind. Es kann durchaus sein, dass Sie auf Prüfer treffen, die von Ihnen eine Zuordnung nach beiden Systemen erwarten. Gleichzeitig erleichtert Ihnen die Kombination beider Systeme eine Zuordnung, mit welchen psychischen Störungen Sie als Heilpraktiker für Psychotherapie arbeiten dürfen und mit welchen nicht.

5.1.1 Das triadische System

Das triadische System gehört der deutschen Psychiatrietradition an und unterteilt die psychischen Erkrankungen nach ihrer Entstehungsursache (Ätiologie) in 3 große Bereiche, in exogene, endogene und psychogene Störungen (▶ Abb. 5.1, ▶ S. 30). Es wurde erstmalig um die Jahrhundertwende (19. Jh.) von Emil Kraeplin beschrieben und nachfolgend von Ernst Kretschmer und Karl Jaspers bis in die 1960er Jahre weiterentwickelt.

Exogen. Die exogenen psychischen Störungen bezeichnen seelische Krankheiten, die durch Beeinträchtigung des Gehirns oder durch eine andere rein körperliche Erkrankung bedingt und organisch nachweisbar sind. Primäre Hirnerkrankun-

5.1 – Triadisches System vs. ICD-10 psychischer Störungen

29

gen sind z. B. Meningitis, Enzephalitis, Hirntumore, systemische Atrophien, Multiple Sklerose, Epilepsie und Demenz. Zu den körperlichen Erkrankungen zählen Intoxikationen, Infektionskrankheiten und Organerkrankungen mit systemischer Beteiligung. Synonyme für exogene Störungen sind organische psychische Störungen, exogene Psychosen, organische Psychosen oder somatogene Störungen. Die Behandlung der körperlichen Grunderkrankung steht im Vordergrund, während eine psychotherapeutische Behandlung eher supportiver Natur ist.

Endogen. Bei den endogenen psychischen Störungen kann weder eine exogene noch eine psychogene Ursache festgestellt werden. Es wird vermutet, dass die Krankheit durch eine Störung im Hormonhaushalt des Gehirns, den Neurotransmittern, verursacht wird, wobei die genauen Zusammenhänge bis heute nicht eindeutig geklärt sind. Es handelt sich dabei eher um anlagebedingte Störungen. Diese werden in erster Linie mit der Gabe von Psychopharmaka behandelt, die regulierend in den Neurotransmitterhaushalt eingreifen. Zu den endogenen Störungen zählen z. B. die Schizophrenie und die bipolare affektive Störung.

Psychogen. Als psychogene psychische Störungen werden Persönlichkeitseigenschaften und Verhaltensweisen verstanden, die als Reaktion auf äußere Ereignisse auftreten oder Folgen eines neurotischen Konfliktes sind. Bei psychogenen Störungen werden auch überwiegend psychotherapeutische Verfahren angewendet. Hierzu zählen Neurosen, Persönlichkeitsstörungen, Anpassungsstörungen und Belastungsreaktionen.

Vorteile. Das triadische System ist nach wie vor eine hilfreiche Struktur zum Lernen und gibt einen schnellen Überblick zum Verständnis der psychischen Krankheiten. Es leistet ebenfalls gute Dienste bei der Fragestellung, wer die diagnostizierte Störung beim Klienten behandeln darf und wie der therapeutische Weg zu beschreiten ist. Ist es zulässig, dass der Klient durch einen Heilpraktiker für Psychotherapie behandelt wird? Oder ist dieser verpflichtet, den Klienten an einen entsprechenden Facharzt zu überweisen? In diesem Fall darf der Heilpraktiker nur supportiv und in Absprache mit dem behandelnden Arzt tätig werden.

Nachteile. Kritisiert wird am triadischen System, dass es teilweise kulturelle Besonderheiten in verschiedenen Ländern unberücksichtigt lässt. Auch ist die Zuordnung nach ätiologischen Gesichtspunkten heute überholt, da alle psychischen Erkrankungen in der Regel multifaktoriell bedingt sind und sich nicht in die starren Abgrenzungen des triadischen Systems einteilen lassen. Außerdem sind viele Störungsbilder nicht eindeutig zuzuordnen. Der gesamte Bereich der psychischen Erkrankungen im Kindes- und Jugendalter kann aufgrund des hohen Entwicklungspotenzials in dieser Lebensphase kaum sinnvoll im triadischen System abgebildet werden.

5.1.2 Die ICD-10

Im neuen Konzept wurde weitgehend versucht, auf Begrifflichkeiten wie Psychose, Neurose und Endogenität zu verzichten, da diese zu ungenau sind. Daraus entstand die ICD-10 sowie die amerikanische Ausgabe DSM-IV (Diagnostic and Statistical Manual of Mental Disorders), welche Hypothesen über die Entstehung von Störungen vermeiden. Stattdessen wird eine Krankheit objektiv nach diagnostischen Kriterien betrachtet sowie Schweregrad, Verlauf und Dauer der Symptome hinzugezogen. Die Bezeichnung „Klassifikation" wird mit „Diagnose" gleichgesetzt.

Ebenfalls trennte man sich vom Begriff **„Krankheit"** und ersetzte ihn durch die Bezeichnung **„Störung"**. Eine Störung in Sinne der ICD-10 besteht aus einem oder mehreren erkennbaren Symptomen oder Verhaltensauffälligkeiten. Diese sind meist verbunden mit einem persönlichen Leiden oder mit der Beeinträchtigung von individuellen oder sozialen Funktionen und stellen eine Belastung dar.

Die Begriffe **„neurotisch"** und **„psychotisch"** tauchen auch in der ICD-10 in Einzelfällen auf, wobei diese eher als beschreibendes Mittel eingesetzt werden und keine Annahmen zur Psychodynamik enthalten. Psychotisch, beispielsweise, wird eher verwendet bei Vorkommen von Halluzinationen, wahnhaften Störungen oder bestimmten Formen schweren abnormen Verhaltens. Hierzu gehören schwere Erregungszustände und Überaktivität, ausgeprägte psychomotorische Hemmung und katatone Störungen.

Weggefallen sind auch die Begriffe „neurotische" oder „endogene" Depression. Ihre Äquivalente entsprechen jedoch den verschiedenen Formen und Schweregraden der depressiven Störungen. Gelegentlich wird auch noch die Bezeichnung „psychogen" verwendet, um bei der Diagnose auf offensichtliche Lebensereignisse oder Schwierigkeiten hinzuweisen, die eine Rolle bei der Entstehung dieser Störung spielen.

Folgende **Abschnitte zur Klassifizierung** sind in der ICD-10 in Kapitel F enthalten (▶ Abb. 5.1):

- F0 Organische, einschließlich symptomatischer psychischer Störungen
- F1 Psychische und Verhaltensstörungen durch psychotrope Substanzen
- F2 Schizophrenie, schizotype und wahnhafte Störungen
- F3 Affektive Störungen

- F4 Neurotische-, Belastungs- und somatoforme Störungen
- F5 Verhaltensauffälligkeiten mit körperlichen Störungen und Faktoren
- F6 Persönlichkeits- und Verhaltensstörungen
- F7 Intelligenzminderung
- F8 Entwicklungsstörungen
- F9 Verhaltens- und emotionale Störungen mit Beginn in der Kindheit und Jugend
- F99 Nicht näher bezeichnete psychische Störung

Dies sind lediglich die Oberpunkte der ICD-10. Für eine genaue Diagnose gibt es eine Reihe von Unterpunkten sowie Ziffern zur weiteren Kodierung. Es besteht auch die Möglichkeit, mehrere

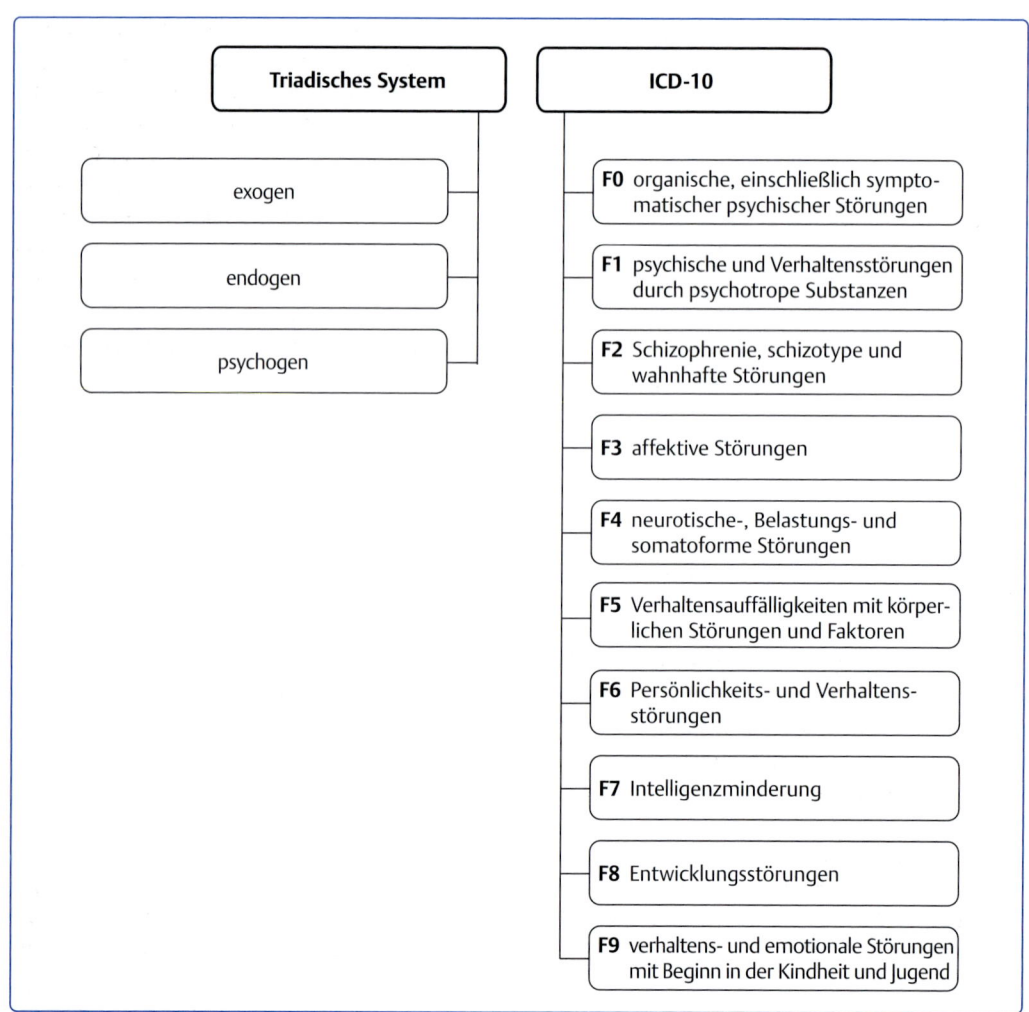

▶ **Abb. 5.1** Klassifizierung nach dem triadischen System und nach der ICD-10.

Diagnosen zu stellen – man unterscheidet dann **Haupt- und Nebendiagnosen**. Die Hauptdiagnose beschreibt die Störung, welche derzeit im Vordergrund steht und deren Symptome am stärksten ausgeprägt sind.

Die ICD-10 wurde 1992 durch die Weltgesundheitsorganisation (WHO) in ihren Mitgliedsländern offiziell eingeführt. Psychische Störungen haben damit eine Sonderstellung im Gesamtwerk der internationalen Klassifikation der Krankheiten (ICD). Sie beinhaltet eine für die praktische Arbeit notwendige klinische Beschreibung und diagnostische Leitlinien.

5.2

Kommunikation und Rapport als Basis eines therapeutischen Gesprächs

Die Systeme zur Klassifizierung von psychischen Störungen beinhalten das umfangreiche Fachwissen, über welches Sie als Heilpraktiker für Psychotherapie verfügen müssen. Was dort jedoch nicht beschrieben wird, ist der persönliche Umgang mit Ihrem Klienten. Da die zwischenmenschliche Beziehung zwischen Therapeut und Klient, neben der korrekten Diagnose einer Störung und deren Behandlung, ebenfalls eine große Bedeutung für den Therapieerfolg hat, will ich speziell auf das Thema Kommunikation und Rapport eingehen.

Was ist Kommunikation?

Bei der Kommunikation geht es grundsätzlich um den Austausch von Informationen zwischen 2 oder mehreren Kommunikationspartnern. Diese werden in der Kommunikationslehre auch als „Sender" und „Empfänger" von Nachrichten bezeichnet. Die Wege des Informationsaustausches werden dabei nach verbalen und nonverbalen Aspekten unterschieden. Beide sind wichtig, damit der „Empfänger" die Informationen richtig deuten kann und ggf. Widersprüche zwischen dem gesprochenen Wort und der tatsächlichen Bedeutung für den „Sender" einer Nachricht aufdecken kann.

5.2.1 Verbale Kommunikation

Die verbale Kommunikation befasst sich mit dem gesprochenen Wort, mit der Sachebene oder kognitiven Ebene. Faktische Inhalte und wichtige Informationen können mitgeteilt werden. Darüber hinaus erhält der Therapeut eine Reihe wichtiger Informationen, wenn er zusätzlich zu den Inhalten auf die verwendeten Wörter und Sätze des Klienten achtet.

Die Verwendung bestimmter **Redensarten** liefert Ihnen viele Informationen über Ihren Gesprächspartner. So kann er Formulierungen einsetzen, wie etwa, „es schlägt ihm etwas auf den Magen" oder „es kommt ihm die Galle" hoch. Vielleicht kann er „es auch nicht mehr (er)tragen" oder „etwas macht ihn wahnsinnig". Viele Redewendungen geben Hinweise auf innere Konflikte und Prozesse im Körper der Person, die teilweise sogar durch organische Symptome ausgedrückt werden.

Gleichzeitig bieten allgemeine Aussagen wie z. B. „etwas war gut" oder „nicht gut" die Gelegenheit, durch gezieltes Hinterfragen, die Denkstruktur des Klienten besser zu verstehen und weitere Informationen zu erhalten. Mögliche Fragen sind „Was war so gut daran?", „Wodurch war es gut?" oder auch „Was hätte es verhindert, gut zu sein?" oder welche Situationen, Aussagen, Verhaltensweisen haben dafür gesorgt, dass es als „nicht gut" empfunden wurde?

Die 4 Ebenen der verbalen Kommunikation

Um die unterschiedlichen Wirkungsweisen der Kommunikation näher zu erläutern, möchte ich auf das Kommunikationsquadrat von Schultz von Thun zurückgreifen. Dieses Modell wird auch als Vier-Ohren-Modell bezeichnet und befasst sich mit den verschiedenen Ebenen der Kommunikation. Der Informationsgeber wird dabei als Sender einer Nachricht bezeichnet und der Gesprächspartner als Empfänger.

Jede Nachricht enthält 4 unterschiedliche Informationen (▶ Abb. 5.2, S. 32), welche als Ebenen bezeichnet werden. Das sind:
- der Sachinhalt – worüber ich informiere
- die Selbstoffenbarung – was ich von mir selbst enthülle
- die Beziehung – was ich vom Gesprächspartner halte und wie wir zueinander stehen

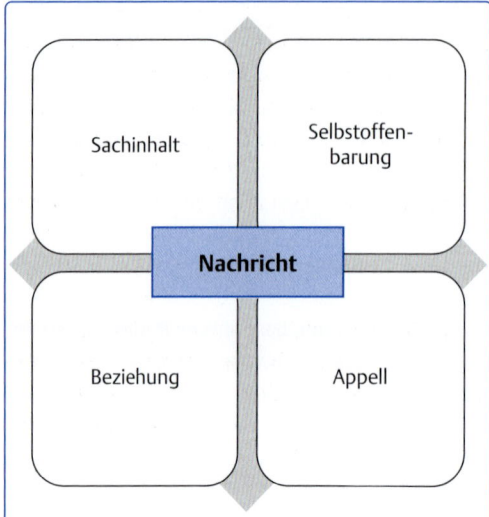

▶ **Abb. 5.2** Die 4 Ebenen einer Nachricht.

● und der Appell – wozu ich den anderen veranlassen möchte

Beispiel. Eine Frau sagt zu ihrem Mann: „Ich stehe jetzt schon seit 20 Minuten vor dem Café und warte auf dich! Kannst du nicht einmal pünktlich sein?"
Wenn man nun die 4 Ebenen einzeln betrachtet, könnte diese Nachricht beinhalten:
● Sachinhalt: Sie steht vor dem Café und wartet seit 20 Minuten.
● Selbstoffenbarung: Sie ist möglicherweise verunsichert und weiß nicht, ob er überhaupt kommt oder wohin sie gehen soll, wenn er nicht kommt. Vielleicht macht sie sich auch Sorgen, dass ihrem Mann etwas zugestoßen sein könnte.
● Beziehung: Hier spielen Formulierung, Tonfall und Mimik eine entscheidende Rolle, die Informationen reichen von „ich schätze dich sehr, doch damit habe ich ein Problem" bis „ich sehe deine Unpünktlichkeit als persönliches Versagen".
● Appell: Bitte lass mich nicht so lange warten.

Die 4 Ohren. Betrachtet man das Kommunikationsquadrat aus der Sicht des Empfängers, gibt es ebenfalls diese 4 Ebenen, um eine Nachricht zu entschlüsseln – die sogenannten 4 Ohren:
● das Sach-Ohr – wie der Sachverhalt zu verstehen ist

● das Selbstoffenbarungs-Ohr – Was ist das für einer und was ist los mit dem Gegenüber
● das Beziehungs-Ohr – wie redet mein Gegenüber mit mir und wen glaubt er vor sich zu haben
● das Appell-Ohr – was erwartet mein Gegenüber von mir und was soll ich tun, denken und fühlen aufgrund seiner Mitteilung

Je nachdem, mit welchem „Ohr" der Empfänger die Nachricht aufnimmt und entschlüsselt, wird auch die Reaktion ausfallen. Bei den meisten Empfängern ist ein „Ohr" auf Kosten der anderen besonders gut ausgebildet. Wenn Sie dieses Modell kennen und berücksichtigen, wird die Reaktion Ihres Kommunikationspartners verständlicher. Vor allem, wenn diese gänzlich anders ausfällt, als von Ihnen – dem Sender –, erwartet wurde. Missverständnisse können dadurch leichter aufgedeckt und geklärt werden.

Beispiel. Bezogen auf das oben genannte Beispiel, könnte die Nachricht beim Empfänger wie folgt ankommen:
● Sach-Ohr: Sie musste lange auf mich warten.
● Selbstoffenbarungs-Ohr: Vermutlich hat sie sich Sorgen gemacht oder war verunsichert, ob ich sie versetze.
● Beziehungs-Ohr: Auch hier gibt es die Bandbreite von „Sie mag mich trotzdem" bis „Sie verabscheut mich dafür".
● Appell-Ohr: Sie möchte, dass ich in Zukunft pünktlich erscheine.

5.2.2 Nonverbale Kommunikation

Die nonverbale Kommunikation drückt sich durch **Mimik**, **Gestik** und **Körpersprache** aus. Sie geschieht oft unbewusst, spiegelt aber die komplexe Gefühlswelt der Kommunikationspartner wider und ist daher im therapeutischen Gespräch enorm wichtig. Jeder Mensch empfindet und erlebt in jedem Augenblick viel mehr, als er in Worte fassen kann oder auch möchte. Auch wenn er Informationen gezielt verschweigen möchte, schwingen seine Gefühle mit und sind für den geschulten Gesprächspartner „zwischen den Zeilen" lesbar.
Die Aufgabe des Therapeuten ist eine ganzheitliche Wahrnehmung seines Klienten. Er muss darauf achten, was sein Klient sagt, welche Worte

er benutzt, welche Tonlage und Lautstärke und wie dabei die Körperhaltung ist. Werden zum Beispiel die Beine übereinander geschlagen oder was passiert mit den Händen? Vielleicht rümpft der Klient auch bewusst oder unbewusst die Nase während des Gespräches.

Zum Teil gelingt es auch gar nicht, die Körpersprache zu unterdrücken, da sie direkt die Mitteilungen unseres vegetativen Nervensystems widerspiegelt. Dazu gehören Reaktionen wie die Vergrößerung der Pupillen, weinen, erblassen oder einen roten Kopf bekommen.

Wie bereits erwähnt, spiegelt die nonverbale Kommunikation die Gefühlsebene wider. Diese Erfahrungs- oder emotionale Ebene gibt den gesprochenen Worten erst eine Bedeutung, sie vermittelt was tatsächlich **gemeint** und nicht nur **gesagt** wird. Dabei fließt mit ein, was der Klient erlebt hat, was er empfindet, welchen Stellenwert das hat, wovon er spricht und welche Stimmungen, Erwartungen und Befürchtungen mitschwingen. Das Gesagte kann durch die nonverbale Kommunikation bestätigt und ergänzt werden, sie kann jedoch auch im Widerspruch stehen.

Einige Elemente der nonverbalen Kommunikation sollen hier näher erläutert werden:

Gestik. Gestik entsteht durch die Bewegung von Armen, Händen, Beinen und Kopf und liefert zusätzliche Informationen. Bildhafte Vorstellungen und abstrakte Gedanken können anhand von der Gestik leichter verständlich werden, als dies lautsprachlich möglich ist. Bei genauer Beobachtung des Klienten können Sie Abweichungen vom gesprochenen Wort und der entsprechenden Emotion dahinter feststellen. Nervosität wird häufig dadurch sichtbar, dass sich die Person mit den Händen durch die Haare fährt, mit einem Stift spielt oder die Hände knetet. Eine negative Haltung zu einem Thema wird häufig durch entsprechende Gestik oder Mimik begleitet, wie durch wegwischende, abwertende Handbewegung, Nase rümpfen, Fäuste ballen oder das Herunterziehen der Augenbrauen. Eine positive Haltung wird unterstützt durch eine offene Körperhaltung, sichtbare Hände, offene Gesten und runde interessierte Augen.

Mimik. Mimik entsteht durch sichtbare Bewegungen der Gesichtsoberfläche, man bezeichnet sie auch als Mienenspiel oder Miene. Selten geht es bei der Mimik um einen einzigen Ausdruck, sondern eher um einen Gesamteindruck, der aus vielen einzelnen mimischen Facetten besteht. Diese laufen als einzelnen Bewegungen der Gesichtsmuskulatur in Sekundenbruchteilen ab. Anhand der Mimik wird eine bestimmte Emotionalität ausgedrückt, die eine Ausdrucks- und Appellfunktion hat. Die Mimik gehört zu den ersten Mitteilungsformen zwischen einem Kind und seinen Eltern. Im Laufe der Zeit entwickelt Sie eine personenspezifische Eigendynamik und ist weitgehend unabhängig von der Erziehung, dem Kulturkreis oder dem gesteuerten Willen. Beispiele dafür sind:

- Freude und Glück
- Überraschung
- Furcht und Angst
- Ärger und Wut
- Trauer
- Verachtung und Ekel

Blickkontakt. Im Allgemeinen führt der Blickkontakt zu einer Verstärkung der auftretenden Emotionen. Im Gegensatz dazu ist ein Abbruch des Blickkontaktes durch Verbergen des Gesichtes ein Ausdruck der Verlegenheit. Achten Sie daher auf die Augenbewegung Ihres Klienten. Vielleicht fällt es ihm schwer, Ihnen überhaupt in die Augen zu sehen und der Kontakt wird bereits nach kurzer Zeit wieder abgebrochen. Oder die Augen bewegen sich hektisch von einem Punkt der Aufmerksamkeit zum nächsten und können nicht lange den Fokus erhalten. Es kann auch sein, dass er einem Blickkontakt gar nicht standhalten kann und seine Augen auf den Boden richtet, in eine bestimmte Zimmerecke oder an Ihnen vorbei.

Körperhaltung. Die Körperhaltung und die räumliche Beziehung zwischen 2 Personen geben Aufschluss über das Verhältnis der beiden zueinander. Sie können zum Beispiel Ausdruck für Intimität, Zuneigung, Status und sogar Macht sein. Körperhaltung und räumliche Distanz stehen in direkter Verbindung miteinander und drücken gemeinsam die Absichten der Gesprächspartner aus. Die meisten Körperbewegungen sind unbewusste Bewegungen und werden während einer Diskussion häufig verändert, wenn beispielsweise ein neuer Standpunkt dargestellt wird. Eine starre und verkrampfte Körperhaltung kann ein Hinweis auf

Ablehnung, Angst oder Unwohlsein geben, wohingegen eine leicht zugewandte Körperhaltung eher Vertrauen, Interesse oder Zuneigung bedeutet. Machtansprüche oder Überlegenheitsgefühle können durch ein erhobenes Kinn, einen festen breitbeinigen Stand mit durchgedrückten Knien oder auch eine betont lässige Sitzhaltung demonstriert werden.

Meta-Ebene. Wichtigste Aufgabe eines Therapeuten – und auch eines Beraters oder eines Coaches – ist die Wahrung größtmöglicher **Objektivität**. Eine 100%ige Objektivität ist im Grunde unmöglich, da jeder Mensch den Worten eine bestimmt Bedeutung beimisst. Dies geschieht meist unbewusst, aufgrund bisher gemachten Erfahrungen, erworbenen Wissens und den eigenen Wertvorstellungen. Es gelingt uns praktisch nie, eine Nachricht völlig neutral aufzunehmen.

Die Qualität des Therapeuten zeigt sich in seiner Fähigkeit, während des Gespräches wahrzunehmen, welche **Deutung** einer Nachricht vom Klienten kommt und welche durch seine eigene Person hervorgerufen wird. Es sollte ihm jederzeit möglich sein, den Dialog aus der Position eines Beobachters wahrzunehmen. Diese Position wird Meta-Ebene genannt.

Man könnte es auch als Vogelperspektive bezeichnen oder als die Fähigkeit, sich selbst über die Schulter schauen zu können. Dabei wird die Situation mit größtmöglicher Neutralität und Objektivität wahrgenommen und kann analysiert und gesteuert werden. Es wird beobachtet, was in diesem Moment zwischen den Gesprächspartnern vorgeht – und zwar inhaltlich und dynamisch. Was war die eigentliche Nachricht und wie reagieren Sender und Empfänger auf diese Nachricht. Welche Emotionen spielen in dieser Kommunikation eine Rolle und wodurch werden sie ausgelöst?

5.2.3 Was versteht man unter Rapport?

Einer der wichtigsten Faktoren für eine erfolgreiche therapeutische Behandlung ist die Beziehung zwischen Therapeut und Klient. Diese Beziehung oder Verbindung zwischen 2 Kommunikationspartnern nennt sich Rapport.

Rapport ist eine starke Form von Empathie und bezieht sich auf die verbale und nonverbale Beziehung zwischen den Gesprächspartnern. Diese Beziehung kann sehr intensiv und tiefgründig sein, wobei der Rapport in einem Beratungsgespräch meist nicht ganz so tief geht, wie in der Psychotherapie.

Treten Menschen miteinander in Kontakt, passt sich in der Regel ihre verbale und nonverbale Kommunikation einander an, was meist unbewusst geschieht. Je positiver der Kontakt durch den Einzelnen bewertet wird, desto stärker ist seine Anpassung an den Kommunikationspartner.

- Auf der **verbalen** Ebene zeigt sich ein guter Rapport durch die Verwendung ähnlicher Worte und Redewendungen, durch gleiche Sprechgeschwindigkeit und Tonlage und in der angepassten Sprachlautstärke und der Sprachrhythmik.
- Der **nonverbale** Ausdruck von Rapport spiegelt sich in einer Anpassung und Synchronisation von Gestik und Mimik wider. Zum Beispiel ist die Bein- und Armhaltung ähnlich, Bewegungsabläufe werden gleich ausgeführt und die Atemfrequenz und der Atemrhythmus werden angeglichen.

Zunächst wird der Rapport auf der Beziehungsebene gesucht, also dem emotionalen Verhältnis der Kommunikationspartner zueinander. Erst wenn diese Ebene passt, kann eine zustimmende Beziehungs-Resonanz auf der Sachebene erfolgen, sodass überhaupt die Bereitschaft für eine Kommunikation entsteht. Bei einem bestehendem Rapport neigen Menschen eher dazu, einander tendenziell positiv zu bewerten und sich zu vertrauen. Letztendlich bezeichnet der Rapport das „Klima" zwischen Therapeut und Klient und ermöglicht einen raschen Aufbau von effizienter Kommunikation.

Wie Sie einen guten Rapport erreichen

Um Rapport herzustellen, kann man sich einfühlsam und mit Respekt an die Körpersprache des anderen anpassen, also die Körpersprache spiegeln. Es ist kein Nachmachen oder sogar „Nachäffen" – denn das ist ein auffälliges, übertriebenes und wahlloses Kopieren der Bewegungen einer anderen Person, was normalerweise als persönlicher Angriff verstanden wird. Man kann sich an Armbewegungen durch eigene kleine Handbewegungen anpassen oder an Körperbewegungen durch die eigenen Kopfbewegungen. Dies nennt man **verschobenes Spiegeln**. Das Angleichen der Stimme ist eine weitere Art, Rapport aufzunehmen. Es kann die Tonart, die Geschwindigkeit, die Lautstärke und der Sprachrhythmus gespiegelt werden. Sich auf den Atem des anderen einzustellen, ist ebenfalls eine sehr wirkungsvolle Weise, Rapport zu gewinnen. Wenn Sie sich einige Zeit bei Ihrer Kommunikation selbst beobachten, werden Sie feststellen, dass Sie automatisch versuchen, Rapport aufzubauen. Einige Therapeuten – oder auch Berater – spiegeln unbewusst, wünschenswerter ist jedoch, wenn der Rapport immer wieder bewusst überprüft und, wenn nötig, neu aufgebaut wird.

Neben einem guten Rapport gehört auch die **Akzeptanz** des Klienten zu den Erfolgsfaktoren einer therapeutischen Sitzung. Jede Verhaltensweise, Einstellung und Handlung ergibt für den Klienten aus seiner Sicht und in diesem Augenblick einen Sinn. Es ist daher zwecklos, ihn durch Handlungsanweisungen und Ratschläge davon überzeugen zu wollen, dass er sich jetzt ändern sollte. Nur wenn der Klient selbst davon überzeugt ist, seine bisherigen Muster durchbrechen zu wollen, kann eine Veränderung im Denken, Verhalten und Handeln einen nachhaltigen Erfolg bringen.

5.2.4 Die richtigen Fragen stellen

Diesen Entwicklungsprozess der Veränderung kann der Therapeut durch **gezielte Fragen** in Gang setzen und fördern. Ob Sie richtige Fragen oder eher unnötige stellen, erkennen Sie an der Reaktion Ihres Gesprächspartners. Richtige Fragen lösen längere Denkprozesse beim Klienten aus und können nicht sofort beantwortet werden. Solche Fragen können dazu führen, das alte Denkmuster in Frage gestellt und durchbrochen werden. Je länger Ihr Klient daher zur Beantwortung benötigt, desto besser war Ihre Frage. Gönnen Sie Ihrem Klienten aber auch die Zeit, die er braucht. Sie sollten ihn auf keinen Fall im Denkprozess stören oder unterbrechen, indem Sie eine zweite Frage stellen oder dem Bedürfnis nachgehen, die Stille füllen zu müssen. Zeigen Sie ruhig Mut, auch eine längere Zeit des Schweigens auszuhalten.

Hilfreich ist die Verwendung von **systemischen Fragen**. Systemische Fragen sind offen und beginnen oft mit W-Fragewörtern (Wer? Wann? Wo? Was? Wessen? Wie?). Sie können weder mit „Ja" oder „Nein" beantwortet werden, sondern bringen den Klienten zum Denken und befassen sich mit Themen, über die er selbst bisher noch nicht intensiv nachgedacht, beziehungsweise diese Gedanken noch nicht laut formuliert hat.

Das Gegenteil zu systemischen Fragen sind **Reporterfragen**. Die stillen lediglich die Neugier des Therapeuten und sind für einen erfolgreichen therapeutischen Prozess unbedeutend. Diese Fragen können vom Klienten sehr schnell beantwortet werden, da es lediglich um den Austausch von Fakten und Informationen geht und die Antwort schnell abrufbar ist.

Zum Beispiel können die Fragen „Woran arbeiten Sie gerade?" oder „Wie lange arbeiten Sie dort?" sehr schnell beantwortet werden. Lautet die Frage jedoch „Was genau gefällt Ihnen an Ihrer Arbeit und was möchten Sie davon auch in Zukunft noch behalten?", wird die Beantwortung vermutlich wesentlich länger dauern.

Systemische Fragen fokussieren auf das „Innen" und nicht auf das „Außen". Das Außen befasst sich mit dem Ist-Zustand und wie der Klient etwas bezeichnen würde. Das Innen befasst sich damit, was eine Situation für den Klienten wirklich bedeutet. Woran erkennt er diese spezifische Situation und was bedeutet diese Situation für ihn und seine eigene individuelle Wertewelt.

Weiterhin sollten **Suggestivfragen** vermieden werden, die eine bestimmt Antwort vom Klienten voraussetzen, wie z. B. „Sind Sie nicht auch der Meinung, dass..." oder „Ist es nicht so, dass...". Beim Einsatz von Suggestivfragen gehen Sie davon aus, dass der Klient eine bestimmte Einstellung und Meinung vertritt, ohne es jedoch tatsächlich zu wissen. Da diese Art von Fragetechnik die Antwort bereits vorgibt, kann sich Ihr Klient manipuliert oder missverstanden fühlen. Es wird ihm keine Alternative gelassen, Ihre Ansicht zu korrigieren, außer durch massiven Widerspruch. Wenn Sie zuvor einen guten Rapport aufgebaut haben, kann es sein, dass Ihnen dieser durch den Charakter von Suggestivfragen verloren geht und Ihr Klient sich von Ihnen distanziert.

5.3

Anamnese und therapeutische Gesprächsführung

Zu einer diagnostischen Einordnung kann man nur gelangen, wenn man sowohl die Anamnese (Krankheitsvorgeschichte) als auch den psychopathologischen Befund erhebt. Wie bei der Befundbeschreibung anderer Organe trifft der psychopathologische Befund eine differenzierte Aussage über den „Jetzt-Zustand" der Psyche. Die Untersuchung des seelischen Zustandes geschieht durch Beobachtung und durch ein nach bestimmten Regeln geführtes Gespräch.

Das psychiatrische Erstgespräch sollte mit **offenen Fragen** beginnen, die dem Klienten Gelegenheit geben, frei über seine Beschwerden, Sorgen und Ängste zu berichten. In einer vertrauensfördernden Gesprächsatmosphäre werden die Grundlagen für die zukünftige Zusammenarbeit geschaffen.

Beobachtung

Der Therapeut soll durch sorgfältige Beobachtung wahrnehmen, ob sich jenseits der verbalen Information auffällige Verhaltensweisen zeigen, die diagnostisch zu beachten sind, wie z. B.

- äußeres Erscheinungsbild (gepflegt, verwahrlost, Ernährungszustand)
- die Art des Sprechens (schnell, langsam, stockend, haftend, laut, leise)
- Antrieb (starke Unruhe oder Gedämpftheit)
- Denkstruktur (zusammenhängend oder zerfahren)
- Konzentrationsfähigkeit etc.

Bei der Beobachtung des Klienten, sollte sich jeder Therapeut bewusst sein, dass es eine rein objektive Beobachtung nicht gibt. Das Ergebnis wird durch die persönliche Erfahrung, Vorstellung und Meinung des Beobachters beeinflusst und dadurch subjektiv geprägt sein.

Persönliche und biografische Daten

Zur Struktur des Erstgespräches gehört auch die Aufnahme der wichtigsten persönlichen und biografischen Daten des Klienten. Dazu gehören:

- Name, Geburtsname, Geburtstag, Staatsangehörigkeit, Familienstand
- Wohnumfeld (mit der Familie, allein, obdachlos, Wohngemeinschaft)
- Schulbildung
- aktuelle und vergangene Partnerschaften
- evtl. Angaben zu eigenen Kindern und Schwangerschaften
- soziales Netz (Familie, Freunde, Vereine)
- Angaben zur Herkunftsfamilie (Eltern, Geschwister)
- religiöse Zugehörigkeit
- wichtige Ereignisse in der Lebensgeschichte (Krisen, Todesfälle, Traumatisierungen, Trennungen, Verschuldungen)

Anamnesepunkte

Im Anschluss an die Exploration der persönlichen Daten des Klienten erfolgt die eigentliche Anamnese. Diese befasst sich mit den Angaben zu

- früheren körperlichen Erkrankungen (Art, Dauer, Verlauf, Medikation, stationäre Aufenthalte)
- frühere seelische Erkrankungen (Art, Dauer, Verlauf, Medikation, stationäre Aufenthalte, durchgeführte Therapien)
- aktuelle Beschwerden (Beginn, Veränderungen akut oder schleichend, mögliche Ereignisse als Auslöser, organische Symptome, vegetative Symptome, Veränderung des Sozialverhaltens)
- Familienanamnese (psychische Störungen in der Familie wegen möglicher genetischer Disposition)
- Fremdanamnese (es kann teilweise notwendig sein, auch die Angehörigen zu befragen, wenn der Klient aufgrund der vorliegenden Störung nicht zuverlässig genug erscheint)

Wenn diese Daten vorliegen, geht es um das aktuelle Anliegen des Klienten sowie seine Motivation zur Aufnahme einer Therapie.

Anamnese durch Gesprächsführung

Diese erste Bestandserhebung ist meist sehr umfangreich und setzt eine gewisse Erfahrung voraus, um valide Daten zu erhalten. Der Vorteil einer Anamnese durch Gesprächsführung ist, dass der Klient selbst entscheiden kann, was er preisgibt und was er zunächst für sich behalten möchte. Vielen Klienten fällt es auch leichter, ihre Themen in einem persönlichen Gespräch darzulegen bzw. gleich korrigieren zu können, falls der Therapeut etwas falsch verstanden hat. Der Therapeut wiederum kann gezielt Fragen stellen zu bestimmten Themen, die er näher explorieren möchte. Wenn z. B. der Klient unter einem geringen Selbstwertgefühl leidet, könnte das Interview wie folgt aussehen: „In welchem familiären Umfeld sind Sie aufgewachsen und welches Verhältnis hatten Sie zu Ihren Eltern? Was hat sich an diesem Verhältnis im Laufe der Zeit verändert und wie ist es heute?" Die Schilderungen des Klienten können dem Therapeuten Erkenntnisse bieten, ob möglicherweise das aktuelle Problem aufgrund von frühkindlichen Erfahrungen besteht. Ein geringes Selbstwertgefühl beispielsweise könnte durch ein gestörtes Durchlaufen der oralen Phase begründet sein, in der das Urvertrauen des Kindes gebildet wird. Möglicherweise liegt die Ursache aber auch in der Art des Verhältnisses des Kindes zu seinen engsten Bezugspersonen während der Kindheit. Häufig besteht diese Problematik auch bis ins aktuelle Erwachsenenleben des Klienten.

Anamnese mittels Fragebogen

Eine weitere Möglichkeit der Anamnese ist die Erfassung mithilfe eines Fragebogens. Der Vorteil bei diesem Verfahren ist, dass der Klient die Fragen in Ruhe zu Hause beantworten und seine Zeiteinteilung dabei frei gestalten kann. Für Sie als Therapeut bringt es den Vorteil mit sich, dass Sie keine Gesprächsnotizen führen müssen, da Sie die Antworten schriftlich vorliegen haben und im Laufe des Therapieprozesses darauf zurückgreifen können.

Bei beiden Methoden, mündlich oder schriftlich, sollten die Fragen klar und präzise gestellt werden und für den Klienten leicht verständlich sein. Aus diesem Grund sollte möglichst auf die Verwendung von Fremdwörtern und langen Schachtelsätzen verzichtet werden.

Nach der Datenerhebung und deren Auswertung, muss der Therapeut entscheiden, **ob er mit diesem Klienten arbeiten kann und darf**. Fällt die Erkrankung in einen Bereich, der durch den Heilpraktiker für Psychotherapie nicht behandelt werden darf, ist der Klient umgehend an einen entsprechenden Facharzt zu überweisen. Darüber hinaus können auch eine Reihe anderer Gründe vorliegen, aus denen eine Zusammenarbeit abgelehnt werden kann. Ein Beispiel wäre die Überschneidung mit der eigenen Lebensgeschichte des

Therapeuten, welche sich negativ auf die Heilbehandlung auswirken kann oder zu einer Gegenübertragung führt, was bedeutet, dass der Therapeut seine Neutralität verliert.

Im nächsten Schritt werden die **Therapieziele** herausgearbeitet und formuliert. Der Therapeut ist dazu verpflichtet, den Klienten über seine Vorgehensweise, die voraussichtliche Dauer der Therapie sowie die anfallenden Kosten in Kenntnis zu setzen.

Unterschiedliche Perspektiven einnehmen

Um eine größtmögliche objektive Einschätzung über den Verlauf des Gespräches und der entstehenden Dynamik treffen zu können, muss der Therapeut in der Lage sein, die Situation aus unterschiedlichen Perspektiven zu betrachten. Dabei wird die Gesamtsituation aus 3 unterschiedlichen Perspektiven wahrgenommen.

● Die erste Perspektive gilt dem eigenen Befinden und Wohlergehen. Um dem Klienten bestmöglich helfen zu können, ist es wichtig, dass Sie sich in der Rolle des Therapeuten wohl fühlen und darauf achten, dass es Ihnen gut geht.

● Das Gleiche sollte natürlich auch auf Ihren Klienten zutreffen. Für einen erfolgreichen Therapieverlauf braucht er einen Rahmen, in dem er sich wohl fühlt und sich vertrauensvoll öffnen kann. Die Perspektive des Klienten einzunehmen, bedeutet das empathische Einfühlen in seine Situation und in seinen Gefühlszustand, damit sich ein Verständnis für den Klienten entwickeln kann und gleichzeitig Gefahren wie zum Beispiel die Entwicklung einer suizidalen Krise frühzeitig erkannt werden können.

● Die dritte Perspektive ist die Vogelperspektive oder auch Meta-Ebene, wie bereits weiter oben beschrieben. Dabei beurteilt der Therapeut den Verlauf des Prozesses zwischen den Gesprächspartnern, wer das Gespräch führt, ob ein Rapport zustande kommt, was in diesem Rapport spürbar wird und wie der Therapeut die Technik des Spiegelns einsetzt.

Als Therapeut müssen Sie in der Lage sein, die unterschiedlichen Perspektiven permanent zu wechseln und wahrnehmen zu können.

5.4

Exkurs zu Konflikt – Abwehr – Neurosenentstehung – Trauma

Da der Tätigkeitsschwerpunkt als Heilpraktiker für Psychotherapie in der Behandlung von Neurosen, Konfliktbewältigung und Abwehr liegt, will ich auf diese Erscheinungsformen gezielt eingehen. Für Ihre zukünftige Tätigkeit ist eine eindeutige Erkennung dieser Störungsbilder inklusive ihrer Entstehung unerlässlich. Darüber hinaus müssen Sie erklären können, auf welcher Grundlage Sie einen Therapieplan festlegen. Ob Sie mit dem Klienten tiefenpsychologisch aufdeckend arbeiten dürfen oder nicht, da eine aufdeckende Arbeit eine Retraumatisierung zur Folge hätte und dem Klienten dadurch erneut schaden würde.

5.4.1 Konflikt

Der Begriff Konflikt wird auf sehr vielfältige Art und Weise verwendet. Das Wort Konflikt wird von 2 lateinischen Wörtern abgeleitet. Zum einen von conflictus, dem Zusammenstoß von Meinungen und zum anderen von confligere und bedeutet aneinander geraten oder kämpfen.

Meistens umschreibt ein Konflikt eine Streitsituation zwischen 2 oder mehreren Personen mit unterschiedlichen Standpunkten oder Absichten, wobei eine gleichzeitige Verwirklichung beider Absichten ausgeschlossen ist. Obwohl Konflikte durchaus als gegenseitige Bereicherung und konstruktive Chance für Veränderungen dienen können, sind die Assoziationen mit diesem Wort meist negativ geprägt und mit unangenehmen Erfahrungen verbunden. Die wohl folgenreichste Form eines Konfliktes ist der Krieg zwischen zwei Völkern.

Es ist jedoch nicht zwingend notwendig, dass an einer Konfliktsituation immer mehrere Parteien beteiligt sind. Betrifft es nur eine Person, sprechen wir von inneren, intrapersonalen oder intrapsychischen Konflikten.

Diese entstehen in der Regel, wenn die eigenen **Motive** bzw. **Triebe** nicht vereinbar sind mit unserer sozialen Identität wie Rollenverhalten, Moral oder Status. Der Mensch strebt meist in allen Lebenslagen nach **Harmonie** und **Gleichgewicht**. Dazu gehören Situationen zwischen sich und anderen, zwischen Wunsch und Wirklichkeit, zwischen Verstand und Gefühl. Kann diese Harmonie nicht erreicht werden, entstehen gefühlsmäßige Spannungen und Unlustgefühle wie Angst, Schuld oder Schmerz. Das Selbstwertgefühl und die Ich-Identität können durch diese Spannungen große Schäden davontragen. Als Reaktion auf diese Widersprüche zwischen der inneren und äußeren Welt treten **Stress** und **Frustration** auf.

5.4.2 Abwehr und Neurosenentstehung

Da weder Stress noch Frustration mit unserem Bedürfnis nach Harmonie im Einklang stehen, versuchen wir das Aufkommen dieser Gefühle zu verhindern, zu vermeiden oder zu bekämpfen. Diese „Abwehr" dient als Schutz und Bewältigungsmechanismus unserer Psyche. Die Strategien, die wir dabei anwenden, sind die unterschiedlichen **Abwehrmechanismen**, wie Verdrängung, Verschiebung, Regression usw., wie sie uns aus der Psychoanalyse bekannt sind. Weitere Abwehrmechanismen sind **neurotische** Tendenzen wie Phobien, Angst- oder Zwangsneurosen oder depressive Neurosen. Wenn ein aktueller Anlass oder ein bestimmtes Lebensereignis auftaucht, kann es zu einer Reaktivierung des **Urkonflikts** kommen. Dieser Urkonflikt ist der ursprüngliche Anlass, zu dem der Abwehrmechanismus eingesetzt wurde. Häufig reicht diese Situation bis in die früheste Kindheit zurück, in der eine schmerzhafte Erfahrung gemacht wurde. Um diese schmerzhafte Erfahrung zukünftig zu vermeiden, wurde eine gewisse Strategie entwickelt – der Abwehrmechanismus. Tritt nun eine ähnliche Situation auf, wird zunächst versucht, diesen Konflikt mit der sonst üblichen Abwehrstrategie zu lösen, was bisher erfolgreich gelungen ist. Versagt jedoch die bisher angewandte Abwehrstrategie, kann der ursprüngliche Konflikt nicht zufriedenstellend bewältigt werden. Es entsteht für die Person ein Leidensdruck, der sie letztendlich dazu bewegt, einen Therapeuten aufzusuchen und eine Therapie zur Linderung des Leidensdrucks zu beginnen.

Für Kleinkinder dagegen sind Abwehrmechanismen lebensnotwendig. Ihre kognitiven Fähigkeiten sind noch nicht ausreichend ausgebildet, um die Ursache für ihre Angstgefühle erkennen, erklären und adäquat darauf reagieren zu können.

Häufig erleben wir bei Erwachsenen in Stresssituationen einen sogenannten **Regressionseffekt**, d.h. einen bewussten oder unbewussten Rückgriff auf kindliche Verhaltensmuster. Meist äußert sich das in einem vereinfachten Reiz-Reaktions-Handeln und wird oft begleitet von radikalen Willensäußerungen wie „Jetzt erst recht!" oder „Entweder...oder".

Abwehrmechanismen sind durchaus wichtige und sinnvolle Strategien, um mit intrapersonalen Konflikten umzugehen. Sie werden nur dann zum Problem, wenn sie für die Person zur massiven Einschränkung im täglichen Leben werden und eine schädliche Form annehmen. Das ist beispielsweise der Fall, wenn aufgrund unverarbeiteter psychischer Konflikte Angstgefühle, seelischer Schmerz oder Schuldgefühle in uns entstehen, welche um jeden Preis unbewusst gehalten werden sollen.

Zwänge. Die Entstehung von Zwängen, wie zum Beispiel der **Waschzwang**, wird psychoanalytisch einer Störung der analen Phase zugeschrieben. Er entsteht durch den Konflikt zwischen den Wünschen des Kindes nach Befriedigung seiner psychosexuellen Lust in Verbindung mit der Ausscheidungsfunktion und auf der anderen Seite einer extrem rigiden oder ehrgeizigen Haltung der Eltern in Bezug auf Sauberkeit und damit verbundenem Ekelgefühl. Dieser ursprüngliche Konflikt zwischen dem Kind und seinen engsten Bezugspersonen kann sich später zu einem intrapsychischen Ich-/Über-Ich-Konflikt entwickeln. Bei diesem Konflikt werden die Verbote nicht mehr von außen, sondern von innen diktiert. Eine echte Lösung des Konflikts wird dadurch allerdings verhindert und es bleibt bei einer sogenannten Pseudolösung.

Verlassenheitsangst. Nehmen wir als weiteres Beispiel einer neurotischen Symptomatik ein kleines Kind von 2 Jahren, das für einige Tage von seiner Mutter getrennt werden muss. Der Verlust der Bezugsperson ist für das Kind existenziell bedrohlich, da es von der Versorgung durch die Mutter abhängig ist. Das entstehende Unlustgefühl der Angst ist also durchaus real. Wenn dagegen eine erwachsene Frau sich von ihrem 40-jährigen Partner trennt und ihr Partner aufgrund dessen panikartige Verlassenheitsängste erleidet, kann von keiner realen Bedrohung ausgegangen werden, da

seine Existenz nicht tatsächlich von der Partnerin abhängig ist.

5.4.3 Trauma

Unter einem Trauma wird dagegen eine Situation verstanden, in der ein Mensch vollkommen hilflos und ohnmächtig einem Geschehen ausgeliefert ist, welches er nicht beeinflussen kann. Dazu gehören Erlebnisse von körperlicher und seelischer Misshandlung, Gewalt, Mord, schwere Unfälle, Folter, Katastrophen, sexueller Missbrauch oder Vergewaltigung. Die Person muss nicht zwangsläufig selbst diese Situation erleben, häufig genügt es, wenn sie Zeuge eines solchen Geschehens ist, um traumatisiert zu werden.

Fallbeispiel 2

Eine Klientin schilderte ihre Traumatisierung wie folgt: „Unser Vater war immer sehr emotional, fing schnell an zu brüllen. Gegen meine Schwester und mich hat er aber selten die Hand erhoben. Anders als bei unserem Bruder. Ich glaube mein Vater konnte es nie akzeptieren, dass Markus nicht sein leibliches Kind war, sondern von einer Affäre, die unsere Mutter kurz vor der Hochzeit hatte. Wenn er wütend wurde, hat er Markus grün und blau geschlagen. Danach hat er ihn in den Keller gezerrt und dort für mehrere Stunden eingesperrt. Vater hat uns verboten, zu unserem Bruder zu gehen und wir durften ihm auch nichts zu essen oder trinken bringen. Manchmal hat er ihn sogar über mehrere Tage dort gelassen. Wir hörten ihn dann schreien und weinen und fühlten uns so hilflos und klein."

Anders als bei einer neurotischen Symptomatik, spielt bei einer Traumatisierung die frühkindliche Entwicklung keine Rolle. Jedem Menschen kann eine traumatische Situation wiederfahren, auch ohne irgendwelche Vorbelastung. Durch die mangelnde Kontrollfähigkeit in dieser Situation und damit fehlender Bewältigungsmöglichkeiten, führt die traumatische Situation zu unerträglichen Gefühlen wie Todesangst. Nicht verarbeitete Traumata werden im persönlichen Abwehrsystem auf Dauer gespeichert. So kann es sein, dass Frauen, die als junge Mädchen vergewaltigt oder missbraucht wurden, schon auf kleine Auslöser reagieren, die nicht zwangsläufig direkt mit dem Thema Sexualität zu tun haben. Dennoch reagiert der Körper auf diese Stresssituation und schüttet große Mengen an Kortisol aus.

ICD-10-Definition. Die ICD-10 definiert ein Trauma im Kapitel F4 als „Eine vorübergehende Störung von beträchtlichem Schweregrad, die sich bei einem psychisch nicht manifest gestörten Menschen als Reaktion auf eine außergewöhnliche körperliche oder seelische Belastung entwickelt … Das auslösende Ereignis kann ein überwältigendes traumatisches Erlebnis mit einer ernsthaften Bedrohung für die Sicherheit oder körperliche Unversehrtheit des Patienten oder einer geliebten Person (Personen) sein (z.B. Naturkatastrophen, Unfall, Krieg, Verbrechen, Vergewaltigung) oder eine ungewöhnlich plötzliche und bedrohliche Veränderung der sozialen Stellung und/oder des Beziehungsnetzes des Betroffenen wie etwa Verluste durch mehrere Todesfälle, einen Brand oder Ähnliches."

Die natürliche Reaktion des Menschen auf eine Stresssituation besteht in Kampf- oder Fluchtverhalten. Wenn jedoch diese beiden physiologischen Mechanismen nicht mehr greifen, bleibt der Person nur noch die Möglichkeit einer psychischen Fluchtreaktion. Das kann zum Beispiel eine Abwehrreaktion wie **Dissoziation** sein, wobei eine Trennung des Erlebten vom Bewusstsein erfolgt oder durch Isolierung/Abspaltung, wobei das Gefühl, das mit der Situation verbunden ist, vom Erlebnis getrennt wird. Betroffene Personen berichten dann häufig, sie hätten ihren Körper in der traumatischen Situation „verlassen". Das **Ausmaß** des eigentlichen Traumas scheint für die weitere Entwicklung der Traumafolgen keine tragende Rolle zu spielen. Entscheidend für den weiteren Verlauf sind die individuelle Persönlichkeitsstruktur und die psychischen Möglichkeiten der Verarbeitung der traumatisierten Person.

Wie Mardi J. Horowitz, ein Professor der Psychiatrie an der kalifornischen Universität in San Francisco, die normalen sowie die pathologischen Folgen eines Konfliktes beziehungsweise eines Traumas beschreibt, zeigt ▶ Abb. 5.3.

Traumatherapie

Die Arbeit mit traumatisierten Klienten sollte grundsätzlich nur von Therapeuten wahrgenommen werden, die eine zusätzliche Ausbildung auf dem Gebiet der Traumatherapie absolviert haben. Folgende therapeutische Ansätze kommen dabei zur Anwendung:

- **Verhaltenstherapie**: Durch die Verhaltenstherapie wird versucht die schmerzhaften und lebensbestimmenden Verhaltens- und Denkmuster zu verändern. Dazu werden unter anderem verschiedene Entspannungstechniken und Expositionstechniken eingesetzt.
- **Psychodynamische Psychotherapie**: Neben der Vermittlung von Bewältigungsstrategien, Entspannungstechniken und der Aktivierung von Ressourcen, wird versucht, die persönlichen Werte eines Menschen zu ergründen und festzustellen, wie Verhalten und Erleben während des traumatisierenden Erlebnisses diese beeinträchtigt haben.
- **Medikamentöse Therapie**: Durch den Einsatz von Psychopharmaka, z.B. Antidepressiva oder Beruhigungsmitteln, sollen die belastenden Auswirkungen einer posttraumatischen Belastungsstörung gemindert werden.

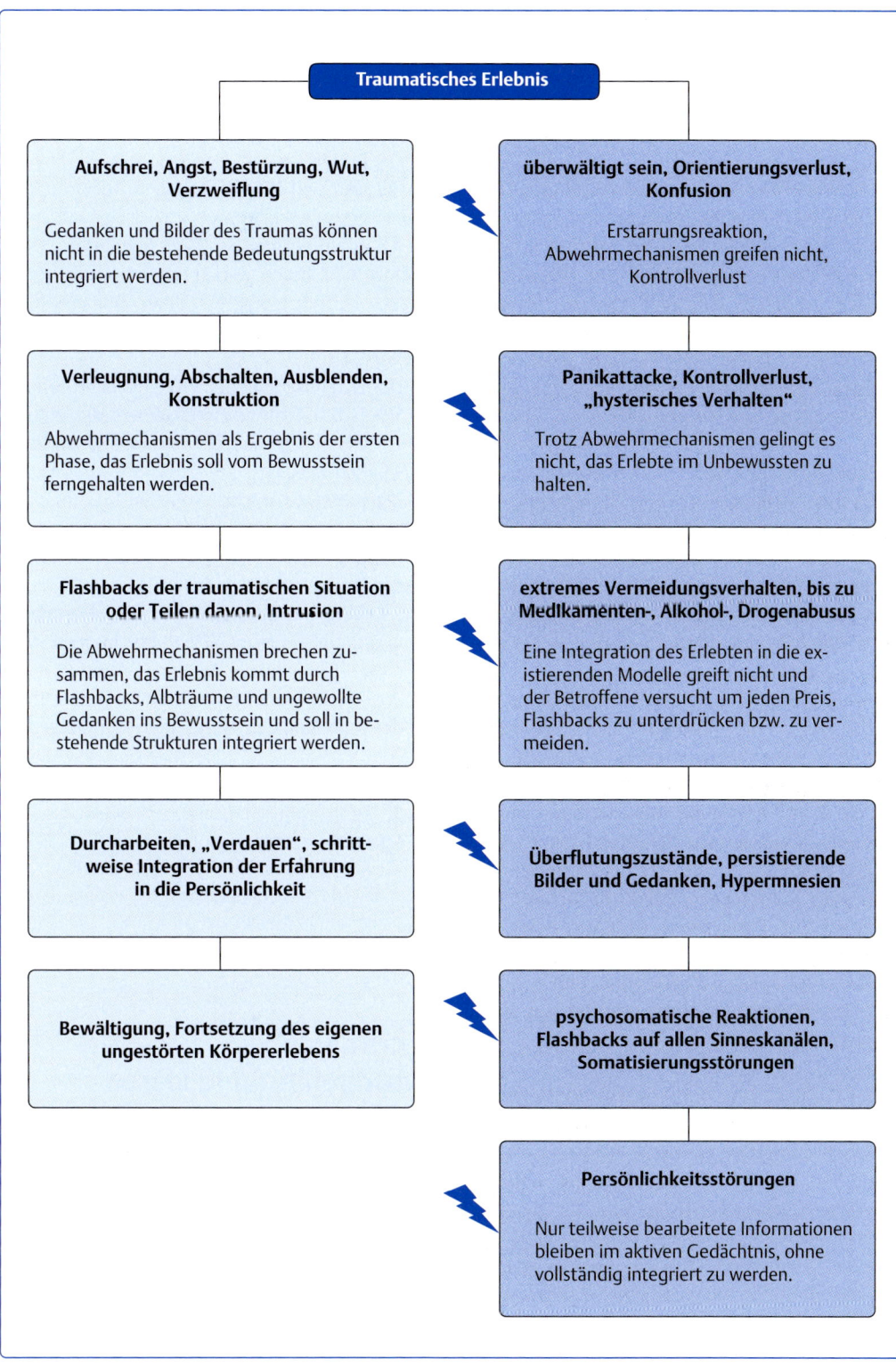

Traumatisches Erlebnis

Aufschrei, Angst, Bestürzung, Wut, Verzweiflung

Gedanken und Bilder des Traumas können nicht in die bestehende Bedeutungsstruktur integriert werden.

überwältigt sein, Orientierungsverlust, Konfusion

Erstarrungsreaktion, Abwehrmechanismen greifen nicht, Kontrollverlust

Verleugnung, Abschalten, Ausblenden, Konstruktion

Abwehrmechanismen als Ergebnis der ersten Phase, das Erlebnis soll vom Bewusstsein ferngehalten werden.

Panikattacke, Kontrollverlust, „hysterisches Verhalten"

Trotz Abwehrmechanismen gelingt es nicht, das Erlebte im Unbewussten zu halten.

Flashbacks der traumatischen Situation oder Teilen davon, Intrusion

Die Abwehrmechanismen brechen zusammen, das Erlebnis kommt durch Flashbacks, Albträume und ungewollte Gedanken ins Bewusstsein und soll in bestehende Strukturen integriert werden.

extremes Vermeidungsverhalten, bis zu Medikamenten-, Alkohol-, Drogenabusus

Eine Integration des Erlebten in die existierenden Modelle greift nicht und der Betroffene versucht um jeden Preis, Flashbacks zu unterdrücken bzw. zu vermeiden.

Durcharbeiten, „Verdauen", schrittweise Integration der Erfahrung in die Persönlichkeit

Überflutungszustände, persistierende Bilder und Gedanken, Hypermnesien

Bewältigung, Fortsetzung des eigenen ungestörten Körpererlebens

psychosomatische Reaktionen, Flashbacks auf allen Sinneskanälen, Somatisierungsstörungen

Persönlichkeitsstörungen

Nur teilweise bearbeitete Informationen bleiben im aktiven Gedächtnis, ohne vollständig integriert zu werden.

▶ **Abb. 5.3** Die Folgen eines Traumas nach Horowitz: Der normale Reaktionsablauf ist links, der pathologische Ablauf rechts dargestellt.

6 Diagnosefilter:
der Weg vom Fall zur Diagnose

Der Diagnosefilter dient als Hilfsmittel zur strukturierten Analyse eines vorliegenden Falles und soll Sie dabei unterstützen, alle wichtigen Daten Ihres Klienten zu sortieren und eine Diagnose zu erstellen. Sämtliche Informationen, die Sie dafür benötigen, erhalten Sie während der ersten Gespräche mit Ihrem Klienten. Dazu gehören die Inhalte der gesprochenen Worte, die Struktur der Gedankengänge, die Körperhaltung des Klienten sowie sein gesamtes Auftreten. Der Diagnosefilter führt Sie zielsicher durch alle Themenbereiche, die Sie für die Erstellung einer Diagnose benötigen. Sie können dieses Hilfsmittel für die Vorbereitung auf die Prüfung verwenden, als diagnostische Vorgehensweise während der Prüfung, aber auch in Ihrer späteren Tätigkeit mit eigenen Klienten. Die Vorgehensweise orientiert sich immer an der gleichen Systematik.

Der Diagnosefilter ist Ihnen ebenfalls behilflich bei der Priorisierung der auftretenden Symptome und des entsprechenden Handlungsbedarfes. Ist das Verfahren erst einmal verinnerlicht, reduziert sich die Gefahr enorm, wichtige Kriterien bei der Diagnose zu „übersehen". Während der Prüfung können Sie die Prüfer von Ihrer strukturierten Vorgehensweise überzeugen, indem Sie sie an Ihrem systematischen Denkprozess teilhaben lassen. Sie signalisieren dadurch ein sicheres Auftreten, Verantwortungsbewusstsein und eine gute, strukturierte Vorgehensweise beim Umgang mit Ihren Klienten.

Koffer-Technik. Um ein bestimmtes Vorgehen optimal zu verinnerlichen, ist es manchmal hilfreich, sich möglichst plastische Bilder zu visualisieren. Sie können sich zum Beispiel während Ihrer Überlegungen vorstellen, dass Ihr gesamtes Wissen in einzelnen Koffern verpackt und entsprechend beschriftet ist. Wenn Sie nun gedanklich die einzelnen Themenbereiche schematisch durchgehen, öffnen Sie in Ihrer Vorstellung den Koffer mit der entsprechenden Aufschrift und entnehmen Sie alles, was Sie zu diesem Thema wissen. Alle anderen Koffer bleiben zunächst geschlossen und können zu einem späteren Zeitpunkt hervorgeholt werden – nämlich dann, wenn Sie das darin enthaltene Wissen brauchen. Diese Technik hilft Ihnen dabei, Ihren gesamten Wissensschatz auf einen einzelnen Teilbereich zu reduzieren, welcher im aktuellen Moment benötigt wird.

Der Diagnosefilter führt Sie in 5 Schritten von der Bestandsaufnahme zur Diagnose und sollte in seiner Reihenfolge bei jeder Anamnese dringend eingehalten werden:

1. Klärung einer möglichen Gefährdung durch Suizid
2. Klärung einer möglichen organische Ursache der Beschwerden
3. Erhebung des psychopathologischen Befundes
4. Zuordnung einer möglichen psychischen Störung
5. Zuordnung eines Behandlungsverfahrens und des behandelnden Arztes oder Therapeuten

Zeichenerklärung Diagnosefilter

✗ erforderlich/zu tun/zu klären/möglich durch

↻ sinnvolle/mögliche Kombination oder Ergänzung zu ✗ (z. B. Soziotherapie, Beratung/Therapie der Angehörigen, Vorbreitung und/oder Nachsorge)

6.1

Schritt 1:
Suizidgefährdung klären

Die erste und wichtigste Frage in Bezug auf Ihren Klienten dient dem Schutz seines Lebens. Wie hoch schätzen Sie das Risiko einer Suizidgefährdung ein? Obwohl die Suizidrate in Deutschland in den vergangenen 30 Jahren um rund 40 % gesunken ist, lag im Jahr 2009 der Durchschnitt immer noch bei 10,6 Selbsttötungen je 100 000 Einwohner. Das bedeutet, dass 9616 Menschen Suizid begangen haben. Bei tödlichen Unfällen im Straßenverkehr kamen im selben Jahr dagegen nicht einmal halb so viele Menschen ums Leben wie durch Selbsttötung. Rund 90 % aller Suizide werden durch Menschen begangen, die unter einer psychischen Erkrankung leiden.

Sehen wir uns nun an, wie Sie dieses Risiko einstufen können. Erinnern Sie sich noch an die Visualisierungshilfe? Dann öffnen Sie jetzt bitte gedanklich Ihren Wissenskoffer mit der Aufschrift „Suizid". Hier finden Sie beispielsweise das präsuizidale Syndrom nach Ringel sowie den Verlauf einer suizidalen Krise nach Pöldinger.

Gehen Sie noch einmal in Ruhe durch die vorliegende Fallgeschichte bzw. achten Sie genau auf das Verhalten des vor Ihnen sitzenden Klienten und prüfen Sie, wie er mit Ihnen in Kontakt tritt. Wie spricht er mit Ihnen? Was sagt er? Wie wirkt sein Antrieb? Prüfen Sie, ob möglichen Risikofaktoren in diesem Fall vorliegen, wie z. B. psychische oder körperliche Grunderkrankungen, belastende Lebensumstände, fortgeschrittenes Lebensalter oder Suizide in der Vorgeschichte oder im Umfeld des Klienten. Ich möchte Ihnen die Vorgehensweise anhand eines Beispiels aus der Praxis erläutern.

Fallbeispiel 3

Bei dem Klienten handelt es sich um einen 65-jährigen Mann. Vor 3 Monaten verstarb seine Frau nach langer Krankheit und der behandelnde Arzt hat ihn an Sie weiterempfohlen. „Es ist alles so schwer geworden, seit Sie nicht mehr da sind. Morgens komme ich kaum aus dem Bett – wozu auch? Es gibt ja nichts mehr zu tun für mich. Ich sitze dann den ganzen Tag zu Hause und starre die Wand an. Selbst meine Tageszeitung lese ich nicht mehr – sind ja eh nur schlechte Nachrichten – und außerdem, wem sollte ich auch davon mitteilen? Wir hatten nie einen großen Freundeskreis, schließlich hatten wir ja uns. Diese Ärzte haben Sie doch nur als Versuchskaninchen benutzt! Es wäre besser gewesen, ich wäre gleich mit ihr gegangen…" Während er redet, blickt er zu Boden, und Sie haben das Gefühl, er spricht mehr mit sich selbst als mit Ihnen.

Das Alter des Mannes sowie der Verlust des Partners sind Faktoren, nach denen er der Risikogruppe für Suizidgefährdung zugeordnet wird. Es sind dem Gespräch jedoch noch weitere Informationen zu entnehmen, die Ihnen Hinweise auf ein eventuell vorliegendes präsuizidales Syndrom nach Ringel geben können.

6.1.1 Präsuizidales Syndrom nach Ringel

Das präsuizidale Syndrom nach Ringel umfasst 3 Phasen:

Zunehmende Einengung.
- **Situative Einengung:** Einengung der Lebenssituation, in welcher der Betroffene keinen Ausweg mehr sieht.
  - „Morgens komme ich kaum aus dem Bett – wozu auch?" „Es wäre besser gewesen, ich wäre gleich mitgegangen."
- **Soziale Einengung:** durch Rückzug, Isolation, zunehmende Vereinsamung
  - „Ich sitze den ganzen Tag zu Hause." „Wir hatten nie einen großen Freundeskreis."
- **Dynamische Einengung:** Einengung im Fühlen, Denken, Verhalten und Wahrnehmen, der Betroffene sieht nur noch negative Dinge und ist von Angst, Verzweiflung und Hoffnungslosigkeit geprägt.
  - „Es ist alles so schwer geworden." „Ich starre die Wand an." „Es sind ja eh nur schlechte Nachrichten." „Es wäre besser gewesen, ich wäre gleich mitgegangen."
- **Einengung der Wertewelt:** Das Gefühl, das es nichts gibt, wofür es sich zu leben lohnt.
  - „Es gibt nichts mehr zu tun für mich." „Wem sollte ich auch davon mitteilen."

Aggressionsstaus und Aggressionsumkehr.
- Die Aggressionen können nicht mehr ausgedrückt werden und wenden sich gegen die eigene Person.
  - „Diese Ärzte haben sie doch nur als Versuchskaninchen benutzt." „Es wäre besser gewesen, ich wäre gleich mitgegangen."

Suizidfantasien.
- Diese werden anfangs aktiv herbeigeholt und drängen sich immer mehr auf, die Aussicht auf den Tod bringt eine scheinbare Erleichterung mit sich, der Betroffene stellt Überlegungen zur Durchführung und Vorbereitung an.
  - „Es wäre besser gewesen, ich wäre gleich mitgegangen."

Diagnosefilter

Fallbeispiel 4

Ein weiteres Beispiel aus dem Praxisalltag könnte so aussehen: „Seit 4 Monaten ist mein Job weg und meine Freundin ist auch letzte Woche ausgezogen – hat es wohl nicht ertragen, dass ich immer so schlecht drauf war. Kein Wunder, wenn jeden Tag nur neue Rechnungen und Bewerbungsabsagen in der Post sind. Einem Kumpel ging es ähnlich letztes Jahr – hat es irgendwann nicht mehr ertragen – hat sich einfach einen Strick genommen und ist in den Keller gegangen. Naja, der hat's nun wenigstens hinter sich." Dann lacht er verlegen. „Blöd, solche Gedanken, oder?"

Zwei Wochen später sitzt der gleiche Klient wieder bei Ihnen in der Praxis und lächelt Sie leicht an. „Die Phase ist wohl vorbei, es geht mir wieder ganz gut. Wird sich alles schon einrenken." Dabei wirkt er ruhig und entspannt, sein Blick ist leicht in die Ferne gerichtet. Auf Ihre Fragen antwortet er fast monoton, mit diesem leichten Lächeln „wird schon".

6.1.2 Suizidale Krise nach Pöldinger

Durchlaufen Sie in Gedanken die Stadien einer suizidalen Krise nach Pöldinger und prüfen Sie anhand dessen, ob Anzeichen dieser Phasen bei diesem Klienten zu finden sind:

Erwägungsstadium. Gedankliches Spiel mit dem Suizid, welches begünstigt wird durch die krisenhafte Zuspitzung der Lebenssituation, soziale Isolierung und Aggressionshemmung.

- „Der hat's wenigstens hinter sich." „Wenn jeden Tag nur neue Rechnungen und Bewerbungsabsagen in der Post sind." „Job weg, Freundin ausgezogen."

Ambivalenzstadium. Dies ist die Phase der Unschlüssigkeit. Der Betroffene gibt Hinweise und Andeutungen zu seinem Vorhaben und richtet Appelle an seine Umwelt. Werden diese Hilferufe erkannt, kann ein tatsächlicher Suizid durch therapeutisches Eingreifen noch verhindert werden.

- „Hat sich einfach einen Strick genommen und ist in den Keller gegangen." „Ich war gestern auf einer Beerdigung. Seltsam – lange kümmert sich niemand um einen, aber dann haben plötzlich alle Zeit."

Entschlussstadium. Die sog. Ruhe vor dem Sturm, der Betroffene wirkt entspannt und gelöst. Durch die gedankliche Einengung ist er jedoch gar nicht

mehr in der Lage, seine persönliche Situation realistisch einzuschätzen. Die Lösung für all seine Probleme wird nur noch durch diesen einen Weg erreicht. Das kann so weit gehen, dass der Klient wie in Trance wirkt und nicht mehr ansprechbar ist.

- „Es geht mir wieder ganz gut." „Wird schon." Wirkt: sehr ruhig und entspannt, blickt leicht in die Ferne, antwortet monoton.

Scheuen Sie sich nicht davor, bei Ihrem Klienten das Thema Suizid offen anzusprechen. Nur so können Sie wertvolle Hinweise darauf bekommen, wie weit er in seinem Entschluss ist. Mögliche Fragen sind „Haben Sie auch schon daran gedacht, es wie Ihr Freund zu tun? Wie würden Sie es machen? Welche Mittel würden Sie wählen?"

Wenn bei Ihrem Klienten keine Hinweise vorhanden sind und Sie kommen zu dem Schluss, dass keine akute Gefährdung durch eine suizidale Handlung vorliegt, können Sie mit dem zweiten Schritt weitermachen: der Klärung möglicher organischer Ursachen (► S. 45).

6.1.3 Krisenintervention bei latenter Suizidgefährdung

Liegt eine latente Suizidgefährdung bei Ihrem Klienten vor, d. h. befindet er sich noch in der Ambivalenzphase, kann durch eine Krisenintervention ein Suizidvorhaben noch abgewendet werden. **Eine Krisenintervention muss bei latenter Suizidgefährdung sofort erfolgen** und bezieht sich in erster Linie auf den aktuellen Konflikt, wobei das Umfeld des Klienten mit einbezogen wird.

Im Falle des jungen Mannes besteht der aktuelle Konflikt in erster Linie durch den Verlust des Arbeitsplatzes. Beim Witwer ist der Tod seiner Frau der Auslöser und somit der aktuelle Konflikt. In einer Krisenintervention **darf unter keinen Umständen aufdeckend gearbeitet werden**, denn das würde die Situation noch verschärfen.

Vertrauen gewinnen. Um mit der Krisenintervention beginnen zu können, müssen Sie als erstes Schritt das Vertrauen des Klienten gewinnen. Nehmen Sie seine Schilderungen ernst und zeigen Sie Verständnis für seine emotionale Reaktion und seine Gedankenstruktur. Hören Sie aktiv zu und gehen Sie wertschätzend und empathisch auf ihn ein. Geben Sie Ihrem Klienten zu verstehen, dass er die Freiheit hat, alles zu sagen, was ihn bewegt und dass Sie ihn in keiner Weise bewerten, beurteilen oder gar verurteilen. Wenn Sie ein gutes Vertrauensverhältnis zu Ihrem Klienten aufgebaut haben, können Sie damit beginnen, die akute Krisensituation zu klären.

Sollten **organische Grunderkrankungen** vorliegen, sind diese durch einen Arzt oder Psychiater zu behandeln evtl. auch durch eine Verschreibung von Medikamenten.

Einengung durchbrechen. Im nächsten Schritt finden Überlegungen statt, um die Einengungen des Klienten zu durchbrechen. Die **soziale Einengung** kann zum Beispiel durch Einbeziehung des unmittelbaren Umfeldes des Klienten durchbrochen werden. Der Witwer im genannten Beispiel gab an, dass er und seine Frau keinen großen Freundeskreis hatten – doch ein kleiner würde durchaus genügen. Finden Sie heraus, aus welchen Personen dieser kleine Freundeskreis bestand und wen Sie davon kontaktieren können. Vielleicht gibt es auch direkte Verwandte, an die er sich wenden könnte. Wenn es wirklich keine Freunde oder Verwandten gibt, wäre auch die Kontaktaufnahme zu anderen Betroffenen oder Hilfsorganisationen möglich.

Die **gedankliche Einengung** können Sie mit einer gemeinsamen Planung der nächsten Stunden und Tage durchbrechen. Überfordern Sie Ihren Klienten dabei nicht, sondern gehen Sie in ganz kleinen Schritten voran und lassen Sie Ihren Klienten diese kleinen Schritte gedanklich durchspielen. Es geht in diesem Schritt darum, die nächsten Stunden und Tage zu überstehen. Zusätzlich werden gemeinsam Personen, Themen und Aufgaben gesucht, die ein **Weiterleben** für den Klienten notwendig und sinnvoll werden lassen. Dazu gehören zum Beispiel Kinder, Enkelkinder, Partner, Haustiere, religiöse Überzeugungen, bestehende Zukunftspläne usw.

6.1.4 Maßnahmen bei akuter Suizidgefahr

Das war die Vorgehensweise bei einer latenten Suizidgefährdung. Bei einer akuten Suizidgefahr sehen die Schritte anders aus. Hier sind zudem noch einige gesetzliche Vorschriften zu beachten und anzuwenden. Befindet sich Ihr Klient bereits im **Entschlussstadium** einer suizidalen Krise, sind sie aufgrund gesetzlicher Regelungen **verpflichtet**, ihn – notfalls auch gegen seinen Willen – in eine **psychiatrische Klinik einzuweisen**. Grundlage dafür bildet das Psychisch-Kranken-Gesetz (PsychKG), welches die Rechtssicherheit für Menschen mit psychischen Krankheiten in Deutschland sicherstellt. In den einzelnen Bundesländern wurden in Bezug auf das Psychisch-Kranken-Gesetz eigene Gesetze erlassen zum Schutz und für die Hilfe von psychisch kranken Menschen. Zum Beispiel lauten diese Bestimmungen in Baden-Württemberg, Bayern und Saarland „Unterbringungsgesetzt" oder in Hessen „hessisches Freiheitsentziehungsgesetz".

Wichtige Gesetze im Zusammenhang mit einer Einweisung in eine psychiatrische Klinik sind u.a.

- der „rechtfertigende Notstand" (§ 34 StGB),
- der „entschuldigende Notstand" (§ 35 StGB) sowie
- die Schweigepflicht.

Das war der erste Schritt des Diagnosefilters (▶ Abb. 6.1, S. 46).

6.2
Schritt 2: Liegen organische Symptome vor?

Wenn Sie zu dem Schluss gekommen sind, dass bei Ihrem Klienten keine akute oder latente Suizidgefährdung vorliegt, steht als nächstes seine körperliche Verfassung im Fokus der Anamnese. Das ist der zweite Schritt im Diagnosefilter (▶ Abb. 6.1). Viele Symptome können durchaus psychosomatische Nebenerscheinungen sein, um jedoch sicher zu sein, ist eine organische Untersuchung durch einen Facharzt unerlässlich. Erst wenn eine organische Ursache ausgeschlossen werden kann oder ein organisches Leiden durch einen Facharzt behandelt wird, dürfen Sie mit einer psychotherapeutischen Behandlung beginnen.

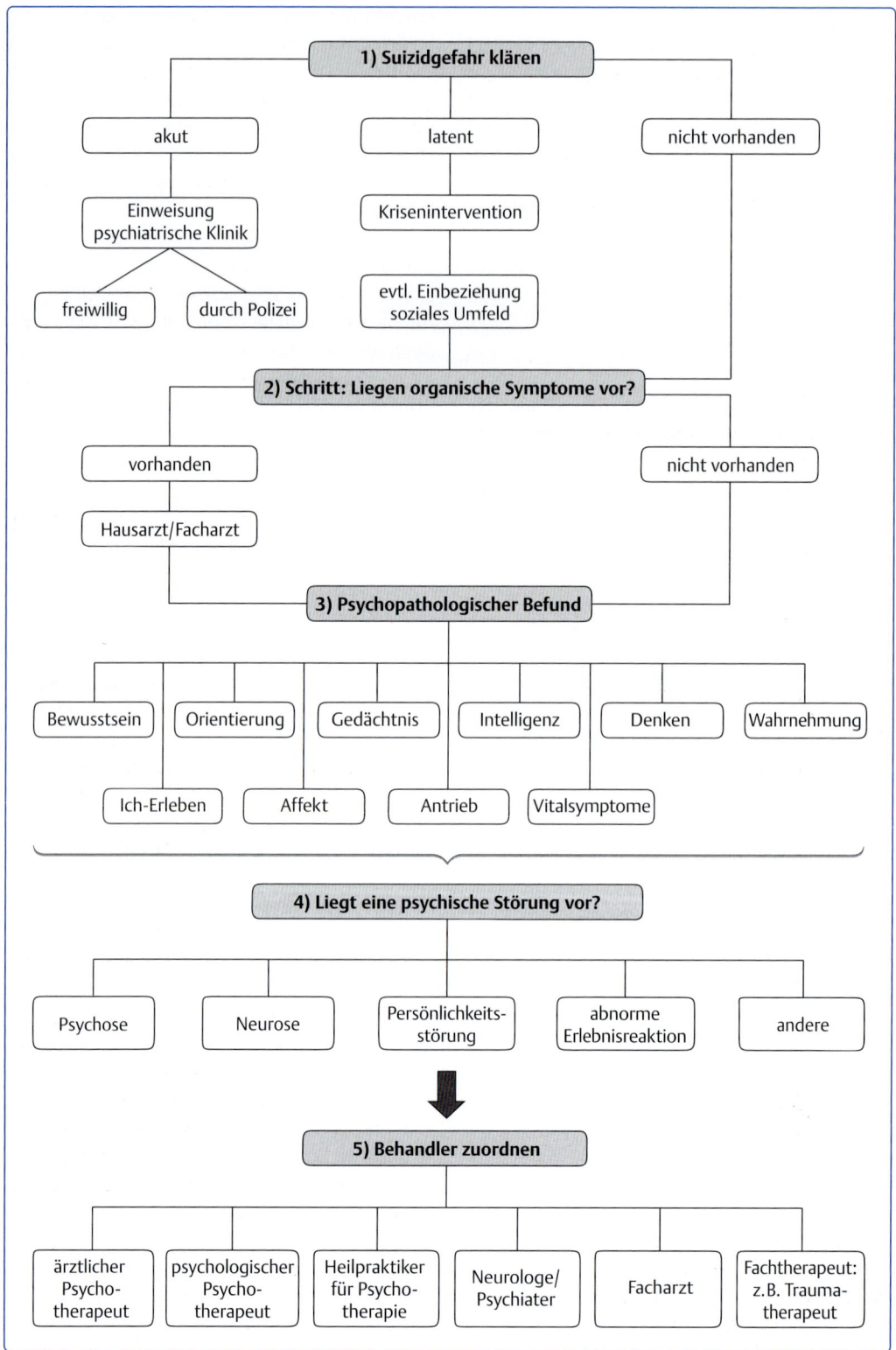

▶ **Abb. 6.1** Die 5 Schritte des Diagnosefilters.

Fallbeispiel 5

In der Praxis könnte die Schilderung einer Klientin so aussehen: „Wenn ich morgens aufwache, schießt mir sofort der ganze Tagesablauf durch den Kopf: die Kinder, mein Job, der Haushalt, die ganzen offenen Rechnungen... und sofort krampft sich mein Magen zusammen. Diese Schmerzen halten den ganzen Tag an, manchmal ist die Sorgenlast so schwer, dass ich schon zusammengebrochen und ohnmächtig geworden bin. Meine Freundin sagt, dass ich mir immer alles viel zu sehr zu Herzen nehme und hatte mir geraten, endlich mal eine Therapie zu machen. Und nun sitze ich hier."

Selbstverständlich ist es möglich, dass die starken Magenschmerzen im genannten Beispiel ein Ausdruck von permanenten Sorgen sind, von Arbeitsüberlastung und anderen seelischen Konflikten – sie können jedoch auch durch organische Schäden, z. B. einem Magengeschwür oder durch einen Virus hervorgerufen werden. Der Ohnmachtsanfall könnte auch auf einen Tumor hinweisen. Bevor Sie also mit dieser Klientin eine Gesprächstherapie beginnen, sollten Sie sicher sein, dass die Krämpfe und Ohnmachtsanfälle keine organische Ursache haben. Überweisen Sie die Klientin daher zunächst an einen Facharzt, und erst wenn das Untersuchungsergebnis keine körperlichen Störungen aufweist, können Sie gemeinsam mit ihr einen Therapieplan erstellen.

Fallbeispiel 6

Ein weiteres Beispiel: „Nach meinem Urlaub wurde es mit meinem Unsicherheitsgefühl besonders schlimm. Ich brauche nur daran zu denken, dass ich auf der Straße angesprochen werde und schon laufen richtige Hitzewellen durch meinen Körper. Im Büro verstecke ich mich fast und habe den ganzen Tag Angst, mein Chef könnte durch die Tür kommen, mir eine Frage stellen und ich weiß die Antwort nicht. Das wird dann so schlimm, dass ich gegen Nachmittag sogar Fieber bekomme. Selbst jetzt merke ich, wie mir ganz heiß wird und meine Hände sogar ein wenig zittern."

Die Symptome traten in dieser Form erst nach dem Urlaub auf. Es wäre gut möglich, dass Fieber und Hitzeaufwallungen durch eine Infektion verursacht werden, die sich der Klient in seinem Urlaub zugezogen hat. Er sollte zunächst seinen Hausarzt aufsuchen und die Symptome untersuchen lassen. Dabei könnte das Urlaubsland für den behandelnden Arzt weitere Informationen zu ortsüblichen Krankheitsbildern und einer möglichen Infektion liefern.

Grundsätzlich sind alle vegetativen Störungen wie Krämpfe, Schmerzen oder andere Missempfindungen durch einen Facharzt, Neurologen, Psychiater, Internisten etc. zu untersuchen. **Erst wenn organische Erkrankungen ausgeschlossen** beziehungsweise durch einen Facharzt behandelt werden, dürfen Sie mit dem Klienten therapeutisch tätig werden. Liegt eine organische Störung vor und Sie beginnen parallel zur ärztlichen Versorgung eine therapeutische Behandlung, kann es sinnvoll sein, den Therapieplan – mit Einverständnis des Klienten – mit dem behandelnden Arzt abzustimmen.

Schritt 3: psychopathologischen Befund erheben

Der psychopathologische Befund ist eine systematische Vorgehensweise zur Erfassung von spezifischen Verhaltensweisen, Symptomen und/oder Störungen der Elementarfunktionen des Klienten. Die ganzheitliche Erfassung beginnt mit dem äußeren Erscheinungsbild des Klienten, über die Art der Kontaktaufnahme mit Ihnen im Gespräch sowie sein soziales Verhalten in der Freizeit und in der Beziehung zu anderen (▸ Tab. 6.1, S. 48).

Gehen Sie jede einzelne Funktion wie eine Checkliste durch und diagnostizieren Sie den Befund durch genaues Beobachten Ihres Klienten sowie durch gezielte Fragestellungen, deren Antwort Ihnen Informationen zu den einzelnen Kriterien liefern. Darüber hinaus werden körperliche Symptome wie Schlaf- und Vigilanzstörungen, Appetenzstörungen und vegetative Störungen erfasst, die für den Betroffenen eine deutliche Abweichung zur Norm des gesunden Zustands bedeutet. Im Diagnosefilter entspricht dies den Vitalsymptomen. Nicht zuletzt fließen in den psychopathologischen Befund die Gefährdung durch Suizid sowie die Behandlungsbereitschaft des Klienten mit ein.

Schweregrad. Üblicherweise wird in einer psychiatrischen Untersuchung ein psychopathologischer Befund durch Auflistung der Elementarfunktionen sowie deren Einstufung mit den Ziffern 0–3 erstellt.

▶ **Tab. 6.1** Aspekte, die beim psychopathologischen Befund erfasst werden sollten.

Aspekte	Symptomatik	Exploration
Auftreten im Interview	äußeres Erscheinungsbild Kontaktverhalten zum Untersucher	Wie ist die körperliche Verfassung des Klienten? Welche Gestik, Mimik besitzt er? Wie wirkt sein Erscheinungsbild auf Sie? Wie verhält er sich im Gespräch Ihnen gegenüber (z. B. aufgeschlossen, in sich gekehrt, abwesend, aggressiv)?
Überprüfung der Elementarfunktionen (psychischer Befund)	Bewusstsein	Ist der Klient benommen oder wach? Und wenn er wach ist, wie klar ist sein Bewusstsein?
	Orientierung	Ist sich der Klient bewusst über die aktuelle Zeit, über den Ort, an dem er sich befindet, und über die Situation? Kann er Angaben zu seiner eigenen Person machen, wie Name, Alter, Familienstand etc.?
	Gedächtnis	Funktionieren die kurzfristige Merkfähigkeit und das Altzeitgedächtnis im normalen Rahmen oder liegen gegebenenfalls Erinnerungslücken vor?
	Intelligenz	Wie ist das Intelligenzniveau des Klienten, liegt möglicherweise eine Intelligenzminderung vor und wenn ja, ist diese angeboren oder im Laufe der Entwicklung erworben?
	formales und inhaltliches Denken	In welcher Art und Weise laufen die Gedankenmuster des Klienten ab und wie ist der Inhalt der Gedankengänge?
	Wahrnehmung	Entspricht die Wahrnehmung des Klienten der Realität oder weicht sie von dieser ab?
	Ich-Erleben	Ist sich der Klient im Klaren darüber, wo er als eigenständige Person aufhört und die Umwelt beginnt oder ist er sich dieser Grenze nicht bewusst?
	Affekt	Wie ist die Gefühlslage des Klienten und passen diese Gefühle zu seiner aktuellen Situation?
	Antrieb	Ist der Antrieb des Klienten vermindert oder unangemessen gesteigert?
soziale Aspekte	soziales Verhalten Freizeitverhalten	Wie ist die aktuelle Lebenssituation des Klienten? Ist er berufstätig? Welche Beziehungen pflegt er zur Familie, zu Freunden, Arbeitskollegen o. Ä.? Befindet er sich in einer Partnerschaft? Welchen Freizeitaktivitäten geht er nach?
somatische Aspekte	Schlafstörungen Appetenzstörungen vegetative Störungen	Wie ist der Schlaf des Patienten (gesund/gestört)? Wie ist seine Einstellung zu Lust und Sexualität? Wie verhält es sich mit sexuellem Verlangen oder Unlust? Wo und in welcher Form verspürt der Klient körperliche Beschwerden (z. B. Blutdruck, Magen-Darm-Trakt, Rücken)? Besteht eine Abhängigkeit (z. B. von Alkohol)?
Gefährdung Compliance	Suizidalität Behandlungsbereitschaft	Hat der Klient schon einmal an Suizid gedacht oder bereits Suizidversuche unternommen? Welche persönlichen Entwicklungen oder Veränderungen wünscht sich der Klient? Wie offen ist er für Veränderungen? Wie bereit und fähig ist er, therapeutische Hilfe und Begleitung anzunehmen?

Schweregrade

- 0 = ohne Befund
- 1 = leichte Störung
- 2 = mittelstarke Störung
- 3 = schwere Störung

Grundsätzlich ist zwar zu sagen, dass der Heilpraktiker für Psychotherapie nicht wie ein Mediziner in der Lage sein muss, jede Erkrankung in ihrer Ausprägung und in ihrem Schweregrad und auch deren Übergänge zu anderen Erkrankungen exakt zu diagnostizieren und einzustufen. Er muss jedoch mindestens eine grobe Einschätzung und Einstufung vornehmen können, auch um sicher beurteilen zu können, ob er selbst therapeutisch tätig werden kann und darf, oder ob eine Überweisung zu einem Mediziner, einem Psychiater oder einem anderen Facharzt erforderlich ist (siehe Schritt 5). Zweifelsohne muss er aber zu einer genauen Ermittlung und korrekten Einordnung all jener Erkrankungen in der Lage sein, die in seinen Zuständigkeitsbereich fallen oder diesem sehr nahe kommen. Bei den affektiven Störungen beispielsweise sollte der Heilpraktiker für Psychotherapie nicht nur erkennen und diagnostizieren können, um welche Störung es sich im konkreten Fall handelt. Er sollte auch korrekt feststellen können, wie stark diese ausgeprägt ist, ob es sich zum Beispiel um eine leichte, mittelschwere oder schwere Depression handelt, und ob sie auf diesem Niveau stabil ist oder ob sie sich möglicherweise an der Schwelle von der einen Stufe zur nächsten befindet.

Allgemein ist davon auszugehen, dass die Erkrankung eines Klienten umso schwerer ist, desto weniger er arbeitsfähig und kompetent ist, seinen Lebensalltag selbstständig zu gestalten. Und je weniger der Klient dazu in der Lage ist, desto wahrscheinlicher ist es, dass er in eine klinische psychotherapeutische Behandlung oder an einen Mediziner überwiesen werden muss.

6.4
Schritt 4: Liegt eine psychische Störung vor?

Nach Klärung der Suizidgefährdung, der organischen und der psychopathologischen Symptome kann zunächst eine Verdachtsdiagnose erstellt werden, die bei weiterer Exploration entsprechend validiert werden kann. Für die Beurteilung, ob Sie bei einem Klienten heilend tätig werden dürfen oder ob Sie ihn an eine andere fachkundige Stelle überweisen müssen, ist unter anderem eine Unterscheidung folgender psychischer Störungen von Bedeutung. Ich werde bei der Erklärung teilweise auf Begriffe aus dem triadischen System zurückgreifen, da sie die Bedeutung sehr anschaulich und einprägsam darstellen.

6.4.1 Psychose

Eine Psychose ist eine tief greifende psychische Erkrankung, die mit einer Störung des Realitätsbezuges einhergeht. Sie ist geprägt durch die Trias Denkstörung, Wahrnehmungsstörung und Ich-Störung. Der Begriff stammt aus der Einteilung psychischer Erkrankungen nach dem triadischen System. Dort wurden Psychosen dem exogenen und endogenen Bereich zugeordnet. In der ICD-10 wird dieser Begriff nicht mehr verwendet. Da der Heilpraktiker für Psychotherapie nur mit den psychogenen Störungen nach dem triadischen System arbeiten darf, sind Klienten mit einer Psychose oder anderen ausgeprägten psychotischen Symptomen an einen Psychiater, Neurologen oder spezifischen Facharzt zu überweisen.

Ein typisches Krankheitsbild für eine **endogene Psychose** ist die **Schizophrenie**. „Ich habe ständig diese Stimmen im Kopf, Sie reden über mich, überwachen mich… Ich kann nicht mehr richtig denken…. Die Stimmen nehmen mir meine Gedanken und setzen mir dafür andere ein… Sie lassen mich Dinge tun, die ich gar nicht will… Ich kann mich nicht wehren, muss ihnen gehorchen"

Eine typische Erscheinungsform der **exogenen Psychose** ist das **Delir**. „Und plötzlich liefen lauter Mäuse durch mein Zimmer, ich zitterte, fühlte mich benommen und hatte Angst. Eine Nachbarin klingelte an der Tür und als ich öffnete, sah ich vor mir eine schreckliche Hexe stehen. Ich schlug die Tür zu und lief zurück in mein Zimmer."

6.4.2 Neurose

Neurosen zählen zu den **psychogenen Störungen** des triadischen Systems und gehören damit zu den Störungsbildern, mit denen der Heilpraktiker für Psychotherapie überwiegend arbeitet. Es kann dennoch erforderlich sein, dass bestimmte Neurosen durch einen psychologischen oder ärztlichen Psychotherapeuten behandelt werden sollten. Diese Entscheidung hängt vom Schweregrad der Neurose und der Ausbildungs- und Erfahrungstiefe des Heilpraktikers für Psychotherapie ab. Im Gegensatz zur Psychose bleibt der Bezug zur Realität erhalten und die Ich-Identität weist keine Störungen auf.

Neurosen werden als abnorme seelische Entwicklungen beschrieben, die durch ein aktuelles traumatisches Erlebnis hervorgerufen werden, die einen ungelösten frühkindlichen Konflikt reaktivieren. Demnach werden Konflikte aus der Kindheit durch ähnliche Situationen im Erwachsenenalter wieder aktiviert und derselbe Konflikt mit den gleichen psychischen Abwehrmechanismen wie im Kindesalter noch einmal durchlebt. Dies geschieht meist unbewusst. Beispiele für die Entstehung einer neurotischen Symptomatik wurden bereits auf ▶ S. 38 (Kap. 5.4) behandelt.

In der ICD-10 finden wir neurotische Störungsbilder in folgenden Klassifizierungen:

Persönlichkeitsstörungen (F6): dazugehöriger Begriff „Charakterneurose"

Symptomneurosen (F4):
- Phobien (Agoraphobie, soziale Phobie und spezifische Phobie)
- Angststörungen – dazugehöriger Begriff „Angstneurose"
- Zwangsstörungen – dazugehörige Begriffe „anankastische Neurose", „Zwangsneurose"
- posttraumatische Belastungsstörung – dazugehörige Begriffe „Fremdneurose", „traumatische Neurose"
- dissoziative Störungen (Konversionsstörungen)
- Somatisierungsstörungen – dazugehörige Begriffe „hypochondrische Neurose", „Herzneurose"
- andere neurotische Störungen

Affektiven Störungen (F3): Dysthymia – dazugehörige Begriffe „neurotische Depression", „depressive Neurose"

6.4.3 Persönlichkeitsstörung

Bei Persönlichkeitsstörungen spricht man auch von „Charakterneurosen". Im triadischen System sind sie den psychogenen Störungen zugeordnet und in der ICD-10 werden sie unter F6 klassifiziert. Persönlichkeitsstörungen beginnen meist in der Pubertät und dauern bis ins Erwachsenenalter. Anders als bei den Neurosen ist kein aktuelles traumatisches Erlebnis der Auslöser. Die Störungen sind in der Persönlichkeit des Menschen tief verwurzelte, anhaltende Verhaltensmuster. Persönlichkeitsstörungen werden durch psychologische und ärztliche Psychotherapeuten behandelt,

ebenso wie durch den Heilpraktiker für Psychotherapie, allerdings mit einer entsprechenden Qualifikation. Aufgrund der fehlenden Krankheitseinsicht des Klienten ist eine Therapie zur völligen Behebung der Störung nur gering Erfolg versprechend. Das Therapieziel besteht daher eher in einer Abschwächung der Symptome, um die allgemeine Lebenssituation zu verbessern und den persönlichen Leidensdruck des Klienten zu mindern.

6.4.4 Abnorme Erlebnisreaktion

Der Begriff „abnorme Erlebnisreaktion" stammt ebenfalls aus der alten Psychiatrie und zählte zu den psychogenen Störungen. In der ICD-10 werden sie heute unter F4 Belastungs- und Anpassungsstörungen klassifiziert. Abnorme Erlebnisreaktionen entstehen durch das Auftreten einer äußeren schweren Belastung, eines Traumas, und sind nicht auf Lebensumstände oder genetische Faktoren zurückzuführen. Es handelt sich um eine vorübergehende Störung, deren Symptome in der Regel innerhalb der folgenden Tage nach der Traumatisierung abklingen. In schweren Fällen jedoch, wie Geiselnahme, Folter oder Terrorismus, kann eine Störung entstehen, die eine bleibende tief greifende Persönlichkeitsveränderung zur Folge hat. Zusätzlich zum psychologischen und ärztlichen Psychotherapeuten und zum Heilpraktiker für Psychotherapie mit entsprechender Qualifikation, werden abnorme Erlebnisreaktionen durch eine spezialisierten Traumatherapeuten behandelt.

6.5

Schritt 5: Behandlungsverfahren und Behandler zuordnen

Nachdem Sie
1. eine mögliche Suizidgefährdung geklärt haben,
2. alle organischen Symptome durch einen Facharzt haben prüfen lassen,
3. Sie den psychopathologischen Befund erhoben haben und
4. eine Diagnose vorliegt,

gilt es nun, das richtige Therapieverfahren und den Behandler zu ermitteln. Je nachdem, ob Ihr

Klient eine Psychose, Neurose, Persönlichkeitsstörung, abnorme Erlebnisreaktion oder eine andere psychische Störung hat, kommen unterschiedliche Behandler und Therapieoptionen in Betracht; diese werden in der ▶ Tab. 6.2 sowie ▶ Abb. 6.1, S. 46 (Schritt 5) dargestellt.

▶ **Tab. 6.2** Psychische Störungen: Therapieformen und Behandler.

Klassifikation	Behandler	psychische Störung	Therapieformen
Psychose	Psychiater Neurologe spezifischer Facharzt	organische Psychose	● Behandlung der Grunderkrankung ● Hormonbehandlung ● Operation (Tumorentfernung) ● kontrollierter Entzug von psychotropen Substanzen ● Psychopharmaka (Neuroleptika)
		schizophrenie-forme Psychose	● Psychopharmaka (Neuroleptika) ● Soziotherapie ● Ergotherapie ● Psychotherapie
		affektive Psychose	● Psychopharmaka (Neuroleptika, Lithium, Antiepileptika, Antidepressiva) ● Psychotherapie ● Verhaltenstherapie ● Soziotherapie ● Elektrokrampftherapie
Neurose	psychologischer Psychotherapeut ärztlicher Psycho-therapeut Heilpraktiker für Psychotherapie	Angststörung	● Kombinationsbehandlung ● Psychotherapie ● Verhaltenstherapie ● Psychopharmaka (Antidepressiva, Benzodiazepine, Beta-Blocker)
		Zwangsstörung	● Psychopharmaka (Antidepressiva) ● Verhaltenstherapie ● Psychotherapie
		dissoziative Störung	● Psychotherapie ● Verhaltenstherapie ● Psychopharmaka nur in Einzelfällen
		somatoforme Störungen	● Verhaltenstherapie ● Psychotherapie ● Psychopharmaka in Einzelfällen
		affektive Störungen	● Psychopharmaka (Antidepressiva) ● Psychotherapie
Persönlichkeits-störung	psychologischer Psychotherapeut ärztlicher Psycho-therapeut Heilpraktiker für Psychotherapie	spezifische Persön-lichkeitsstörungen	● Psychotherapie ● Psychopharmaka (Lithium, Benzo-diazepine, Neuroleptika)

Diagnosefilter

▶ **Tab. 6.2** (Fortsetzung).

Klassifikation	Behandler	psychische Störung	Therapieformen
abnorme Erlebnisreaktion	psychologischer Psychotherapeut ärztlicher Psychotherapeut Heilpraktiker für Psychotherapie	posttraumatische Belastungsstörung	● Krisenintervention ● Verhaltenstherapie ● Psychotherapie ● Psychopharmaka (Benzodiazepine, Barbiturate, Antidepressiva) ● Traumatherapie ● Bildererleben ● Entspannungsübungen ● Gestalttherapie ● Musiktherapie
andere	psychologischer Psychotherapeut ärztlicher Psychotherapeut Heilpraktiker für Psychotherapie spezifischer Fachtherapeut	entsprechend dem Störungsbild	● Psychopharmaka ● Psychotherapie ● Soziotherapie ● Verhaltenstherapie ● sonstige Therapieformen

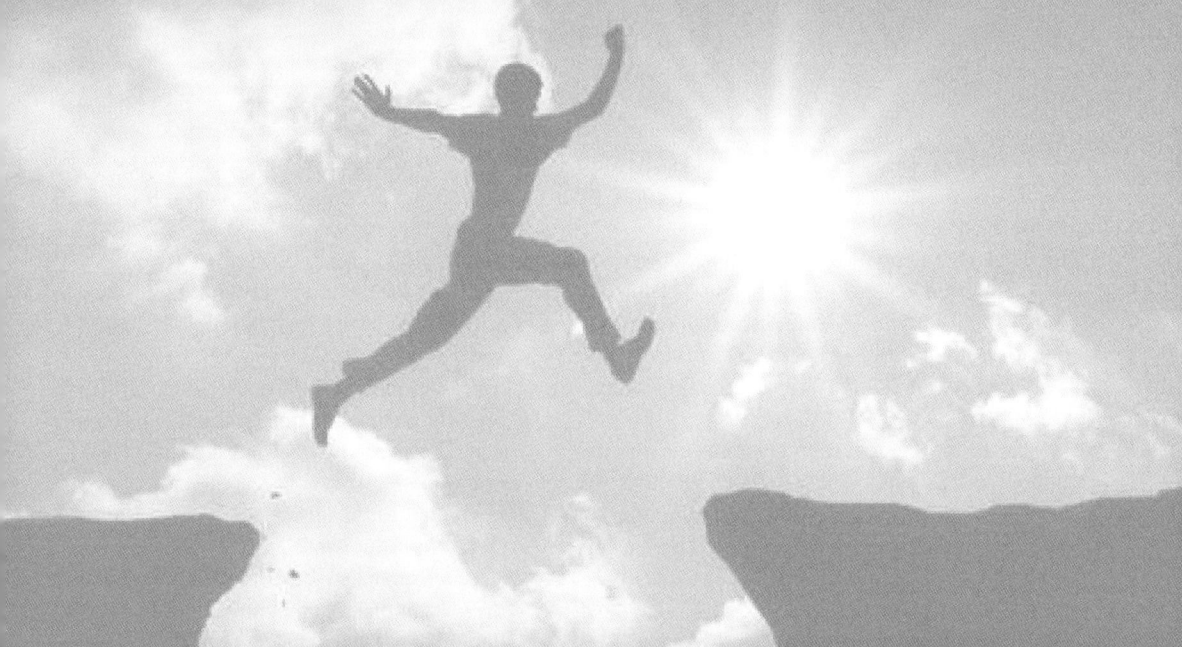

Teil 2
Die Prüfung als Dialog

7 Vorbemerkungen

Die folgenden Kapitel vermitteln Ihnen einen praxisorientierten Einblick in den Ablauf der mündlichen Prüfung. Wie in einer realistischen Prüfungssituation sind alle Themenbereiche als Dialog zwischen dem Prüfer (P) und dem Prüfungskandidaten (K) dargestellt.

Die ersten beiden Themenkomplexe „Berufs- und Gesetzeskunde" und „psychiatrische Begrifflichkeiten" befassen sich mit den Grundlagen. Nach diesem Basiswissen folgen die einzelnen Störungsbilder. Dabei wird jedes Störungsbild – wie in der realen Prüfungssituation auch – anhand eines Fallbeispiels erörtert und mithilfe des Diagnosefilters zu einer Diagnose geführt.

Die einzelnen Kapitel entsprechen in ihrer Dialogform der Prüfungssituation. Allerdings ist es nicht so zu verstehen, dass ein Kapitel jeweils eine Prüfung darstellt, sondern die Kapitelgliederung erfolgte thematisch. Meistens werden in einer Prüfung 1–2 Fallbeispiele aus 1–2 Themengebiete behandelt und oft gibt es auch Fragen zu gesetzlichen Bestimmungen. Die Prüfungsdauer kann von 15 Minuten bis zu einer Stunde gehen, häufig liegt sie aber bei 30 Minuten.

Wie viel des Wissens und der therapeutischen Grundkenntnisse, die im ersten Buchteil dargestellt wurden, in der Prüfung abgeklopft werden, ist recht unterschiedlich. Eine umfassende Vorbereitung und Auseinandersetzung mit allen Themenbereichen und Anforderungen, die die spätere Berufsausübung mit sich bringt, ist unerlässlich.

Die Kapitel sind folgendermaßen aufgebaut:

- Eine Grafik zeigt Ihnen die Einordnung des Störungsbilds nach dem triadischen System sowie der ICD-10.
- Die Einleitung sowie eine Mind-Map® (nicht in allen Kapiteln enthalten) liefern Ihnen einen guten Einstieg und Überblick über das Themengebiet.
- Ein typisches Fallbeispiel aus einer Prüfung stellt „Ihren" potenziellen Klienten dar.
- Anschließen folgen die Fragen des Prüfers und die vollständigen und richtigen Antworten des Kandidaten, die darauf zu geben sind.
- Bei den meisten Fallbeispielen wird auch der entsprechende Diagnosefilter abgebildet.
- Nach der Bearbeitung des Fallbeispiels runden einige ergänzende Fragen zum entsprechenden Themenkomplex den Dialog ab.

Um einen optimalen Lernerfolg zu erzielen, sollten Sie die Antworten zunächst zudecken und die Fragen frei beantworten. Noch besser ist es, wenn Ihnen eine andere Person die Fragen vorliest und Sie diese laut und mit Ihrem eigenen Vokabular beantworten. In einer Lerngruppe können Sie die vorgegebene Struktur im Rollenspiel nutzen und so eine reale Prüfungssituation simulieren.

8 Berufs- und Gesetzeskunde

P: Ich stelle Ihnen einige Fragen zu den gesetzlichen Grundlagen, die Sie bei der zukünftigen Ausübung Ihres Berufes beachten müssen. Dürfen Sie als Heilpraktiker für Psychotherapie alle psychischen Erkrankungen behandeln?

K: Nein, wenn ich die Prüfung bestehe, wird mir lediglich eine **eingeschränkte Heilerlaubnis** erteilt, die sich ausschließlich auf das Gebiet der Psychotherapie bezieht. Die Leistungen des Heilpraktikers für Psychotherapie stellen eine Ergänzung des herkömmlichen medizinischen Angebotes dar. Wenn ich mich am triadischen System orientiere, gehört mein zukünftiges Klientel zu der Personengruppe, die an **psychogenen Störungen** leidet. Alle Klienten mit psychischen Erkrankungen exogener und endogener Natur muss ich an Fachärzte, ärztliche Fachtherapeuten oder Psychiater überweisen. In Absprache mit dem behandelnden Arzt wäre es jedoch möglich, dass ich eine supportive psychologische Therapie mit dem Klienten oder seinen Angehörigen durchführe.

P: Was müssen Sie demnach als Erstes entscheiden, wenn Sie das Anamnesegespräch geführt, die Krankheitssymptome festgestellt und die psychische Erkrankung diagnostiziert haben?

K: Ich bin verpflichtet, anhand meiner Verdachtsdiagnose zu entscheiden, ob ich diesen Klienten überhaupt behandeln darf oder ob ich ihn an einen **Facharzt überweisen** muss. Das Wohl des Klienten liegt bei jeder Entscheidung grundsätzlich an höchster Stelle. Auch während der Arbeit mit einem Klienten sollte ich regelmäßig überprüfen, ob meine Qualifikation ausreichend für die weitere Behandlung ist.

P: Dürfen Sie als Heilpraktiker die Heilkunde überall anwenden?

K: Nein. Ich darf die **Heilkunde nicht im Umherziehen**, d.h. ohne Niederlassung ausüben. Wenn ich praktizieren möchte, muss ich Praxisräume an einem festen Standort anmelden.

P: Welche Voraussetzungen nach §2 der ersten Durchführungsverordnung (DVO) zum Heilpraktikergesetz müssen Sie als Heilpraktiker haben, damit Sie die Heilkunde ausüben dürfen?

K: Ich muss mindestens das 25. Lebensjahr vollendet haben und eine abgeschlossene Volksschulbildung vorweisen können. Es dürfen keine strafrechtlichen oder sittlichen Verfehlungen meinerseits vorliegen, was auch die Einreichung eines polizeilichen Führungszeugnisses erforderlich macht. Meine Fähigkeiten, die für die Ausübung des Berufes erforderlich sind, dürfen nicht durch ein körperliches Leiden oder wegen Schwäche meiner geistigen oder körperlichen Kraft oder Sucht eingeschränkt sein. Darüber hinaus benötige ich eine Bestätigung des Gesundheitsamtes, dass mit der Ausübung der Heilkunde durch mich als Heilpraktiker **keine Gefahr für die Volksgesundheit** ausgeht. Und genau für die Überprüfung dieser letzten Aussage sitze ich heute vor Ihnen.

P: Nennen Sie die 13 Verbote, die Sie bei der Ausübung der Arbeit als Heilpraktiker beachten müssen.

K: Die **13 Verbote**, die ich als Heilpraktiker für Psychotherapie beachten muss, sind:

1. Ich darf keine Rezepte ausstellen, lediglich die Ausgabe von „Erinnerungszetteln" ist erlaubt (Arzneimittelgesetz).
2. Ich darf keine Arznei- und Betäubungsmittel mischen, ausgeben oder verkaufen.
3. Impfungen sind untersagt.
4. Ich darf keine Geburtshilfe leisten – hier greift das Hebammengesetz.
5. Ich darf keine Geschlechtskrankheiten behandeln.
6. Ich darf keine Infektionskrankheiten behandeln.
7. Ich darf keine Zahnbehandlungen durchführen.
8. Eine Zusammenarbeit mit Ärzten in denselben Praxisräumen ist mir nicht gestattet. Untersagt wird dies durch die Berufsordnung für Ärzte (BO Ärzte) sowie Behandlung/Leistung nach RVO (Rehabilitationsmaßnahmen).
9. Kassenärztliche Abrechnung bzw. Ausstellen von Totenscheinen ist mir ebenfalls untersagt.

10. Wie bereits erwähnt, darf ich die Heilkunde nicht im Umherziehen ausüben, d. h. ohne Niederlassung.
11. Ich darf keine Heilversprechen geben und keine Fernbehandlungen durchführen (Heilmittelwerbegesetz).
12. Ich darf keine Behandlung bei Verdacht auf strafbare Handlungen durchführen.
13. Es besteht ein Werbe- und Titelverbot, und ich darf keine Behandlungen durchführen, die mein Können und Wissen überschreiten.

P: Wie lauten Ihre Pflichten, die in der Berufsordnung für Heilpraktiker (BOH) geregelt sind?
K: Da ist zum einen die **Berufspflicht**, die mich als Heilpraktiker dazu verpflichtet, meinen Beruf gewissenhaft auszuüben. Dazu gehört, dass ich mir eine ausreichende Sachkunde aneigne, mich über die geltenden Vorschriften meines Berufsbildes unterrichte und diese beachte sowie die Pflicht, in Notfällen zu helfen. Weiterhin besteht **Schweigepflicht** über alles, was mir bei der Ausübung meines Berufes anvertraut oder zugänglich gemacht wird.

P: Dürfen Sie diese Schweigepflicht in keinem Fall brechen?
K: Es gibt natürlich Ausnahmen. Zum Beispiel wenn mich der Klient selbst mit seinem Einverständnis von dieser Schweigepflicht entbindet. Das kann der Fall sein, wenn ich Kontakt zu seinem Haus- oder Facharzt aufnehmen möchte, um seinen Therapieplan zu besprechen, mögliche Vorerkrankungen klären oder parallele Behandlungen abstimmen möchte. Auch bei gerichtlichen Verfügungen kann ich von der Schweigepflicht entbunden werden.

P: Gut. Welchen weiteren Pflichten unterliegen Sie?
K: Neben der Berufs- und Schweigepflicht besteht noch die **Aufklärungs-, Dokumentations- und Sorgfaltspflicht**. Diese besagt, dass der Klient über seine Erkrankung, die Art und voraussichtliche Dauer der Behandlung, möglicher Risiken sowie über die ungefähren Behandlungskosten aufzuklären ist. Die wichtigsten Daten der Behandlung sind zu dokumentieren und Heilungsversprechen sind zu unterlassen. Laut **Fortbildungspflicht** bin ich zur ständigen Fortbildung verpflichtet und muss diese auch nachweisen. Ich muss eine ausreichende Berufshaftpflicht abschließen, für die Erfüllung der **Haftpflicht**. Und schließlich besteht eine **Meldepflicht** nach den gesetzlichen Vorschriften mit der Praxisaufnahme.

P: Bitte erklären Sie den Begriff des Behandlungsvertrages.
K: Der **Behandlungsvertrag** ist ein Dienstvertrag im Sinne des BGB zwischen dem Heilpraktiker und seinem Klienten, wonach der Heilpraktiker eine Dienstleistung schuldet. Es handelt sich nicht um einen Werkvertrag, daher besteht keine Erfolgsschuld, d. h. es muss kein bestimmtes Ergebnis bei der Therapie erreicht werden. Das würde auch der Vorgabe, dass der Heilpraktiker keine Heilversprechen geben darf, wiedersprechen. Inhalt des Behandlungsvertrages, der schriftlich oder mündlich geschlossen wird, ist die Durchführung der Behandlung. Der Vertrag kommt durch die übereinstimmende Willenserklärung zweier Personen zustande. Das Erscheinen des Klienten in der Praxis ist die Willensbekundung und die Aufnahme der Behandlung ist der Abschluss des Vertrages. Die Vergütung ist frei vereinbar. Eine Kündigung, ohne dass die Dienstleistung im vollen Umfang erbracht wurde, ist jederzeit möglich. Das kann vorkommen, wenn z. B. der Klient seine Mitarbeit bzw. seine Mithilfe verweigert und die Therapie abbricht.

P: Was hat es mit der Haftpflicht auf sich? Können Sie Fälle erklären, in denen Sie als Heilpraktiker haften?
K: Das Gesetz sagt sinngemäß: Wer schuldhaft oder rechtswidrig das Leben, Gesundheit oder Eigentum eines anderen widerrechtlich verletzt, ist gemäß §823 ff BGB dem anderen zum Ersatz des daraus entstandenen Schadens unbegrenzt verpflichtet. Unbegrenzt verpflichtet bedeutet, dass der freiberuflich Tätige auch mit seinem gesamten Privatvermögen haftet. Die **Haftpflicht des Heilpraktikers** ergibt sich aus dem Behandlungsvertrag: bei schuldhaftem Nichterbringen der Dienstleistung, bei unsachgemäßer oder falscher Behandlung, mangelhafter Aufklärung oder wenn auf andere Weise Leben, Körper oder Gesundheit des Klienten verletzt werden, bei unterlassener Hilfeleistung oder der Verletzung der Sorgfaltspflicht, bei rechtswidrigem Verhalten und bei Verletzung der Fortbildungspflicht.

P: Was ist bei der Aufklärungspflicht wichtig?

K: Die **Aufklärung** ist die Information eines Klienten über seine Erkrankung und die daraus resultierenden geplanten Therapiemaßnahmen. Sie soll dem Klienten die Möglichkeit geben, Art, Bedeutung, Ablauf und Folgen einer Behandlung zwar nicht in allen Einzelheiten, aber doch in den Grundzügen zu verstehen. Nur die Einwilligung des Klienten beseitigt die Rechtswidrigkeit eines Heileingriffs. Jeder Heileingriff zum Zwecke der Diagnose oder Therapie erfüllt formal den Tatbestand einer Körperverletzung, definiert als „Verletzung der äußeren Integrität des menschlichen Körpers oder als Störung seiner inneren Lebensvorgänge". Die Erfüllung der Aufklärungspflicht sollte daher sorgfältig dokumentiert werden. Bei Diagnosen bzw. Therapien, bei denen es möglicherweise rechtliche Probleme nach der Behandlung geben könnte, empfiehlt es sich, die erfolgte Aufklärung des Klienten von diesem quittieren zu lassen.

P: Was bedeutet für Sie die Beachtung der Sorgfaltspflicht?

K: Ich muss bei der Beratung meines Klienten, bei der Aufklärung sowie bei der Diagnosestellung und der Therapie die notwendige Sorgfalt walten lassen. Diese Schritte sind auch ausreichend zu dokumentieren. Bei der **Sorgfaltspflicht** habe ich mich als Heilpraktiker bezüglich Kompetenz und persönliche Fort- und Weiterbildung an den gleichen Maßstäben wie der praktische Arzt messen zu lassen. Wichtig ist auch, die Fortbildung und beispielsweise den Bezug von Fachzeitschriften zu dokumentieren.

P: Auf welche Inhalte bezieht sich die Sorgfaltspflicht?

K: Dazu gehört die Verpflichtung, alle Kenntnisse, Fähigkeiten und Möglichkeiten einzusetzen, die ich besitze. Weiterhin die Aufklärungspflicht über die Art des Leidens und die entsprechende Behandlung, die Beachtung der eigenen Grenzen sowie die Unterlassung von Heilungsversprechen.

P: Was verstehen Sie unter der Dokumentationspflicht?

K: Die **Dokumentationspflicht** ergibt sich aus der Berufsordnung für Heilpraktiker (BOH). Es ist eine Kartei mit den persönlichen Daten der Klienten sowie eine Krankengeschichte mit Notizen über Diagnose, Verordnungen und Therapie anzulegen. Nach der gesetzlichen Aufbewahrungsfrist, muss diese 10 Jahre aufbewahrt werden.

9 Psychiatrische Begrifflichkeiten

P: Bei den folgenden Fragen geht es um psychiatrische Begrifflichkeiten. Zunächst: Was unterscheidet die Psychologie von der Psychiatrie?

K: Die **Psychiatrie** ist ein Fachgebiet des medizinischen Studiums, das sich mit der Diagnostik, Therapie und Prävention der seelischen Krankheit des Menschen einschließlich deren Erforschung und Lehre befasst. Gegenstand sind biologische und soziale Aspekte der seelischen Krankheit.

Psychologie dagegen ist ein wissenschaftliches Studium, mit fließenden Übergängen zu Geistes-, Sozial- und Naturwissenschaften. Sie beschäftigt sich vornehmlich mit „normalen" bewussten und unbewussten seelischen Vorgängen des gesunden Menschen, dem Verhalten und Erleben des Menschen in Bezug auf sich selbst sowie auf Personen, Ereignisse und Objekte seiner Umwelt.

P: Wie grenzt sich die Psychotherapie davon ab?

K: Die **Psychotherapie** befasst sich mit der Behandlung psychisch, emotional und psychosomatisch bedingter Krankheiten, Leidenszustände oder Verhaltensstörungen. Dabei werden psychologische, d.h. wissenschaftlich fundierte Methoden durch verschiedene Formen verbaler und non-verbaler Kommunikation eingesetzt. Formen der Psychotherapie sind Psychoanalysen, tiefenpsychologische Verfahren, Gesprächstherapie oder Verhaltenstherapie. In Deutschland anerkannte Verfahren sind die kognitive Verhaltenstherapie, Psychoanalyse sowie tiefenpsychologische Psychotherapie. Dem Klienten wird dabei geholfen, sich eigenen Problemen zu stellen und sie genauer zu erkennen und von unangenehmen psychischen Beschwerden befreit oder erleichtert zu werden. Ziel ist es, die eigenen Bewältigungsmöglichkeiten des Klienten während der Therapie zu verbessern, wie auch die soziale und private Leistungsfähigkeit, wodurch sein subjektives Leiden gemindert wird und der Klient in der Lage ist, ein möglichst zufriedenstellendes und glückliches Leben führen zu können.

P: Wer darf psychotherapeutisch tätig werden?

K: Zum Beispiel ein **Facharzt für Psychiatrie und Psychotherapie (Psychiater)**. Dieser muss zusätzlich zu seinem Medizinstudium eine mindestens 5-jährige Weiterbildung absolvieren. Er behandelt seelische Erkrankungen mit Medikamenten, Soziotherapie und Psychotherapie. Teilbereiche davon sind die forensische Psychiatrie, Gerontopsychiatrie, Sozialpsychiatrie, Kinder- und Jugendpsychiatrie, Pharmakopsychiatrie etc. Weiterhin durch **ärztliche Psychotherapeuten**, die ebenfalls wie der Psychiater zu ihrem medizinischen Fachbereich eine entsprechende Weiterbildung vorweisen können. Dann durch **psychologische Psychotherapeuten**, das sind Diplom-Psychologen mit einer zusätzlichen psychotherapeutischen Ausbildung mit den Teilbereichen Arbeits- und Organisationspsychologie, Entwicklungspsychologie, Rechtspsychologie, Schulpsychologie und klinische Psychologie etc. Und zuletzt natürlich auch durch den **Heilpraktiker für Psychotherapie** in beschränktem Umfang, wie wir bereits beim Berufsbild angesprochen haben. Die Behandlung des Heilpraktikers umfasst zum Beispiel keine pharmakotherapeutischen Methoden und er darf sich auch nicht als Psychotherapeut bezeichnen, da dieser Begriff durch das Psychotherapeutengesetz (PsychThG) geschützt ist.

P: Wohin gehört dann die Psychosomatik?

K: Die **Psychosomatik** ist ein Fachgebiet der Medizin. Sie befasst sich mit der Lehre und Behandlung von körperlichen Funktionsstörungen (mit und ohne organischen Befund), welche durch seelische Einflüsse oder Ursachen entstanden sind. Dabei kann es sich um chronische Belastungs- und Konfliktsituationen handeln, die teilweise ihren Ursprung bereits in früher Kindheit haben.

P: Was ist das triadische System?

K: Das **triadische System** gehört der deutschen Psychiatrietradition an und unterteilt die psychischen Erkrankungen nach ihrer Entstehungsursache (Ätiologie) in 3 große Bereiche, in exogene, endogene und psychogene Störungen.

P: Bitte erläutern Sie diese etwas ausführlicher.

K: Gerne. Die **exogenen psychischen Störungen** bezeichnen seelische Krankheiten, die durch Beeinträchtigung des Gehirns oder durch eine andere rein körperliche Erkrankung bedingt und organisch nachweisbar sind. Primäre Hirnerkrankungen sind z.B. Meningitis, Enzephalitis, Hirntumore, systemische Atrophien, Multiple Sklerose, Epilepsie und Demenz. Zu körperlichen Erkrankungen mit Hirnbeteiligung zählen Intoxikationen und Organerkrankungen mit systemischer Beteiligung.

Bei den **endogenen psychischen Störungen** wurde weder eine exogene noch eine psychogene Ursache festgestellt. Die Krankheitsursache begründet sich vor allem auf eine Störung im Hormonhaushalt des Gehirns, der Neurotransmitter, wobei die genauen Zusammenhänge bis heute nicht eindeutig geklärt sind. Es handelt sich eher um anlagebedingte Störungen. Dazu gehören die Schizophrenien, bipolare Störungen, schizoaffektive und wahnhafte Störungen.

Die **psychogenen Störungen** sind Persönlichkeitseigenschaften und Verhaltensweisen, die als Reaktion auf äußere Ereignisse oder als Folge eines neurotischen Konfliktes angesehen werden. Zu den psychogenen Störungen gehören Persönlichkeitsstörungen, Neurosen, Sexualstörungen und Süchte, aber auch geistige Behinderungen (Oligophrenien).

P: Warum wird das triadische System heute nicht mehr verwendet?

K: Die Einteilung ist nach heutigen ätiologischen Gesichtspunkten überholt, da alle psychischen Erkrankungen in der Regel multifaktoriell bedingt sind und sich nicht in die eher starren Abgrenzungen des triadischen Systems einteilen lassen. Auch sind die Bezeichnungen wie endogen, Psychose und Neurose begrifflich etwas unscharf, was eine Neustrukturierung erforderlich machte. Daraus entstanden die ICD-10 sowie das DSM-IV. Beide Systeme vermeiden Hypothesen über die Entstehung von Störungen. Dennoch ist das triadische System eine hilfreiche Struktur zum Lernen und um sich einen ersten Überblick über die psychischen Erkrankungen zu verschaffen. Entscheidend bei der Einstufung einer Störung nach dem triadischen System ist, dass ich als Heilpraktiker besser erkennen kann, welche Klienten ich zu einem

Facharzt überweisen muss, wie z.B. Klienten mit exogenen oder endogenen Psychosen.

P: Welche Klassifizierungssysteme sind derzeit für psychische Störungen gültig? Nach welchen Prinzipien arbeiten sie?

K: Derzeit gültige Klassifizierungssysteme sind die **„International Classification of Diseases"** **(ICD-10)** in Deutschland und das **„Diagnostic and Statistical Manual of Mental Disorders"** **(DSM-IV)** im angloamerikanischen Sprachraum, welche nicht mehr nach Krankheitsursache einteilen, sondern sich nach der Symptomatik, dem Verlauf und dem Schweregrad einer Störung richten. Die ICD-10 ist eine von der Weltgesundheitsorganisation (WHO) eingeführte international akzeptierte Systematik psychischer Erkrankungen. Derzeit aktuell ist die 10. Überarbeitung, daher auch der Ziffernzusatz.

P: Was ist eine Psychose und wird dieser Begriff heute noch verwendet?

K: **Psychosen** sind tief greifende psychische Erkrankungen mit einem strukturellen Wandel des Erlebens. Sie führen zu Realitätsverlust, einem Verlust sozialer Basisfertigkeiten sowie einer Störung der Ich-Identität. Dazu gehören unter anderem die Krankheitsbilder Delir, Durchgangssyndrom, Schizophrenie und affektive Störungen. Häufig werden Psychosen mit Psychopharmaka behandelt und viele Klienten mit einer Psychose müssen zumindest zeitweilig stationär aufgenommen werden. Der Begriff Psychose hat sich im Zusammenhang mit dem triadischen System etabliert und wird heute nur noch bedingt eingesetzt. Es ist kein eigenständig abgrenzbares Krankheitsbild, sondern wird heute eher zur Umschreibung des Schweregrades einer Störung genutzt und als „psychotische Symptome" beschrieben.

P: Wie grenzt sich dazu die Neurose ab?

K: Der Begriff **Neurose** stammt ursprünglich von Siegmund Freud. Im Gegensatz zur Psychose ist die Neurose eine Erkrankung mit einem funktionalen Wandel des Erlebens. Auslöser sind unbewusste und ungelöste Konflikte und Abwehr unerwünschter Impulse in der frühkindlichen Entwicklung, die durch aktuelle, traumatische Ereignisse wieder aufleben und zu krankhaftem Erleben und Verhalten führen können. Bei einer neurotischen Erkrankung haben die Betroffenen oft sehr stark unter den Symptomen zu leiden, dennoch wird von leichten Störungsbildern gesprochen, da der Realitätsbezug bei Neurosen erhalten bleibt sowie meist auch die Berufsfähigkeit. Eine stationäre Behandlung ist weitaus seltener notwendig. Im triadischen System gehören die Neurosen zu den psychogenen Störungen, ohne erkennbare organische Ursache. Heute dient der Begriff Neurose eher als Überbegriff für Persönlichkeitsstörungen oder sogenannten Symptomneurosen, wie Angstneurosen, Herzneurosen oder somatoforme Störungen oder für lebensgeschichtlich bedingte psychische Störungen und Reaktionen. Da Neurosen zu den leichten psychischen Störungsbildern zählen, sind sie das Hauptaktionsgebiet des Heilpraktikers für Psychotherapie.

P: Erläutern Sie den Begriff Anamnese. Welche Formen der Anamnese gibt es?
K: Jede Therapeuten-Klienten-Beziehung beginnt mit einer **Anamnese**. Das heißt, in einem systematischen Erstgespräch exploriert der Therapeut neben den persönlichen und biografischen Daten des Klienten sein augenblickliches psychisches wie körperliches Befinden sowie die Entwicklung seiner Beschwerden. In der Regel sind zunächst körperliche Symptome abzuklären und körperliche Ursachen auszuschließen, oder der Klient ist zunächst an einen Facharzt zu überweisen. Ziel der Anamnese ist die größtmögliche Einschränkung der infrage kommenden Differenzialdiagnosen, vorzugsweise anhand von Leitsymptomen und Ausschlusskriterien. Die Anamnese erfolgt als Eigenanamnese, durch das Gespräch des Therapeuten mit dem Klienten, als Fremdanamnese, wenn Angehörige befragt werden, sowie Familienanamnese, in der die psychische Erkrankungen bei Verwandten ersten und zweiten Grades aufgenommen werden.

P: In welchen Schritten vollzieht sich die psychiatrische Diagnostik?
K: Sie verläuft in der Regel in 6 Schritten: beobachten, beschreiben, benennen, interpretieren, diagnostizieren und klassifizieren. Zunächst wird auf das Verhalten des Patienten geachtet, auf Ausdruck, Gestik, Mimik und Erscheinungsbild. Das Erleben des Klienten wird beobachtet und festgehalten. Die einzelnen Symptome und ihre

Zusammenhänge werden hinsichtlich möglicher Ursachen untersucht und interpretiert und anschließend durch klare Ein- und Ausschlussdiagnosen einer Krankheitskategorie zugeordnet und klassifiziert.

P: Was verstehen Sie unter formalen Denkstörungen?
K: **Formale Denkstörungen** sind Störungen des Gedankenablaufs, die sich überwiegend in der Sprache äußern. Dabei wird darauf geachtet, wie der Klient denkt und wie er seine Gedanken in Worte fasst. Bricht er mitten im Satz ab? Ist verständlich, was er äußert? Wie schreibt er? Klar gegliedert oder zusammenhanglos? Bleibt er bei einem Thema? Bei Denkstörungen ist der Zusammenhang der Gedanken und die Geschwindigkeit des Denkens verändert.

P: Nennen Sie Beispiele und Vorkommen für Denkstörungen.
K: Bei dem Krankheitsbild der **Manie** ist beispielsweise die **Ideenflucht** eine typische Denkstörung. Dabei ist der Denkablauf krankhaft beschleunigt, Gedanken werden nicht zu Ende geführt, sondern durch eine Assoziationsflut unterbrochen und das Ziel eines Gespräches wechselt ständig oder geht sogar ganz verloren.

Typisch bei **Depressionen** sind dagegen **Denkverlangsamung**, **Denkhemmungen** und **eingeengtes Denken**. Bei der Denkverlangsamung ist der Fluss des Denkens langsam und schleppend, bei der Denkhemmung wird das Denken als mühsam und wie blockiert erlebt und beim eingeengten Denken beschränken sich die Gedanken auf nur wenige Themen und Haften immer wieder an denselben Inhalten.

P: Welche Denkstörungen kennen Sie darüber hinaus?
K: Weiterhin gibt es **Gedankenabreißen** und **Gedankensperrung**, damit bezeichnet man den plötzlichen Abbruch eines flüssigen Gedankenganges beziehungsweise des Sprechens ohne ersichtlichen Grund. Bei der Schizophrenie kommt das häufig vor. Beim **umständlichen Denken** ist der Gedankengang weitschweifiger, wesentliche Inhalte können nicht von Nebensächlichem getrennt werden, wobei der inhaltliche Zusammenhang erhalten bleibt. Das ist zum Beispiel bei Zwangs-

störung und Demenz der Fall. Beim **Gedanken-drängen** ist der Klient dem Druck vieler unterschiedlicher Gedanken ausgesetzt, was bei einer Manie oder Schizophrenie vorkommt. Wenn eine Frage, obwohl sie verstanden wurde, mit anderen Inhalten beantwortet wird, bezeichnet man dies als **Vorbeireden**, was ebenfalls bei Schizophrenien vorkommt. **Zerfahrenheit** oder **Inkohärenz** ist die Zusammenhanglosigkeit von Denken und Reden, ebenfalls bei Schizophrenien, **Neologismen** sind Wortneuschöpfungen, die nicht der sprachlichen Konvention entsprechen und oft nicht unmittelbar verständlich sind und kommen auch bei Schizophrenien vor. Dann kenne ich noch den **Konkretismus**, das ist die Unfähigkeit, die übertragene Bedeutung von Sprichwörtern zu erkennen und diese wörtlich zu nehmen und **Verbigeration,** womit ein stereotypes, rhythmisches Wiederholen von isolierten Wörtern oder Wortbruchstücken bezeichnet wird. Beide zuletzt genannten können auch wieder bei der Schizophrenie auftreten.

P: Kennen Sie auch den Begriff Perseveration?
K: Ja natürlich. **Perseveration** gehört ebenfalls zu den formalen Denkstörungen und bezeichnet ein ständiges Wiederholen eines bestimmten Gedankens. Es kommt häufig vor bei einem organischen Psychosyndrom, Zwangsstörungen und wahnhaften Störungen.

P: Was ist ein Wahn? Wie unterscheidet sich der Wahn von schizophrenen, depressiven und manischen Erkrankungen?
K: Ein **Wahn** ist eine inhaltliche Denkstörung und drückt sich darin aus, was derjenige denkt und was er schreibt. Sind seine Ideen und Vorstellungen für unseren Kulturkreis „normal" oder sind sie verändert, krankhaft oder „ver-rückt"? Es kommt zu einer Fehlbeurteilung der Realität, an der mit subjektiver Überzeugung festgehalten wird, auch wenn die Denkinhalte im Widerspruch zur Wirklichkeit und den Überzeugungen der Umwelt stehen. Der Wahn ist lebensbestimmend. Er beherrscht das gesamte Fühlen, Denken und Handeln des Betroffenen. Unter dem Begriff der inhaltlichen Denkstörungen werden Wahnformen und Zwänge zusammengefasst.
- Bei der **Schizophrenie** handelt es sich überwiegend um Beeinträchtigungs- und Verfolgungswahn, Wahnwahrnehmungen, Wahn-

einfall, Beeinflussungswahn, Beziehungswahn und anhaltender kulturell unangemessener bizarrer Wahn.
- Eine **depressive Episode** ist geprägt durch Verarmungswahn, nihilistischen Wahn, Schuld- und Versündigungswahn und hypochondrischen Wahn.
- Bei der **manischen Erkrankung** zeigt sich vor allem der Größenwahn.

P: Wie definieren Sie eine Ich-Störung?
K: Bei einer **Ich-Störung** wird die Grenze zwischen dem Ich und der Umwelt als durchlässig empfunden. Sowohl die eigene Person als auch die Umwelt wird als fremd und unwirklich erlebt. Eigene seelische Vorgänge werden als nicht zur Person gehörig empfunden, sondern von außen und/oder von anderen gemacht, beeinflusst, gesteuert. Dazu gehören Fremdbeeinflussung, Depersonalisation, Derealisation sowie Gedankenentzug, Gedankeneingebung und Gedankenausbreitung.

P: Nennen Sie Beispiele für Affektstörungen.
K: **Störungen der Affektivität** zeigen sich in den Bereichen der Gefühle (Emotionen), der Stimmung (Gemüt) und der Affekte (Gefühlswallungen). Im Vergleich zum gesunden Menschen umschreiben Affektstörungen unangemessene Stimmungen oder Reaktionen auf eine auslösende Situation sowie eine unangemessene Instabilität der Gefühle. Beispiele für Affektstörungen sind:
- Gefühl der Gefühllosigkeit, Affektarmut, Affektstarre
- depressives Erleben, Demprimiertheit
- Störungen der Vitalgefühle
- ängstliches Erleben
- Euphorie oder Dysphorie
- Klagen, Jammern
- Ambivalenz
- Affektlabilität, Affektinkontinenz
- Parathymie
- Insuffizienzgefühl
- Gereiztheit
- läppischer Affekt

P: Welche Aspekte müssen im psychopathologischen Befund erfasst werden?
K: Man beginnt zunächst mit der Beschreibung des äußeren Erscheinungsbildes und dem Sprechverhalten, macht dann Angaben zur Kontaktfähig-

keit des Klienten, also wie und ob er mit der untersuchenden Person Kontakt aufnimmt und wendet sich dann den einzelnen psychopathologischen Aspekten zu. Es sollte ein möglichst plastisches Bild vom Klienten und dessen aktuellen psychischen Zustand erfasst werden. Ebenfalls zu erfassen sind seine Krankheitseinsicht, die Behandlungsbereitschaft und mögliche Gefährdungen (Selbst- und Fremdgefährdungen) sowie Dissimulations- oder Simulationstendenzen.

P: Warum dokumentieren Sie auch körperliche Beschwerden?

K: Bei vielen psychischen Störungen können auch körperliche Funktionen in Mitleidenschaft gezogen werden. Dazu gehören Schlafstörungen, unangemessener Gewichtsverlust oder Gewichtszunahme sowie vegetative Störungen. Die körperlichen Symptome sind ebenfalls im psychopathologischen Befund zu erfassen.

P: Nennen Sie die Therapieverfahren zur Behandlung psychischer Störungen.

K: Die **Therapie psychischer Störungen** umfasst unterschiedliche Aspekte und stützt sich auf mehrere Säulen. Dazu gehören:

- **Psychopharmakotherapie**, also die Verabreichung pharmakologischer Substanzen, die auf das zentrale Nervensystem einwirken und die psychische Symptomatik positiv beeinflussen können.
- **Nicht medikamentöse, biologische Verfahren**, wie Schlafentzugstherapie, Lichttherapie und Elektrokrampftherapie.
- **Psychotherapie** mit Entspannungsverfahren und Psychoedukation.
- Und die **Soziotherapie**, bei der zwischenmenschliche Probleme oder Schwierigkeiten im sozialen Umfeld aufgegriffen werden. Der Klient wird in der Bewältigung seines alltäglichen Lebens unterstützt und gegenüber Belastungen gestärkt. Zu den soziotherapeutischen Verfahren zählen die Ergotherapie, Musik-, Kunst- und Tanztherapie sowie eine sozialpsychiatrische Beratung in Bezug auf die Wohnsituation, Versicherungs- und Rentenfragen, Behördenangelegenheiten, Sozialdienste, gesetzliche Betreuung und Arbeitsplatzprobleme.

P: Was verstehen Sie unter einer psychiatrisch-psychotherapeutische Rehabilitation?

K: Nach einer akuten psychischen Erkrankung oder bei chronischen psychischen Störungen wird der Klient darin unterstützt, sein Leben möglichst eigenständig und alleinverantwortlich wiederaufzunehmen. Das Ziel ist die Reintegration in die Gesellschaft. Dazu gehören die medizinische, die berufliche und die soziale Rehabilitation.

10 Organische psychische Störungen

Organische psychische Störungen sind psychische Störungen mit nachweisbarer Ätiologie in einer Gehirnverletzung, einer zerebralen Krankheit oder einer anderen Schädigung, die sich auf die Gehirnfunktion auswirkt. Die Hirnfunktionsstörung kann primär sein bei Krankheiten, Verletzungen oder Störungen, die das Hirn direkt betreffen, oder sekundär bei Systemerkrankungen oder Störungen, die das Hirn indirekt betreffen (▶ Abb. 10.2). Die akute organische Störung ist das **Delir**, die chronische organische Störung die Demenz. Beim Delir steht die Bewusstseinsstörung im Vordergrund, bei der **Demenz** der Abbau kognitiver Leistungen. Der häufigste Subtyp der Demenz ist die **Alzheimer-Erkrankung**, 5 % der Über-65-Jährigen sind davon betroffen. Verursacht ist sie durch eine Degeneration von Hirngewebe, die irreversibel ist.

Mittels adäquater **Therapie** sind die akuten organischen Störungen heilbar, während die chronischen Störungen, die länger als 6 Monate dauern, in der Regel irreversibel sind. Für die Heilung und Rückbildung der Symptome sind das frühzei-

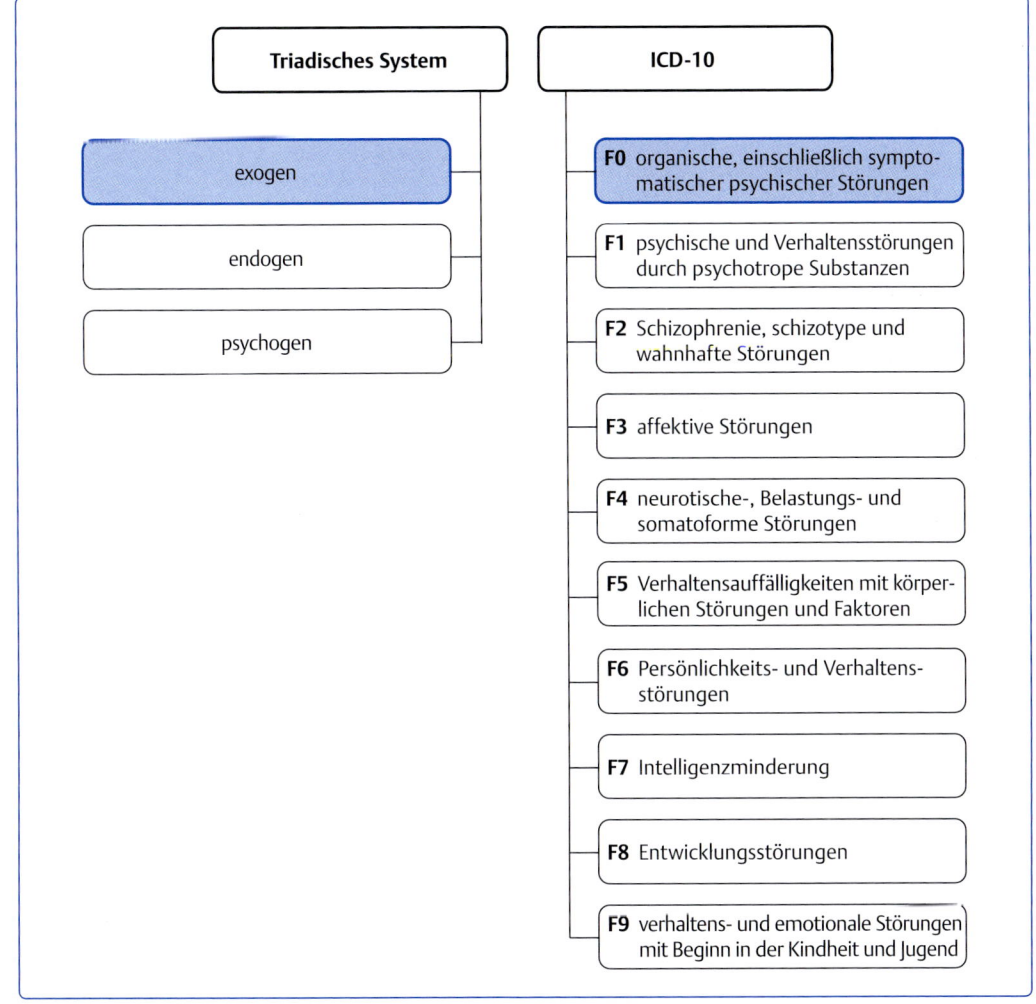

▶ **Abb. 10.1** Klassifizierung nach dem triadischen System und nach der ICD-10.

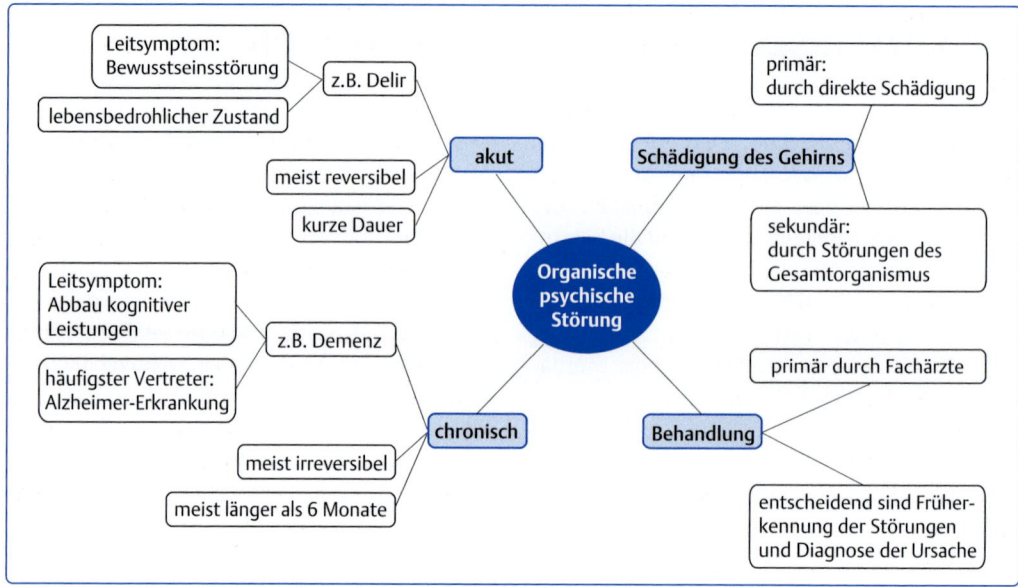

Leitsymptom:
Bewusstseinsstörung

lebensbedrohlicher Zustand

z.B. Delir

meist reversibel

kurze Dauer

akut

primär:
durch direkte Schädigung

Schädigung des Gehirns

sekundär:
durch Störungen des
Gesamtorganismus

Organische
psychische
Störung

Leitsymptom:
Abbau kognitiver
Leistungen

häufigster Vertreter:
Alzheimer-Erkrankung

z.B. Demenz

chronisch

meist irreversibel

meist länger als 6 Monate

Behandlung

primär durch Fachärzte

entscheidend sind Früher-
kennung der Störungen
und Diagnose der Ursache

▶ **Abb. 10.2** Mind-Map® zu organischen psychischen Störungen.

tige Erkennen der Symptomatik und die richtige Diagnose der Ursachen von entscheidender Bedeutung. Eine internistische und neurologische Abklärung der psychischen Symptome ist einerseits wichtig für den Genesungsprozess und andererseits kann dies z.B. im Falle eines Delirs sogar lebensrettend sein. Die primäre Versorgung und Therapie der an organischen psychischen Störungen erkrankten Patienten obliegt dem Facharzt und nicht dem Heilpraktiker für Psychotherapie.

Fallbeispiel 7

In Ihre Praxis kommt das Ehepaar Michel, beide sind ungefähr 60 Jahre alt. Frau Michel hat den Termin mit Ihnen vereinbart, da sie sich um Ihren Mann sorgt. Sie habe ihn immer für seinen scharfen Verstand, seine Wissbegierigkeit und seine grenzenlosen Energien bewundert. Meist sei er es gewesen, der sich um den gemeinsamen Freundeskreis gekümmert und gemeinsame Abende organisiert habe. In den letzten 1,5 Jahren habe sich das sehr geändert. Am Anfang sei es noch gar nicht so sehr aufgefallen, aber mittlerweile habe er kaum noch Interesse an geselligen Abenden mit Freunden. Die Einkäufe habe früher immer Herr Michel erledigt, jetzt vergesse er die Hälfte, müsse häufig noch einmal umkehren, um Geld zu holen, Auch habe er schon mehrmals den Haustürschlüssel verlegt, sodass er Zuhause nicht mehr reingekommen sei. Themen, die

▼

sie gerade besprochen hatten, vergäße er auch wieder und mehrmals am Tag würde er sogar nach dem Datum fragen. Letzte Woche sei er von einem Arztbesuch nicht mehr nach Hause gekommen und Frau Michel sei außer sich vor Sorge gewesen. Sie hätte sämtliche Notaufnahmen abtelefoniert und sei schließlich mit dem Auto durch die Straßen auf der Suche nach ihrem Mann gefahren. Sie habe ihn nicht weit vom Wohnort entfernt entdeckt, wie er ziellos und verwirrt durch die Straßen gelaufen sei. Er habe sich verlaufen und den Weg nach Hause nicht mehr gefunden. Zusätzlich leide er an Schlafstörungen und wandere manchmal nachts stundenlang durch das Haus. Während Frau Michel erzählt, sitzt ihr Mann leicht zusammengesunken neben ihr. Ihm ist der Besuch bei Ihnen sichtlich unangenehm und betreten schaut er zu Boden.

P: Wie gehen Sie bei diesem Klienten vor?
K: Auch wenn die Frau diesen Termin vereinbart hat, ist doch ihr Mann der eigentliche Klient. Er hat bisher nichts geäußert, daher würde ich zunächst behutsam den Kontakt zu ihm herstellen. Da ihm dieser Besuch scheinbar unangenehm ist, möchte ich ihm als Erstes diese Scheu nehmen und ihm einen Rahmen bieten, indem er sich wohlfühlt. Wenn ich mit der Anamnese beginnen kann, ist die erste und wichtigste Frage bei jedem

neuen Klienten für mich, ob möglicherweise sein Leben durch eine suizidale Handlung in Gefahr ein könnte. Aus dem Verhalten von Herrn Michel kann ich zwar kein Stadium der suizidalen Krise nach Pöldinger erkennen, jedoch könnten Hinweise auf die erste Phase nach Ringel „der Phase der zunehmenden Einengung" vorhanden sein. Aus den Erzählungen von Frau Michel geht hervor, dass Ihr Mann sich immer mehr aus dem gesellschaftlichen Leben zurückzieht und seine Aufmerksamkeit stark nachlässt. Auch ein gehäuftes Auftreten der Symptome könnte Herrn Michel immer mehr in seinen Interaktionen einschränken und Angst, Verwirrung oder gar Verzweiflung hervorrufen. Hinzu kommt, dass sich Herr Michel in einem Alter befindet, in dem – statistisch gesehen – die Suizidhäufigkeit sehr hoch ist. Positiv an dieser Situation ist zumindest, dass er nicht alleinstehend ist. Zum aktuellen Stand würde ich eine Suizidgefährdung noch nicht als akut bewerten, jedoch das Thema im weiteren Verlauf der Behandlung sehr genau im Auge behalten.

P: Wie sehen Ihre nächsten Schritte aus?
K: Der nächste Schritt bei der Exploration betrifft seine physische Gesundheit. Ich möchte sichergehen, dass er keine organischen Störungen hat, die noch unbehandelt sind. Wenn auch diese Frage zufriedenstellend geklärt ist, gehe ich den psychopathologischen Befund durch.

P: Was stellen Sie bei Herrn Michel fest?
K: Sein Bewusstsein scheint klar zu sein, seine Orientierung jedoch gestört. Zumindest berichtet seine Frau, dass er sich nach einem Arztbesuch verlaufen habe und nicht mehr nach Hause fand. Die Gedächtnisleistung scheint ebenfalls nicht störungsfrei zu sein. Er vergisst Themen, über die gerade gesprochen wurde, fragt immer wieder nach dem Datum, findet seine Schlüssel nicht mehr und vergisst vieles beim Einkaufen. Da diese Symptome früher nicht aufgetreten sind, liegt eine deutliche Verschlechterung seines Zustandes vor. Seine intellektuellen Fähigkeiten scheinen im Verhältnis zu früher stark nachgelassen zu haben. Zum Denkprozess kann ich zum momentanen Zeitpunkt noch nichts sagen, ebenso wenig zur Wahrnehmung, Ich-Erleben oder seinen Affekten. Sein Antrieb und mögliche Vitalsymptome sind ebenfalls genauer zu hinterfragen.

P: Was schließen Sie daraus?
K: Herr Michel ist Mitte 60, das auffälligste Symptom ist der Abbau kognitiver Fähigkeiten. Außerdem zeigen sich die Symptome bereits länger als 6 Monate. Mein Verdacht fällt daher auf ein demenzielles Syndrom. Allerdings würde ich gern eine ausführliche Fremdanamnese hinzuziehen mit einer testpsychologische Untersuchung und einer umfassenden neurologischen Untersuchung.

P: Was ist eine testpsychologische Untersuchung?
K: Bei einer **testpsychologischen Untersuchung** wird das Ausmaß des Verlustes kognitiver Fähigkeiten festgestellt. Inhalt sind verschiedene Fragen und Übungen zur Orientierung, Aufmerksamkeit, Gedächtnis, Nachsprechen, Rechnen, Lesen und Schreiben.

P: Können Sie mir das Krankheitsbild Demenz genauer erläutern?
K: Ja, gern. Eine **Demenz** ist ein im späteren Leben erworbener Intelligenzmangel. Es handelt sich dabei nicht um ein eigenständiges Krankheitsbild, sondern eher um einen Symptomkomplex, der bei verschiedenen Hirnerkrankungen auftritt. Die intellektuelle Leistungsfähigkeit nimmt deutlich ab, Informationen werden schwerer verarbeitet und Routinetätigkeiten des täglichen Lebens werden vernachlässigt, wie Waschen, Essen und Körperhygiene. Die Symptomatik muss mindestens 6 Monate bestehen. Zur Diagnostik werden Eigen- und Fremdanamnese herangezogen sowie testpsychologische Beurteilungen und neurologische bzw. internistische Untersuchungen. Die häufigste Form der Demenz ist vom Alzheimer-Typ.

P: Welche Demenzformen kennen Sie? Welche kommt am häufigsten vor?
K: Am häufigsten tritt die Demenzform **Morbus Alzheimer** auf, welche durch Rückbildung des Gehirns (diffuse Hirnatrophie) entsteht. Der Beginn ist meist schleichend mit langsamer Verschlechterung. Die **vaskuläre Demenz** wird auch Multi-Infarkt-Demenz genannt. Ursache ist eine Gefäßerkrankung mit vielen kleinen Schlaganfällen. Der Beginn ist plötzlich und der Verlauf schneller als beim Alzheimer-Typ. Dann gibt es noch die **frontotemporale Demenz** oder auch Morbus Pick genannt. Diese relativ selten auftre-

tende Form der Demenz ist auf eine genetische Veranlagung zurückzuführen. Der Verlauf führt nach einer mittleren Dauer von ca. 7 Jahren zum Tod. Und letztendlich **Demenzen bei neurologischen/internistischen Grunderkrankungen** wie Chorea Huntington, Morbus Parkinson, Creutz-feldt-Jakob-Erkrankungen und Infektionen wie HIV.

P: Wo wird die Demenz in der ICD-10 klassifi-ziert?
K: Im Kapitel F0 sind die Demenzformen zu fin-den, unter der Überschrift „organische, einschließ-lich symptomatischer psychischer Störungen".

P: Welche Hauptgruppen lassen sich bei den organischen psychischen Störungen nach ICD-10 unterscheiden?
K: Störungen **ersten Ranges** wie Demenz, orga-nisches amnestisches Syndrom und Delir. Vorran-gig sind hier der Verlust kognitiver Fähigkeiten sowie Bewusstseins- und Aufmerksamkeitsstörun-gen. Störungen **zweiten Ranges** wie organische Halluzinose, organische katatone-, wahnhafte- und affektive Störung, organische Angststörung, organische dissoziative Störung und organische Persönlichkeitsstörung. Ein Verlust der kognitiven Fähigkeiten ist hier nur gering. Im Vordergrund stehen Störungen der Wahrnehmung, des Den-kens, der Stimmung und der Gefühle oder der gesamten Persönlichkeits- und Verhaltensmuster.

P: Wie wurden organische psychische Störun-gen im triadischen System klassifiziert?
K: Die Einteilung erfolgte nach dem Verlauf in **akute** und **chronische Psychosen** (▶ Tab. 10.1). Die akuten Formen sind gekennzeichnet durch Bewusstseinsstörungen quantitativer und qualita-tiver Art, wobei die Halluzinose eine Ausnahme

darstellt, da es zu keiner Bewusstseinsstörung kommt. Eine typische akute organische Psychose ist das Delir. Akute exogene Psychosen sind meist reversibel. Chronische Formen werden auch als organische Psychosyndrome bezeichnet, sie sind meist irreversibel. Eine typische chronische Psy-chose ist die Demenz.

P: Wie erfolgt die Therapie bei Demenzen?
K: Zum einen medikamentös durch Psychophar-maka, um den Krankheitsverlauf zu verlangsamen. Eine heilende Therapie gibt es bisher leider nicht. Bei der nicht medikamentösen Therapie steht die Hilfe bei der Bewältigung des Alltags im Vorder-grund. Zum Beispiel durch das Organisieren von Tagesabläufen. Hinzu kommt die Betreuung der Angehörigen des Erkrankten mit intensiver Auf-klärungsarbeit.

P: Würden Sie als Heilpraktiker für Psychothera-pie mit diesem Klienten arbeiten?
K: Nein, ich würde mit dem Klienten selbst nicht arbeiten. Eine optimale Betreuung erfolgt durch den behandelnden Arzt. Eine therapeutische Be-gleitung der Angehörigen ist dagegen durchaus möglich.

P: Wie gehen Sie dabei vor?
K: Ein großer Teil der Therapie besteht aus **Auf-klärungsarbeit**. Was ist eine Demenz, welche Erscheinungsformen gibt es und wie verändert sich der Betroffene im Verlauf der Krankheit. Die Pflege eines Angehörigen, der an einer Demenz leidet, ist eine enorme Belastung und fordert viel Kraft. Auch die charakterliche Änderung des Kran-ken wird von den Angehörigen oft nur schwer ver-arbeitet. Die pflegenden Personen müssen lernen, mit dieser Belastung umzugehen und darüber hinaus die Möglichkeit finden, mit Ihren eigenen

▶ **Tab. 10.1** Unterscheidungsmerkmale akuter und chronischer organischer Psychosen.

Einteilung	akut	chronisch
Auftreten	plötzlich	schleichend
Verlauf	reversibel	irreversibel
Leitsymptom	Bewusstseinsstörung	Denk- und Gedächtnisstörung
typische Störung	Delir	Demenz
Dauer	wenige Tage	mind. 6 Monate

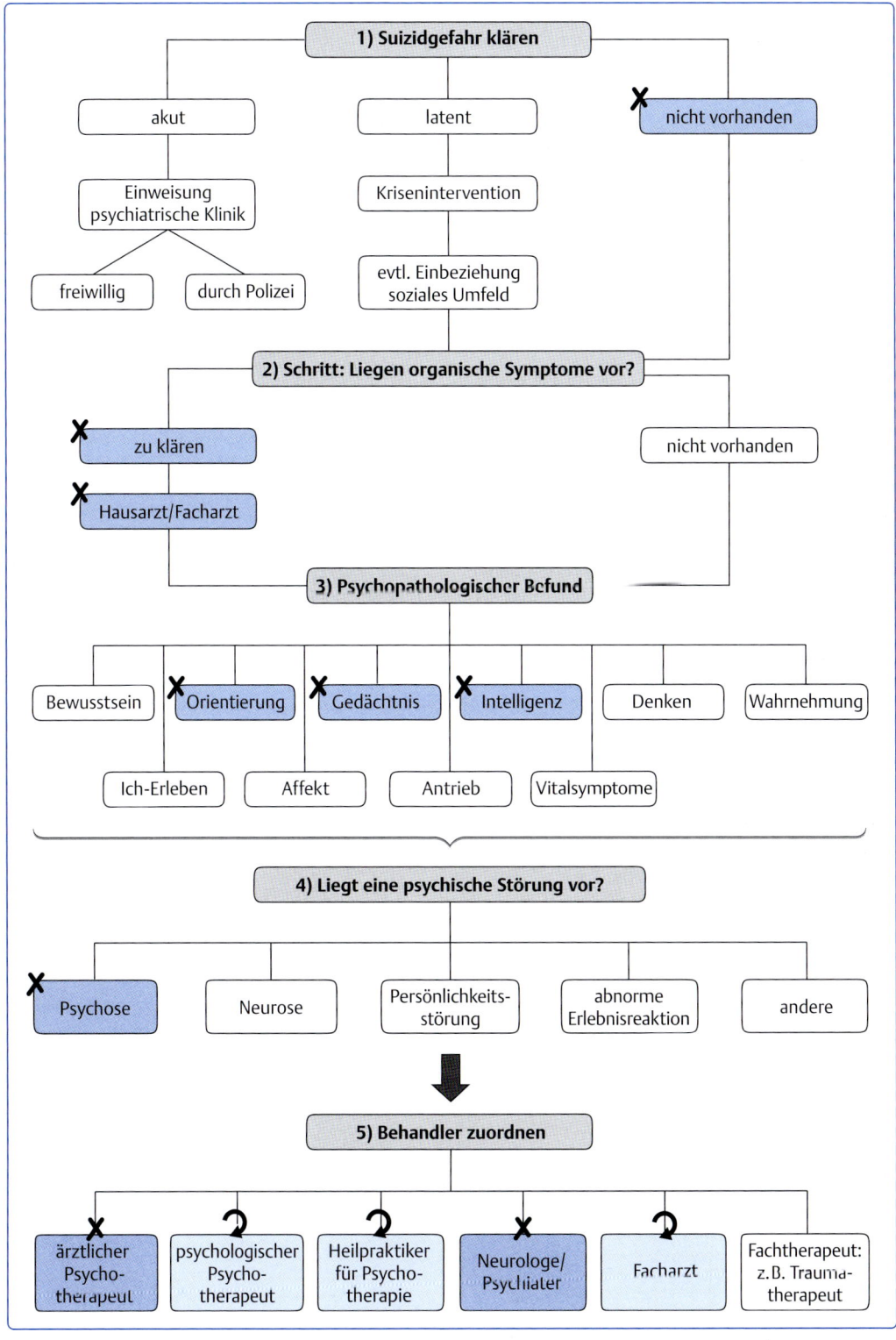

▶ **Abb. 10.3** Diagnosefilter zum Fallbeispiel 7 (**✗** erforderlich/zu tun/zu klären, **↷** sinnvolle/mögliche Kombination oder Ergänzung zu **✗**).

Gefühlen umzugehen, wie Wut, Angst oder Trauer. Ich würde auch die Teilnahme an Selbsthilfegruppen empfehlen, um sich mit anderen Betroffenen austauschen zu können. Meist wird das sehr gut angenommen.

P: Nennen und erklären Sie ein typisches Krankheitsbild einer akuten organischen Psychose.

K: Eine **typische akute organische Psychose** ist das **Delir**. Es ist eine akute unspezifische Reaktion des Gehirns auf eine Schädigung, die sich in den meisten Fällen innerhalb von 4 Wochen zurückbildet. Die häufigste Form ist das Delir als Alkoholentzugssyndrom und dauert behandelt 2–5 Tage. Unbehandelt ist das Delir lebensbedrohlich, daher sollte eine sofortige Einweisung in eine stationäre Behandlung erfolgen.

Das Leitsymptom des Delirs ist die Bewusstseinsstörung. Hinzu kommen Wahrnehmungsstörungen in Form von optischen Halluzinationen, wie weiße Mäuse, Spinnen, kleine bewegte Objekte und illusionären Verkennungen. Das heißt, der Klient hält beispielsweise unbekannte Personen für Bekannte und umgekehrt. Weiterhin treten kognitive Störungen, zeitliche Desorientierung, psychomotorische Störungen, Suggestibilität, Störung des Schlaf-Wach-Rhythmus, affektive Störungen sowie vegetative Störungen, wie schwitzen, erhöhte Temperatur oder zittern, auf. Ursachen für ein Delir können der Entzug von Alkohol, Medikamenten oder Drogen sein sowie Intoxikationen, Stoffwechselerkrankungen, Leber- und Nierenerkrankungen, Schädel-Hirn-Traumen oder Gefäßerkrankungen.

P: Was ist bei der Therapie einer akuten organischen psychischen Störung zu beachten?

K: Ein Delir kann eine lebensbedrohliche Situation sein und der Klient sollte daher unverzüglich stationär eingewiesen werden. Bei Alkohol-, Medikamenten- oder Drogenentzug wird daher auch immer ein klinischer Aufenthalt für die Zeit des Entzuges empfohlen. Des Weiteren sollte die auslösende Grunderkrankung schnellstmöglich behandelt werden.

P: Was ist ein Durchgangssyndrom?

K: Ein **Durchgangssyndrom** ist ein Sammelbegriff für reversible, organisch bedingte, unspezifische psychische Symptomatik. Im Unterschied zum Delir fehlt hier die Bewusstseinsstörung. Das Durchgangssyndrom kann mit affektiver Symptomatik, also depressiv oder manisch auftreten, mit paranoid-halluzinatorischer Symptomatik, das sind Wahnideen und Wahrnehmungsstörungen oder mit amnestischer Symptomatik, mit Gedächtnis- und Denkstörungen.

🔢 Zusammenfassung

- Behandlung durch einen Facharzt
- Entstehung durch Schädigung des Gehirns
- akute organische Psychose: Delir
  - Leitsymptom: Bewusstseinsstörung
- chronische organische Psychose: Demenz
  - Leitsymptom: kognitive Beeinträchtigung
- häufigste Demenzform: Alzheimer-Erkrankung
  - berühmte Persönlichkeit mit Alzheimer-Erkrankung: Ronald Reagan

11 Psychische und Verhaltensstörungen durch psychotrope Substanzen

Menschen konsumieren psychotrope Substanzen, um in missbräuchlicher oder abhängiger Weise Effekte hervorzurufen, die die Betreffenden „beglücken", aber auch gefährden und schädigen. Der Gebrauch, der Abusus und die Abhängigkeit stehen in Interaktion mit der Disposition, Konstitution und Entwicklung der Persönlichkeit, der sozialen Umwelt und der Droge. Letzteres ist abhängig von Angebot, Erreichbarkeit und Wirkung. Der Begriff der **Abhängigkeit** wird unterschieden in psychische Abhängigkeit, d.h. ein unwiderstehliches Verlangen nach Einnahme einer psychotropen Substanz (Craving, Suchtdruck, Nicht-aufhören-Können), und in physische Abhängigkeit, d.h. Toleranzentwicklung (Dosissteigerung). Auch der Terminus „**Abusus**" ist wichtig; dieser bedeutet Missbrauch, Einnahme einer psychotropen Substanz ohne Indikation in übermäßiger Menge bzw. entgegen den gesellschaftlich akzeptierten Normen. Beim schädlichen Gebrauch

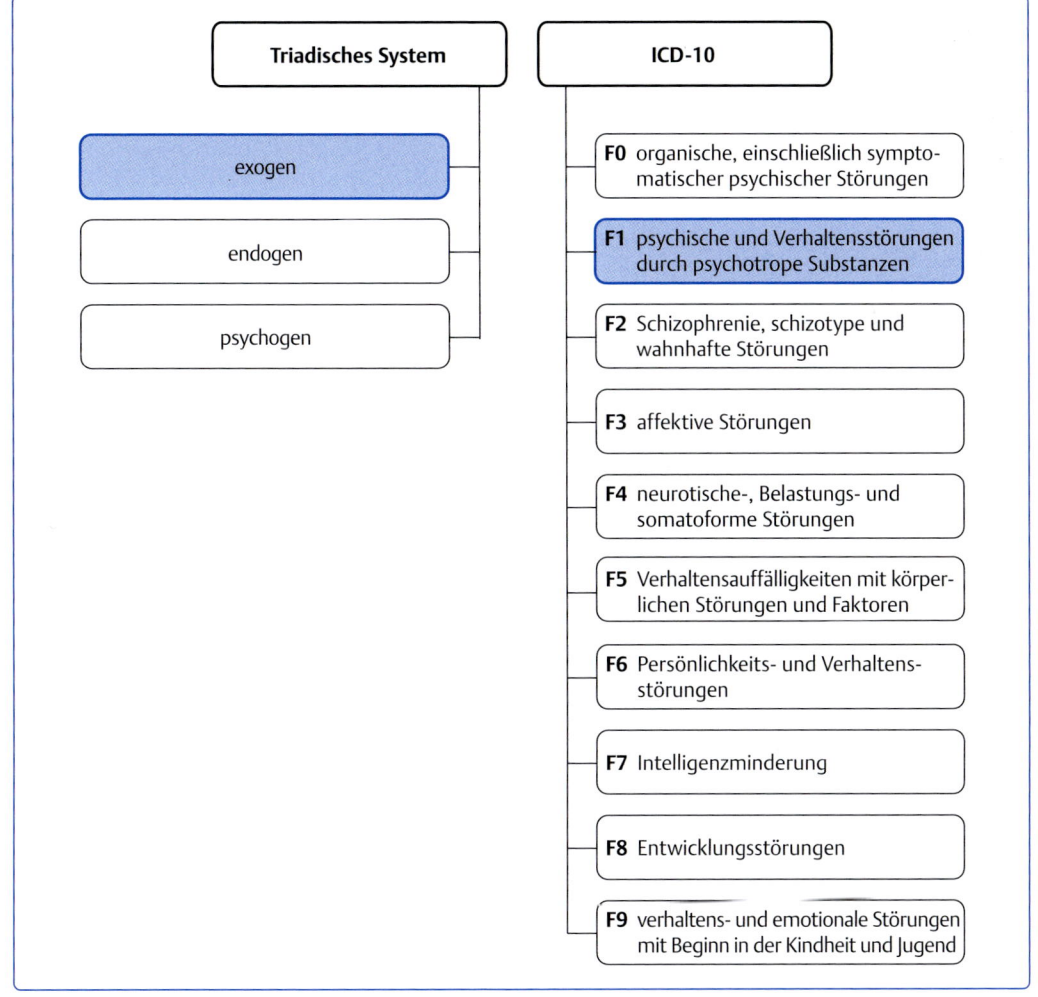

► **Abb. 11.1** Klassifizierung nach dem triadischen System und nach der ICD-10.

werden psychotrope Substanzen weiterhin eingenommen, obwohl bereits physische, psychische oder soziale Schäden durch den Konsum vorhanden sind. Bei der **Polytoxikomanie** geht es um eine Mehrfachabhängigkeit, d.h. es werden mehrere psychotrope Substanzen konsumiert.

Zu den häufigsten **Suchterkrankungen** gehören Alkoholismus, Nikotin- und Medikamentenabhängigkeit sowie Abhängigkeit von anderen psychotropen Substanzen wie Opioide, Cannabinoide, Sedativa und Hypnotika, Kokain, Stimulanzien, Halluzinogene, flüchtige Lösungsmittel

(▶ **Abb. 11.2**). Der Anteil der deutschen Bevölkerung mit einer Suchterkrankung liegt bei 5–7%. Der Anteil der Alkoholabhängigen ist nach den Nikotinabhängigen am größten. Die Ätiopathogenese der Abhängigkeitserkrankungen ist multifaktoriell zu sehen und beinhaltet genetische, psychosoziale und biologische Aspekte. Entscheidend zur Sucht trägt auch die konsumierte Substanz mit ihrem Suchtpotenzial, ihrer Verfügbarkeit und ihrer Einnahmeart bei. Aufgrund der physischen und psychosozialen Folgeschäden stellen die Abhängigkeitserkrankungen ein großes indivi-

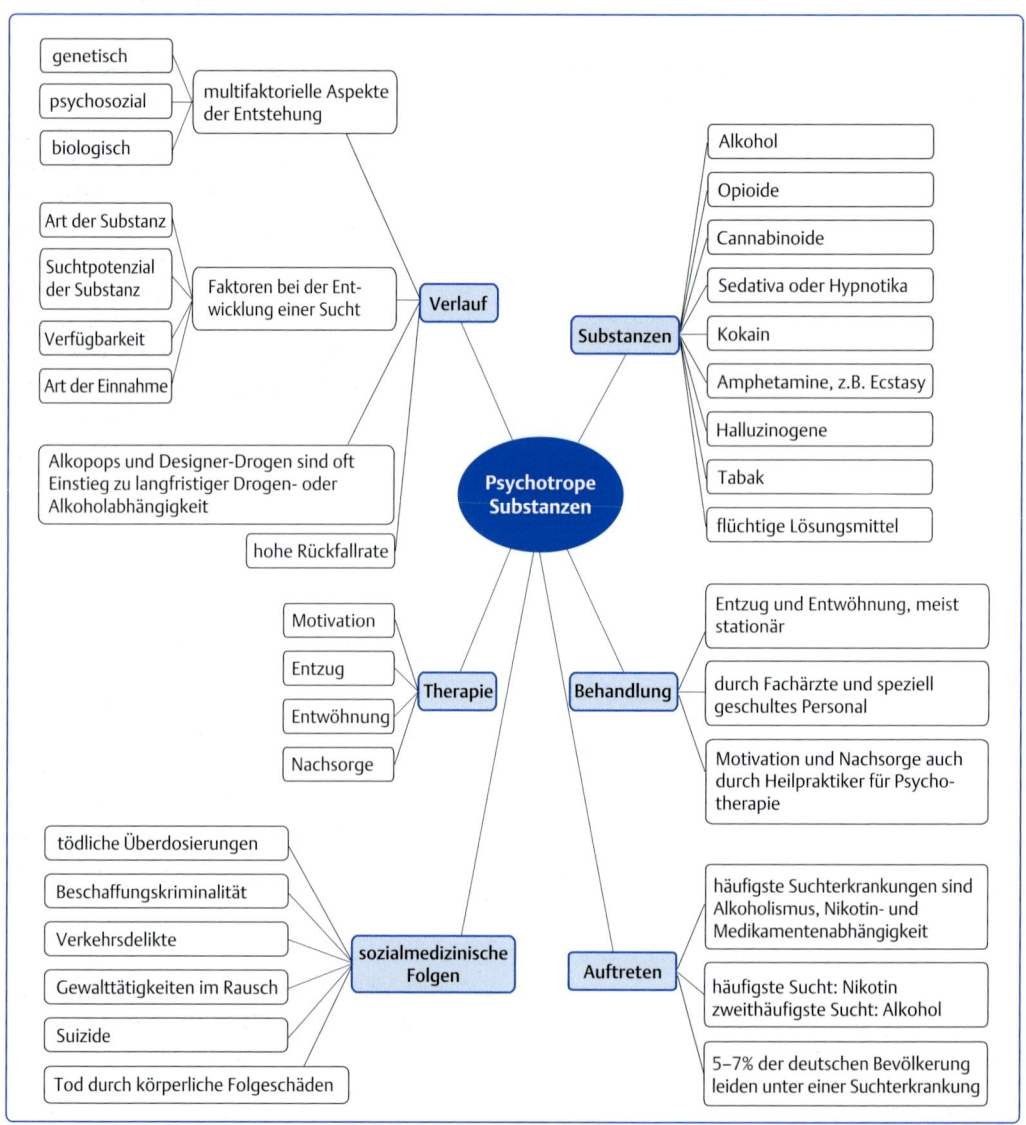

▶ **Abb. 11.2** Mind-Map® zu psychotropen Substanzen.

duelles sowie ein gesundheitspolitisches und sozialmedizinisches Problem dar mit sehr hohen Kosten. Letzteres ist bedingt durch tödliche Überdosierungen, Beschaffungskriminalität, Verkehrsdelikte, Gewalttätigkeit im Drogen- oder Alkoholrausch, Suizide und der Tod durch die körperlichen Folgeschäden. Der Genuss von Alkopops und der Konsum von Designer-Drogen bei Partys und in Diskos sind häufig der Einstieg zur langfristigen Drogen- oder Alkoholabhängigkeit. Die psychischen und physischen Entzugserscheinungen halten den Teufelskreis der Abhängigkeit aufrecht und führen nicht selten zu schwerwiegenden Komplikationen.

Die **Therapie** erfolgt in der Regel in 4 Phasen: Motivations-, Entzugs-, Entwöhnungs- und Nachsorgephase; die Entzugs- und Entwöhnungstherapie erfolgt meistens stationär in Begleitung von Fachärzten und speziell geschultem Personal. Die Therapieaussichten sind wenig optimistisch, da die Rückfallraten unter Abhängigen sehr hoch sind.

Fallbeispiel 8

Sie haben das erste Gespräch mit einem neuen Klienten, der in Begleitung seiner Frau in Ihrer Praxis erscheint. Herr Heinrich ist 53 Jahre alt und von Beruf Automechaniker. Gleich zu Beginn betont er ausdrücklich, dass er nur auf Drängen seiner Frau diesen Termin vereinbart habe, da sie glaubt, er habe ein Alkoholproblem. Er selbst sehe das völlig anders und wisse gar nicht, was das ganze Theater solle. Natürlich könne es mal passieren, dass er gelegentlich etwas zu viel tränke und dann schnell ungehalten und vielleicht auch ein wenig streitsüchtig würde. Doch als wirkliches Alkoholproblem könne man das doch nicht bezeichnen. Zögernd gibt er zu, dass mittlerweile aber auch zunehmend Probleme bei seiner Arbeitsstelle aufträten, und dass sogar sein Vorgesetzter Druck auf ihn ausübe. Dieser drohe sogar mit Entlassung, wenn er sich nicht endlich in Therapie begäbe. Ein intensives Gespräch zwischen seiner Frau und seinem Vorgesetzten sei der Anlass gewesen, dass er zu diesem Termin gedrängt worden sei. Er selbst sieht jedoch keine Notwendigkeit zu einem ausführlichen Gespräch, denn nur weil er ab und an gerne mal „ein paar Bierchen" hebe, müsse man ihm doch nicht gleich ein Alkoholproblem unterstellen. Er wolle einfach nur ab und an mal seine Ruhe haben.

P: Wie gehen Sie mit diesem Klienten um?
K: Zunächst einmal möchte ich eine genaue Exploration durchführen, um mir ein besseres Bild machen zu können. Die Anwesenheit seiner Frau ist dabei sehr hilfreich und wenn der Klient einverstanden ist, würde ich gern von ihr fremdanamnestische Informationen über ihn einholen.

P: Wieso sind Sie auf fremdanamnestische Hilfe angewiesen? Reicht Ihnen die Anwesenheit des Klienten nicht aus?
K: Häufig neigen Klienten, die unter einer Suchterkrankung leiden, dazu, ihren tatsächlichen Konsum der Substanz herunterzuspielen. Auch im vorliegenden Fall empfindet Herr J. seinen **Alkoholkonsum** nicht als Problem, wohingegen sein Umfeld, also seine Frau und sein Vorgesetzter, bereits massiv Druck auf ihn ausüben.

P: Gut. Wie gehen Sie also bei der Anamnese vor?
K: Wie bei jedem Anamnesebeginn ist auch hier der wichtigste Punkt die Überprüfung einer möglichen Gefährdung durch Suizid. Aufgrund der vorliegenden Fakten kann ich jedoch keine akute oder latente Suizidgefahr feststellen. Als nächstes möchte ich sichergehen, dass keine organischen Erkrankungen vorliegen. Wenn auch das zufriedenstellend geklärt ist, gehe ich die einzelnen Punkte des psychopathologischen Befundes durch. Hier fällt mir zunächst der Affekt auf. Nach eigenen Angaben neigt der Klient dazu, schnell etwas ungehalten zu werden, wenn er getrunken hat. Das würde ich gern etwas näher hinterfragen und damit auch speziell auf den Alkoholkonsum eingehen.

P: Worauf legen Sie Ihre Schwerpunkte bei den Fragen nach dem Alkoholkonsum?
K: Ich benötige weitere Informationen über die Menge des Konsums, zu welchen Anlässen Herr J. trinkt und wie seine damit verbundenen Verhaltensmuster sind. Auch wüsste ich gern, ob bereits eine Toleranzentwicklung zu merken ist oder gar Entzugserscheinungen auftreten, wenn der Klient keinen Alkohol zu sich nimmt.

P: Wozu benötigen Sie diese Informationen?
K: Ich prüfe anhand dieser Kriterien, ob eine **Abhängigkeit** vorliegt. Nach den diagnostischen Leitlinien der ICD-10 ist das der Fall, wenn 3 oder mehr der angegebenen Kriterien innerhalb des letzten Jahres gleichzeitig vorhanden waren. Diese Kriterien sind

- starker Wunsch oder Zwang, psychotrope Substanzen zu konsumieren
- verminderte Kontrollfähigkeit bezüglich Beginn und Beendigung der Menge und des Konsums
- körperliches Entzugssyndrom beim Absetzen der Substanz
- Toleranzentwicklung
- fortschreitende Vernachlässigung anderer Interessen zugunsten des Substanzkonsums, erhöhter Zeitaufwand, um die Substanz zu beschaffen, zu konsumieren oder sich von den Folgen zu erholen
- anhaltender Substanzkonsum trotz Nachweis eindeutiger schädlicher Folgen

Darüber hinaus wird in der ICD-10 eine Abhängigkeit beschrieben als unwiderstehliches, dauerhaftes Verlangen nach der Einnahme einer Substanz oder dem Ausführen einer Tätigkeit, wobei der Wunsch sehr stark bis teilweise übermächtig ist. Der Konsum einer Substanz hat für die betroffene Person Vorrang gegenüber anderen Verhaltensweisen, die von ihr früher höher bewertet wurden, wie zum Beispiel die Ausübung eines Hobbys, kulturelle Aktivitäten oder Ähnliches.

P: Wodurch ist Alkoholismus gekennzeichnet?
K: Es handelt sich um eine fortschreitende Krankheit, in deren Verlauf sich die Beschaffung und der Konsum von Alkohol zu lebensbestimmenden Inhalten entwickeln können. 1968 wurde **Alkoholismus** von der WHO offiziell als Krankheit anerkannt. Der chronische Alkoholismus ist nach der Definition der WHO eine Verhaltensstörung, die gekennzeichnet ist durch anhaltenden exzessiven Alkoholkonsum. Das bedeutet, dass die konsumierte Menge weit über das sozial übliche Maß hinaus geht und/oder zu unpassenden Gelegenheiten getrunken wird, mit der Folge körperlicher und psychischer Abhängigkeit. Typische Symptome sind die eben genannten Diagnosekriterien einer Abhängigkeit.

P: Was sagt Ihnen in Bezug auf Alkoholismus der Name Jellinek?
K: Professor Elvin Morton **Jellinek** war einer der ersten Forscher zum Krankheitsbild Alkoholismus. Auf ihn gehen die Einteilung der Personen mit Alkoholproblemen in 5 Kategorien sowie die 4 Phasen einer Alkoholkrankheit zurück.

P: Bitte nennen Sie die 4 Phasen des Alkoholismus.
K: Die 1. Stufe oder Vorstufe ist die **präalkoholische Phase** mit gelegentlichem Trinken mäßiger Mengen zu bestimmten Gelegenheiten. Die Motivation beim Beginn des Trinkens ist der Abbau von Spannungen, dem sogenannten Erleichterungstrinken sowie um Angst- und Minderwertigkeitsgefühle erträglich zu machen. Die Häufigkeit des Erleichterungstrinkens nimmt im Laufe der Zeit zu. Die Frustrationstoleranz dagegen nimmt ab und der Betroffene greift immer häufiger auf Alkohol zurück. Es beginnt eine Toleranzentwicklung, dass heißt die Person muss mehr trinken, um das Gefühl der Erleichterung zu spüren.

Die 2. Stufe ist die **Prodomalphase** oder **Vorläuferphase**. Sie ist gekennzeichnet durch verstärktes Trinken mit Rauschzuständen, jedoch selten mit Vollrausch. Gesellschaftlich wird dieses Verhalten noch akzeptiert. Die Gedanken kreisen häufig um Alkohol, vor allem in Konfliktsituationen, und der Betroffene beginnt, Vorräte anzulegen. Das Trinkverhalten verändert sich. Es wird nun häufig heimlich, allein oder morgens getrunken, und das erste Glas wird oft sehr schnell geleert. Während des Konsums können Erinnerungslücken auftreten, was als Filmriss bezeichnet wird, und die Alkoholtoleranz steigt weiter. Die ersten Schuldgefühle tauchen auf, und der Betroffene vermeidet das Thema Alkohol, ist jedoch unfähig, sein Trinkverhalten zu ändern.

Es folgt die 3. Stufe oder **kritische Phase,** in der die Abhängigkeit auch für das Umfeld sichtbar wird und das Verhalten gesellschaftlich auf Ablehnung stößt. Es zeigt sich ein zunehmender Kontrollverlust nach dem Trinkbeginn. In dieser Phase kann die Alkoholtoleranz auch abnehmen, dass heißt, die „Rauschdosis" kann unter die „Euphoriedosis" sinken. Der Betroffene unternimmt wiederholt Abstinenzversuche, was meist misslingt, da die körperliche Abhängigkeit mit Entzugserscheinungen zunimmt. Familiäre und berufliche Probleme tauchen auf und Wesensänderungen beim Erkrankten beginnen, wie der Verlust von Interessen und sozialer Rückzug. Hinzu kommen psychomotorische Hemmungen, Angstzustände und Vernachlässigung der Nahrungsaufnahme zugunsten des Alkoholkonsums. Die häufigen Niederlagen bei den Abstinenzversuchen führen zu aggressiven

Reaktionen oder Selbstmitleid. Werden die Personen darauf angesprochen, wird der Alkoholkonsum heruntergespielt.

Die letzte Stufe ist die **chronische Phase**, in der es zum Zusammenbruch des Erklärungssystems kommt und zwanghaftes Trinken zum einzigen Lebensinhalt wird. Um Entzugserscheinungen zu vermeiden, wird bereits morgens regelmäßig getrunken. Kontrollverluste häufen sich bis hin zu tagelangen Rauschzuständen. Hinzu kommt eine Störung von Konzentration und Merkfähigkeit (beginnende Alkohol-Demenz) und häufigen Folgeschäden mit bleibender Invalidität oder tödlichem Ausgang. Beim Entzug kann es zu lebensbedrohlichen Komplikationen durch ein Delirium tremens kommen. In dieser Phase zeigen die Betroffenen oft eine Krankheitseinsicht und beginnende Behandlungsbereitschaft.

P: Wie lange dauert es, bis ein Erkrankter alle Phase durchläuft, und muss er überhaupt alle Phasen durchlaufen?
K: Der **Verlauf** einer Alkoholikerkarriere ist für jede Phase individuell unterschiedlich. Im Schnitt vergehen insgesamt 6–12 Jahre. Bei Jugendlichen verkürzt sich das Vollbild der Abhängigkeit meist auf 2–3 Jahre. Es müssen nicht zwangsläufig alle Phasen durchlaufen werden. Es gibt auch Gelegenheits- und Konflikttrinker, die ihr Leben lang im Stadium der präalkoholischen Phase bleiben. Bei Menschen, die eine Disposition zum Alkoholismus haben, ist die 1. Phase jedoch eine Vorstufe für eine Alkoholkrankheit.

P: Sie erwähnten bereits die Alkoholiker-Typen nach Jellinek. Bitte nennen Sie diese und worin sie sich unterscheiden.
K: Jellinek hat die Alkoholkranken in 5 Kategorien oder Typen unterteilt:
- Dem **Alpha-Typ** oder Konflikttrinker, dessen Abhängigkeit nur psychisch ist und in ca. 5 % der Fälle auftritt.
- Dem **Beta-Typ** oder Gelegenheitstrinker, der keine Abhängigkeit zeigt und ebenfalls in ca. 5 % der Fälle auftritt.
- Dem **Gamma-Typ** oder süchtigem Trinker, der zunächst psychisch, dann auch körperlich abhängig ist und mit 65 % der Fälle die häufigste Form darstellt.
- Dann der **Delta-Typ**, auch Spiegeltrinker

genannt, mit einer körperlichen Abhängigkeit und 20 %iger Häufigkeit.
- Und zuletzt der **Epsilon-Typ** oder episodischer Trinker mit einer psychischen Abhängigkeit und 5 %iger Häufigkeit.

P: Wenn Sie im vorliegenden Fall feststellen, dass eine Alkoholerkrankung vorliegt, wie gehen Sie mit dem Klienten um?
K: Ich würde ihn zunächst darüber **aufklären**, dass Alkoholismus eine Krankheit wie jede andere ist und sehr häufig vorkommt, nämlich bei gut 3–5 % der Bevölkerung. In Deutschland ist sie sogar bei Männern die häufigste und bei Frauen die zweithäufigste psychische Erkrankung. Häufig nimmt die Krankheit einen chronischen Verlauf. Im Gespräch würde ich mich verständnisvoll und hilfsbereit zeigen, aber auch konsequent. Der Klient benötigt viel Zeit und Geduld, jedoch keine Moralpredigt oder Appelle an die Vernunft. Nach Möglichkeit würde ich die Angehörigen mit einbeziehen sowie Kontakt zu Suchtberatungsstellen aufnehmen, um einen Therapieplan zu entwerfen.

P: Wie reagieren Sie, wenn der Klient während Ihrer Sitzung Alkohol trinken möchte? Würden Sie das zulassen?
K: Ja, ich würde ihm das gestatten. In dieser Phase ist mein Ziel, dass der Klient eine **Krankheitseinsicht** gewinnt und einem Entzug zustimmt. Wenn er bereits eine bestimmte Menge Alkohol benötigt, darf ich ihn nicht zu einem abrupten Beenden des Konsums auffordern. Damit würde ich riskieren, dass er unter Entzugserscheinungen leidet, die seine **Motivation** im Keim ersticken, und er die Therapie verweigert. Schlimmstenfalls provoziere ich ein Alkoholentzugsdelir, was lebensbedrohlich sein kann. Daher sollte die Entgiftungsphase immer unter ärztlicher Kontrolle stattfinden.

P: Was ist, wenn Ihr Klient noch unter anderen Störungen leidet. Würden Sie diese während der Motivationsphase behandeln?
K: Es kommt auf die Themen an. Sind andere Störungen vorhanden, die seine Gesundheit oder sein Leben gefährden, sind diese ebenfalls zu behandeln. Doch vermutlich nicht über mich, sondern über einen entsprechenden Facharzt. Bei psychischen Störungen würde ich eine aufdeckende

Arbeit vermeiden, um die Motivationsphase nicht zu gefährden. Es sind deutliche Prioritäten zu setzen und die Alkoholabhängigkeit ist vorrangig zu behandeln. Die anderen Themen können auf Wunsch des Klienten auch zu einem späteren Zeitpunkt aufgegriffen und bearbeitet werden.

P: Wie lauten Ihre Therapieempfehlungen?

K: Die **Behandlung bei Abhängigkeit** erfolgt grundsätzlich in 4 Schritten. Kontakt/Motivation, Entgiftung/Entziehung, Entwöhnung und Nachsorge/Rehabilitation.

- Die **Kontakt-/Motivationsphase** erfolgt meist ambulant und kann mehrere Tage bis Monate dauern. Der Schwerpunkt liegt im Gespräch mit dem Klienten. Zusätzlich können schon Beratungsstellen und das Gesundheitsamt einbezogen werden.
- Die **Entgiftung/Entziehung** ist stationär und dauert ca. 1–4 Wochen. Häufig erfolgt eine medikamentöse Unterstützung.
- Während der **Entwöhnung** soll der Betroffene lernen, ohne Alkohol zu leben. Während dieser 4–6 Monate finden meist psychotherapeutische Maßnahmen in Gruppen in der Fachklinik statt.
- In der **Nachsorge/Rehabilitation** steht die Wiedereingliederung des Betroffenen ins Gesellschaftsleben im Vordergrund. Dazu gehören Arbeitsplatz- und Wohnraumsuche und der Aufbau eines neuen Bekanntenkreises. Zusätzlich sollten Selbsthilfegruppen besucht werden. Diese Phase zieht sich über die nächsten Jahre.

P: Von wem sollte die Therapie des Alkoholismus durchgeführt werden, vor allem der Entzug, die Entwöhnung und die Nachsorge?

K: Entzug und Entwöhnung erfolgt in der Regel stationär und wird durch entsprechende Fachärzte begleitet. Grundsätzlich kann ein Heilpraktiker für Psychotherapie einen alkoholkranken Klienten behandeln, jedoch ist es zum Wohle des Klienten besser, wenn er an einen Therapeuten vermittelt wird, der darauf spezialisiert ist.

P: Wenn Sie Verhaltenstherapeut wären, wie würden Sie mit einem alkoholabhängigen Klienten arbeiten?

K: Dabei würde ich auf die **Verhaltensmuster** beim Alkoholkonsum eingehen. Häufig suchen diese Personen in Stresssituationen Zuflucht beim Alkohol, da sie oft keine anderen Bewältigungsmöglichkeiten im Umgang mit ihren Problemen erlernt haben. Ich würde zum Beispiel damit beginnen, den Klienten zu fragen, wie er bisher mit seinen Emotionen, wie Wut und Ärger, umgegangen ist. Ob er diese Gefühle überhaupt zulassen konnte und wie sie sich ausgedrückt haben. Es ist gut denkbar, dass er diese Gefühle nie ausdrücken konnte oder durfte und durch den Konsum von Alkohol versucht hat, diese zu besänftigen. Hier setzt die **Verhaltenstherapie** an und zeigt dem Klienten auch andere Wege zur Konflikt- und Stressbewältigung. Hilfreich sind dabei Rollenspiele und Verhaltenstrainings in Einzel- oder Gruppensitzungen. Zusätzlich kommen Verfahren und Techniken zur Verbesserung der Sozialkompetenz zum Einsatz.

P: Um eine dauerhafte Abstinenz bei einem Abhängigen zu unterstützen, ist der nahtlose Übergang zur Nachsorgephase von entscheidender Bedeutung. Wie wird er gewährleistet?

K: Schon während der stationären Entwöhnungsphase sollte Kontakt zu Selbsthilfegruppen und sozialen Diensten aufgenommen werden, die der Betroffene im Anschluss besuchen soll. Ebenso ist eine frühzeitige Einbindung von Bezugspersonen sinnvoll. Arzt, Beratungsstellen, Arbeitsamt, Sozialamt und Arbeitgeber müssen in dieser Phase eng zusammenarbeiten, um dem Klienten die Wiedereingliederung in sein Arbeits- und Sozialleben ohne Komplikationen zu ermöglichen.

P: Welche Folgeerkrankungen durch Alkoholismus kennen Sie? Wodurch sind sie charakterisiert?

K: Da wäre die akute Alkoholintoxikation, damit ist der einfache Rausch gemeint und das Alkoholdelir. Beim Alkoholdelir gibt es 2 Erscheinungsformen. Zum einen das **Entzugsdelir**, welches nach 1–3 Tagen nach dem Alkoholentzug auftreten kann und gekennzeichnet ist durch: qualitative Bewusstseinsstörung, Gedächtnisstörung, optische Halluzinationen, Personenverkennung, Suggestibilität, Angst- und Erregungszuständen, Krampfanfällen, Hypermotorik und vegetativen Störungen wie Schwitzen, Tremor, Erbrechen und Störung des Schlaf-Wach-Rhythmus. Zum anderen das **Kontinuitätsdelir**, welches in seltenen Fällen nach langem Dauertrinken auftreten kann. Wahnstörungen können ebenfalls auftreten, meist in Form eines Eifersuchtswahns. Bei einer **Alkoholhalluzinose** stehen akustische Halluzinationen im Vordergrund in Form von beschimpfenden und bedrohenden Stimmen. Bewusstsein und Orientierung sind jedoch klar und körperliche Störungen treten meist nicht auf. Das Amnestische- oder **Korsakow-Syndrom** ist gekennzeichnet durch Gedächtnisstörungen, Orientierungsstörungen und Konfabulation. Gelegentlich geht eine **Wernicke-Enzephalopathie** voraus, die dann in ein Korsakow-Syndrom übergeht. Weitere Folgeerkrankungen sind eine organische Wesensveränderung, eine Persönlichkeitsveränderung bei chronischem Alkoholkonsum, Schlafstörungen, Impotenz, Polyneuropathien (Leibesmissempfindungen) und Alkoholtremor. Weiterhin treten Entmarkungs- und Einblutungsherde im Gehirn, Großhirn-/Kleinhirnatrophie, hepatitische Enzephalopathie, Hepatitis, Fettleber, Leberzirrhose und Gastritis auf.

P: Was machen Sie, wenn ein Klient mit einem Alkoholproblem vor Ihnen sitzt und plötzlich anfängt zu schwitzen und zu zittern? Außerdem hat der Mann eine offene Wunde am Bein – worauf könnte das hinweisen?
K: Ich würde in solch einem Fall sofort den Notarzt rufen. Es könnte sich um ein **Alkoholentzugsdelir** handeln, was ein akuter Notfall ist und sofort ärztlich behandelt werden muss. Unbehandelt verläuft ein Delir in 20 % der Fälle tödlich, daher muss dringend gehandelt werden. Die offene Wunde am Bein könnte eine Folge der mangelnden Blutgerinnung bei Alkoholmissbrauch sein und würde meinen Verdacht erhärten.

P: Welche komorbiden Störungen kommen beim Alkoholismus häufig vor?
K: Häufig besteht eine Abhängigkeit von anderen psychotropen Substanzen. Weitere komorbide Störungen sind Persönlichkeitsstörungen, Angststörungen und affektive Störungen.

P: Wie können Sie eine Alkoholhalluzinose von einer Schizophrenie oder einem Delir diagnostisch abgrenzen?
K: Die Halluzinose ist eine qualitative Bewusstseinsstörung, d.h. der betroffene Patient hat szenenhaft aneinanderreihende und fortlaufende Sinnestäuschungen bei erhaltener Bewusstseinshelligkeit und Orientierung. Es gibt überwiegend akustische, optische oder haptische Halluzinationen mit unterschiedlich stark ausgeprägter Deutlichkeit und Eindringlichkeit. Bei der **Alkoholhalluzinose** handelt es sich um eine akustische Halluzinose, die aufgrund einer chronischen Alkoholabhängigkeit auftreten und Tage bis Monate anhalten kann. In der Regel wissen die Patienten, dass sie halluzinieren – man nennt dieses Phänomen Pseudohalluzination – und sie zeigen daher auch eine ängstlich-unruhige Grundstimmung. Bei den akustischen Halluzinationen sind die Stimmen eher beschimpfend und bedrohlich; anders als bei der **Schizophrenie**, wo die Stimmen eher kommentierender oder dialogisierender Natur sind oder aus einem Teil des Körpers kommen. Bei der paranoiden halluzinatorischen Schizophrenie ist ebenfalls Bewusstseinsklarheit gegeben, und es kommt lediglich durch die inhaltlichen Denkstörungen wie z. B. dem Wahn, zu einer Veränderung des Bewusstseins. Anders als bei dem **Delir**, wo ja eine Trübung des Bewusstseins herrscht. Beim Delir stehen darüber hinaus auch eher optische Halluzinationen im Vordergrund. Wenn akustische Halluzinationen vorkommen, dann eher als **Akoasmen**, das sind Geräusche wie Knallen, Zischen oder Wispern. Zurückkommend zur Alkoholhalluzinose: Bei Alkoholabstinenz und unter Psychopharmakotherapie mit Antipsychotika remittiert die Alkoholhalluzinose innerhalb von Tagen bis Wochen, allerdings kann bei einem erneuten und fortgesetztem Alkoholkonsum die Alkoholhalluzinose in eine chronische Form übergehen.

P: Was ist ein pathologischer und was ein komplizierter Rausch? Wodurch unterscheiden sie sich?
K: Der **komplizierte Rausch** ist wie der einfache Rausch, wobei jedoch die Symptome intensiver ausgeprägt sind.
Der **pathologische Rausch** dagegen ist eine Sonderform des Rausches und kommt relativ selten vor. Obwohl nur eine geringe Menge an Alkohol getrunken wird, erfolgt eine schlagartige Reaktion mit Bewusstseinstrübung, Desorientierung, teilweise Erregungszuständen mit Halluzinationen, Personen- und Situationsverkennung. Häufig werden wesensfremde, aggressive Taten während des pathologischen Rausches ausgeführt. Der Rausch

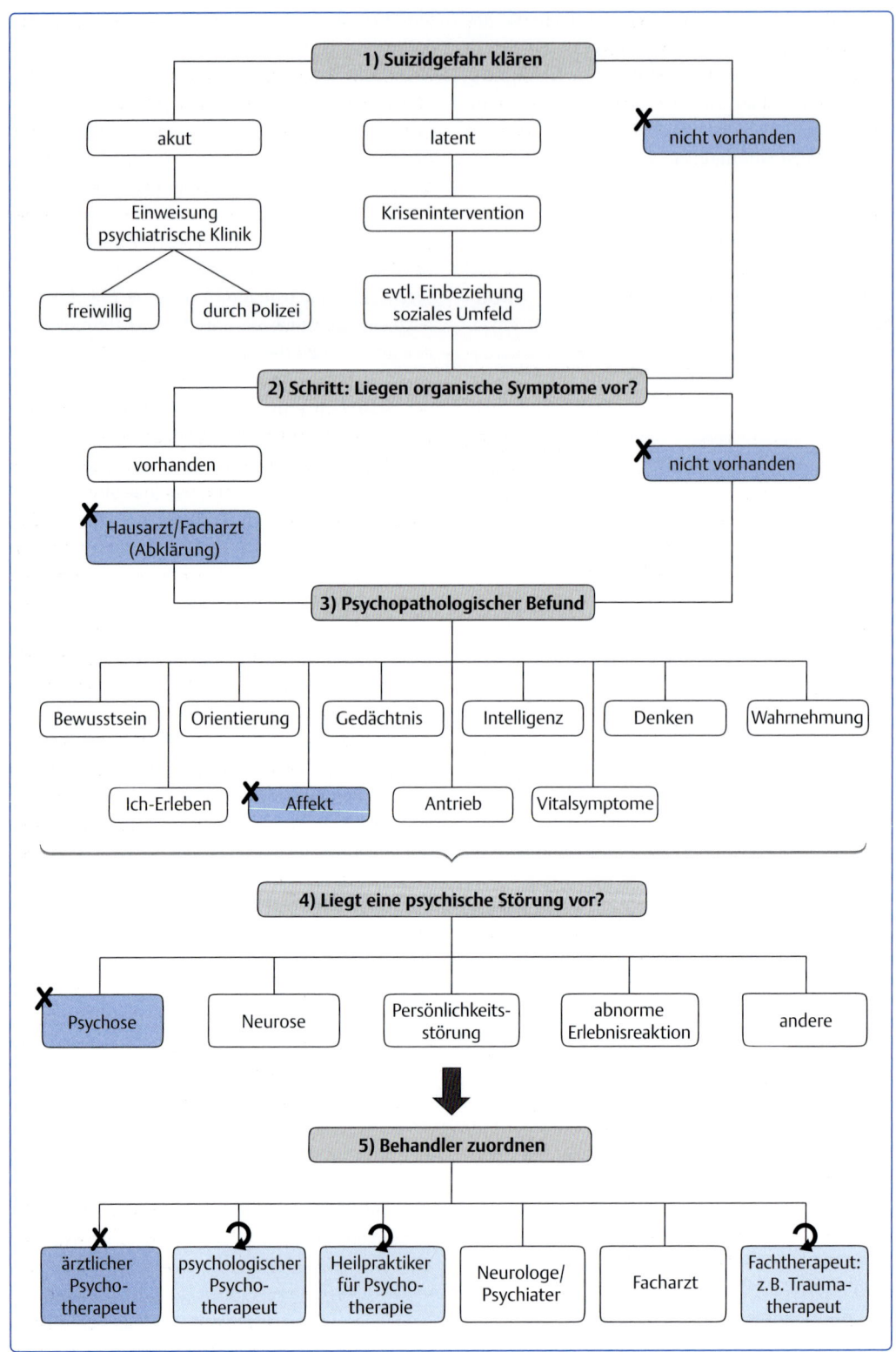

▶ **Abb. 11.3** Diagnosefilter zum Fallbeispiel 8.

geht meist in einen Terminalschlaf über und der Betroffene kann sich im Anschluss nur noch teilweise oder gar nicht mehr an die Tat erinnern. Der pathologische Rausch kann durch eine vorangegangene Schädigung des Gehirns und daraufhin herabgesetzter Alkoholtoleranz auftreten.

Fallbeispiel 9

Ihr Klient ist ein 25-jähriger Mann, der von seiner Drogenkarriere berichtet, die vor über 10 Jahren begann. Drogen hatten ihn schon immer fasziniert und mit 13 fing er bereits an zu kiffen. Ein Junge aus seiner damaligen Clique brachte irgendwann von seinem großen Bruder etwas Gras mit. Vom ersten Mal kiffen merkte er nicht viel, außer das er einen trockenen Mund hatte und die ganze Zeit lachen musste. Zunächst kiffte er mal gelegentlich, hatte dazwischen aber auch Zeiten in denen er nichts nahm. Zu Hause gab es häufig familiäre Probleme. Sein Vater verschwandt einfach, als er ca. 8 Jahre alt war und mit dem neuen Lebensgefährten seiner Mutter kam er nie gut zurecht. Um dem Ärger zu entgehen, fing er regelmäßig an zu kiffen. Erst nur am Wochenende und bald schon jeden Tag vor der Schule und auch nach der Schule. Er lief nur noch „stoned" durch die Gegend und fand sich selbst total cool. Mit 16 kam der erste Kontakt zu chemischen Drogen, als einer aus der Gang mal Ecstasy mitbrachte. Es sei für ihn der absolute „Hammer" gewesen. Er sei geflogen, hätte sich ganz leicht gefühlt, sei plötzlich sehr kontaktfreudig gewesen und hätte alle Leute um sich herum einfach nur lieb gehabt. Er habe auch die Musik ganz anders wahrgenommen und auf völlig neue Weise gehört. Die nächsten Wochenenden seien ähnlich verlaufen und bald sei jemand mit Speed gekommen, das sie gemeinsam probiert hätten. Die Wirkung sei fast genauso, hieß es, allerdings sei man richtig fit davon und wach. Er zog also damals seine „erste Nase" und in der darauffolgenden Zeit konsumierte er abwechselnd Speed und Ecstasy in regelmäßigen Abständen. Mittlerweile hatte er sich von allen alten Freunden distanziert, wohnte mit seiner Freundin zusammen, ging zur Berufsschule und war manchmal tagelang wach. Zunehmend stritt er sich mit seiner Freundin, die von ihm verlangte, dass er damit aufhöre. Im letzten Jahr habe er mehrmals versucht, clean zu werden, habe es aber höchstens mal ein Wochenende durchgehalten. Mittlerweile hat er schon seit guten 4 Monaten weder Ecstasy noch Speed genommen, nur das Kiffen ist gelegentlich noch geblieben. Dafür hat er jetzt zwischendurch immer wieder Depressionen und häufig auch Flashbacks und Schwindelanfälle.

P: Wie gehen Sie mit diesem Klienten in diesem Fall um?

K: Aus der Geschichte lassen sich mehrere Abhängigkeiten von **psychotropen Substanzen** entnehmen. Da wäre zum einen Marihuana (Gras), das zur Gruppe der Cannabinoide zählt und aus der Cannabispflanze gewonnen wird. Dann kam Ecstasy und Speed, die zu den Psychostimulanzien oder der Amphetamingruppe gehören und chemisch hergestellt werden.

P: Was halten Sie von der Aussage, dass Cannabis eine ungefährliche Droge ist, weil sie keine körperliche Abhängigkeit verursacht?

K: Obwohl **Cannabis** keine körperliche Abhängigkeit verursacht, kann sich jedoch eine psychische Abhängigkeit entwickeln. Häufig ist Cannabis auch die Einstiegsdroge für andere Suchterkrankungen, wie das in der vorliegenden Geschichte der Fall ist. Bei chronischem Konsum können sich auch schizophrenieartige Psychosen entwickeln. Flashbacks gehören ebenfalls zu den Folgeerscheinungen, wie sie auch bei dem jungen Mann auftreten. Cannabis ist eine fettlösliche Substanz, die sich im Gewebe ablagert und noch Wochen später durch körperliche Anstrengung freigesetzt werden kann. Dadurch werden diese Flashbacks ausgelöst und der Betroffene fühlt sich in den Zustand des Drogenkonsums zurückversetzt, obwohl er schon lange keine mehr konsumiert. Unter diesen Gesichtspunkten sehe ich Cannabis nicht als ungefährliche Droge an.

P: Sagt Ihnen in diesem Zusammenhang der Begriff amotivationales Syndrom etwas?

K: Ja, natürlich. Ein **amotivationales Syndrom** kann sich bei chronischem Cannabis-Konsum entwickeln. Die Symptome sind Konzentrations- und Gedächtnisstörungen, Antriebsminderung, Verwahrlosungstendenzen und Interessenschwund.

P: Was ist die Gefahr bei einer Überdosierung mit Ecstasy?

K: Durch die Einnahme von **Ecstasy** werden die natürlichen Bedürfnisse des Körpers unterdrückt, wie Essen, Trinken und Schlafen und auch die Wahrnehmung von Erschöpfung oder Schmerz. Es kann daher sein, dass der Konsument sich körperlich völlig verausgabt, zum Beispiel durch langes und intensives Tanzen, bei dem er durch das

Schwitzen einen extremen Flüssigkeitsverlust hat. Normalerweise entwickeln wir dann ein Durstgefühl, was eben durch Ecstasy unterdrückt wird und die Flüssigkeit dem Körper nicht wieder zugeführt wird. Körperliche Symptome bei der Einnahme von Ecstasy sind die Erhöhung der Körpertemperatur, des Blutdrucks und des Pulses. Mehrere Todesfälle durch Überdosierung sind bereits vorgekommen, meist durch Herz-Kreislauf-Versagen. Häufig wird Ecstasy auch in Verbindung mit anderen Drogen genommen. Anzeichen einer Überdosierung können zittern, Schweißausbrüche, Zähne mahlen, Übelkeit und Angstgefühle sein.

P: Welcher Zusammenhang kann zwischen Drogenkonsum und einer Schizophrenie bestehen?
K: Manche Drogen können eine vorhandene **latente Schizophrenie** auslösen, zum Beispiel Amphetamine, Kokain und Halluzinogene, aber auch Cannabis. Die Wirkungsweise der Drogen ist teilweise ähnlich wie bei Psychosen. Es können Halluzinationen und Wahnvorstellungen auftreten, die bei den Betroffenen jedoch nach dem Konsum nicht wieder abklingen. Andererseits wird von vielen Schizophrenie-Erkrankten Cannabis geraucht, um durch die dämpfende Wirkung die Symptome der Schizophrenie zu lindern.

P: Welche Faktoren sind am Zustandekommen einer Abhängigkeitserkrankung beteiligt? Ist eine Abhängigkeitserkrankung erblich?
K: Die **Ursache** einer **Abhängigkeitserkrankung** ist multifaktoriell. Genetische Faktoren spielen dabei eine Rolle, ebenso wie biologische und psychosoziale Aspekte. Die Verfügbarkeit der Substanzen sowie das Akzeptanzniveau des Konsums durch das direkte soziale Umfeld spielen dabei eine Rolle. Häufig ist der Konsum bestimmter Substanzen kulturell angesehen, wie Alkohol, Nikotin oder Opium. Morphium und Kokain, beispielsweise, wurden viel im medizinischen Bereich verwendet. Hinzu kommt die Persönlichkeitsstruktur des Individuums, die den Einstieg in eine Abhängigkeit begünstigen kann.

P: Was versteht man unter Suchtpotenzial einer Substanz?
K: Die Fähigkeit einer Droge oder eines Medikamentes, eine physische oder psychische Abhängigkeit zu erzeugen, wird als **Suchtpotenzial** bezeichnet. Kriterien dafür sind Entzugserscheinungen, Kontrollverlust über die Menge des Konsums, Toleranzerhöhung, Verstärkung des Wiederholungseffektes, Abhängigkeitssymptome und Stärke des Rausches. Heroin hat zum Beispiel ein sehr hohes Suchtpotenzial, gefolgt von Kokain und Alkohol.

P: Welche Folgen ergeben sich aus einer Abhängigkeitserkrankung für den Betroffenen?
K: Zum einen können starke körperliche Schäden durch eine Abhängigkeit entstehen, zum anderen psychische Schäden. Auch für das Sozialleben können die **Folgen** immens sein. Zum Beispiel durch Arbeitsplatzverlust, Verlust des Freundeskreises oder Verschuldung durch die hohen Beschaffungskosten der Substanz. Suizidversuche und körperliche Folgeschäden führen häufig zum verfrühten Tod.

P: Wie heißt der Hauptvertreter der Halluzinogene, und wie wirkt er?
K: Das bekannteste **Halluzinogen** ist wohl LSD – Lyserg-Säure-Diethylamid. Es wird als kleine weiße Tablette gehandelt und entwickelt eine Wirkung, die als Trip bezeichnet wird, die 6–8 Stunden anhalten kann. Häufig folgt eine depressive Phase. Entzugssymptome gibt es in der Regel nicht, dafür ist die Toleranzentwicklung sehr hoch. Zu den psychischen Auswirkungen gehören Wahrnehmungsveränderungen, wie Farbwahrnehmung, optische Halluzinationen und illusionäre Verkennungen. Hinzu kommen Veränderung des Denkens und der Stimmungslage sowie eine Veränderung des Ich-Bewusstseins. Die Wirkungen auf den Körper zeigen sich durch Schwindel und Übelkeit, Anstieg der Herz- und Pulsfrequenz, Bluthochdruck und Weitung der Pupillen (Mydriasis). Es kann auch zu sog. „Horrortrips" kommen, die gekennzeichnet sind durch extreme Depersonalisation, Angstzustände, paranoide Ideen und intensive Wahrnehmungsstörungen.

P: Welche Anzeichen weisen auf eine Opiatabhängigkeit hin? Welche Symptome treten beim Opiatentzug auf?
K: Körperliche Symptome einer **Opiatintoxikation** sind stecknadelkopfgroße Verengungen der Pupillen (Miosis), niedriger Puls, niedriger Blut-

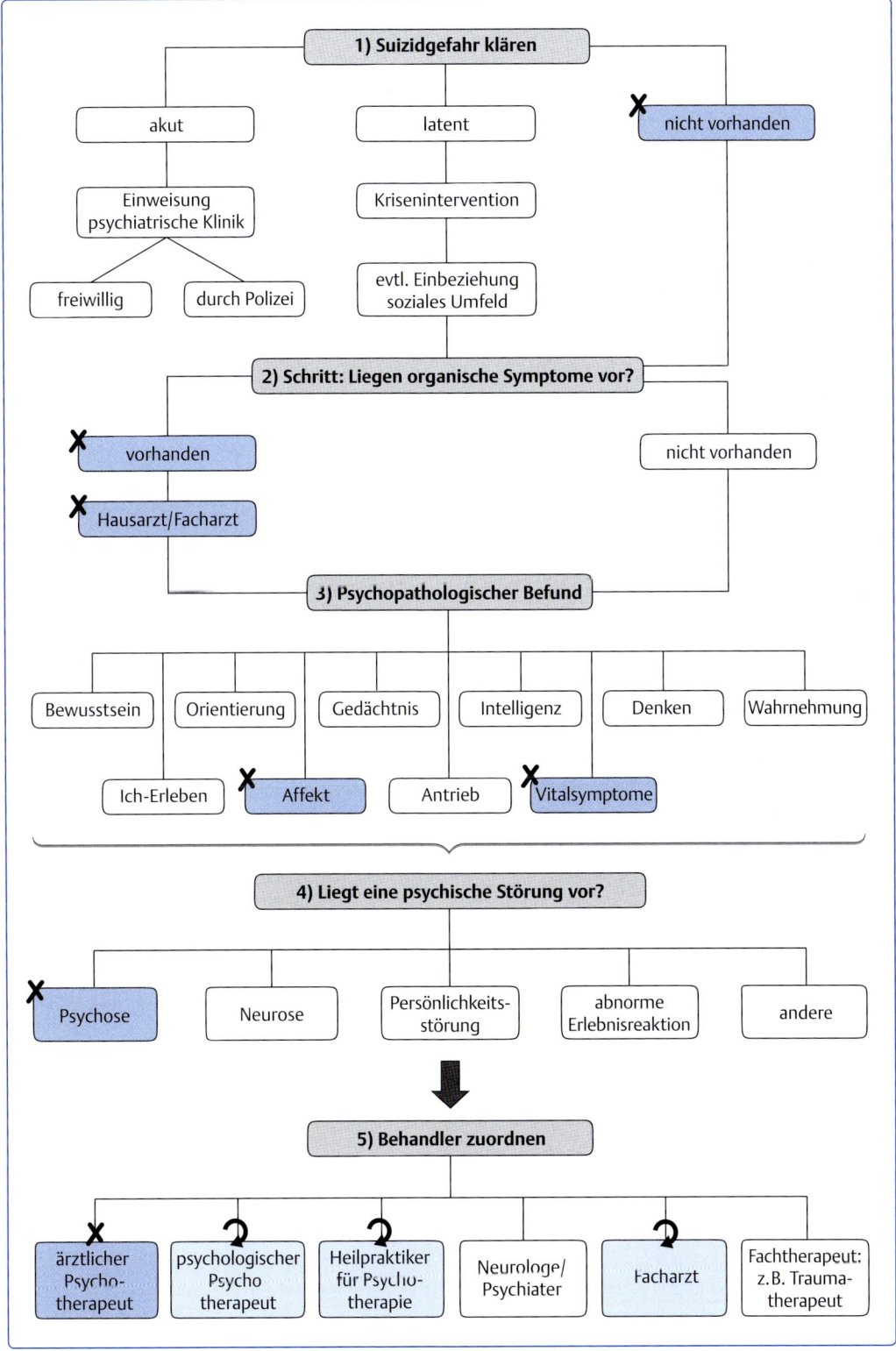

▶ **Abb. 11.4** Diagnosefilter zum Fallbeispiel 9.

druck, Verlangsamung der Atemfrequenz, niedrige Temperatur, Appetitlosigkeit, Verstopfungen, Blasenentleerungsstörungen, trockene Schleimhäute und Entspannung der Skelettmuskulatur. Die Symptome beim Entzug verkehren sich genau ins Gegenteil. Die Pupillen sind dann geweitet, der Puls beschleunigt, erhöhter Blutdruck und Körpertemperatur mit Schwitzen, Fieber und Schüttelkrämpfen. Dazu kommen Übelkeit, Erbrechen, Durchfall, erhöhter Harndrang, Verkrampfungen und Schmerzen der Muskulatur sowie vermehrter Speichel- und Tränenfluss.

P: Welche Gefahr besteht bei einer Opiatintoxikation?
K: Durch die Verlangsamung von Puls, Blutdruck und Atmung besteht die Gefahr der Atemdepression.

P: Welche Formen des Opiatentzugs gibt es und von wem sollten sie durchgeführt werden?
K: Man unterscheidet den **„kalten"** und **„warmen" Entzug.** Beim „warmen" Entzug werden Opioide eingesetzt, um die Entzugserscheinungen etwas abzumildern. Nach Entzug der Opiate werden diese ebenfalls langsam abgesetzt. Beim „kalten" Entzug werden keine medikamentösen Hilfsmittel verwendet und die Abbruchrate ist daher sehr hoch. Da Opioide dem Betäubungsmittelgesetz unterliegen, ist der Entzug grundsätzlich durch einen Arzt, Apotheker oder speziell geschultem Fachpersonal zu beaufsichtigen.

P: Was sind die Merkmale des Kokainismus?
K: **Kokain** wird als Schnee oder Koks geschnupft, inhaliert oder gespritzt. Das Kokaderivat Crack wird geraucht und hat ein noch höheres Suchtpotenzial. Kokain verursacht keine körperliche Abhängigkeit, jedoch eine extrem starke psychische Abhängigkeit. Durch fehlende Toleranzentwicklung ist eine Dosissteigerung nicht zwangsläufig. Kokain wirkt stark enthemmend, euphorisierend, antriebs- und libidosteigernd. Hunger, Durst und Schlafbedürfnis werden verringert, es besteht extremer Rededrang und es können taktile, optische oder akustische Halluzinationen auftreten. Bei chronischem Abusus kommt es zum körperlichen Verfall durch starke Abmagerung, delirante Zustände und Verfolgungswahn, dem sogenannten „Kokain-Wahnsinn". Antriebsstörungen, Impotenz,

erweiterte Pupillen, Herzrasen und erhöhte Temperatur gehören ebenfalls zu den Langzeitfolgen.

Fallbeispiel 10
Stellen Sie sich vor, ein 23-jähriger Mann kommt in Ihre Praxis. Es ist der Sohn eines bekannten Schauspielers, und er schildert Ihnen sein Problem wie folgt: Er habe häufig das Gefühl, Dinge nachkontrollieren zu müssen. Grund dafür sei seine Angst, irgendwas vergessen zu haben. Außerdem wache er oft in der Nacht auf und habe Angstzustände. Auch untertags bekomme er plötzlich unbegründet Angst. Manchmal werde ihm auch übel, sodass er erbrechen müsse.

P: Wie sieht es in diesem Fall aus? Wie man aus der Presse weiß, sind ja gerade die Kinder von Prominenten bekannt für ihre rauschenden Drogenpartys mit Kokain oder Ecstasy.
K: Es wäre natürlich möglich, dass Drogenmissbrauch oder Überdosierung die Ursache ist. Ich möchte jedoch aufgrund von Gerüchten und der Klatschpresse nicht vorschnell bewerten, sondern mir den Fall zunächst genauer ansehen und den Klienten ausführlicher befragen. Die Symptome könnten genauso gut die ersten Anzeichen einer beginnenden Schizophrenie sein oder es könnte sich um eine Angst- oder Zwangsstörung handeln. Übelkeit und Erbrechen können mögliche Hinweise auf eine körperliche Ursache seines Leidens sein. Auch ein depressives Syndrom sollte in Betracht gezogen werden, aufgrund seiner Schlafstörungen, Angstsymptome und Vitalstörungen. Es gibt also viele mögliche Ursachen für seine Beschwerden. Mein Bestreben als Heilpraktiker für Psychotherapie ist es, jeden Klienten wertfrei und empathisch zu begegnen, unabhängig von seinem Erscheinungsbild, seines sozialen oder beruflichen Hintergrundes oder seines Geschlechts.

P: Es freut mich, dass Sie so umsichtig mit Ihren zukünftigen Klienten umgehen. Ich möchte Ihnen nun gerne noch ein paar ergänzende Fragen zu den psychotropen Substanzen stellen. Wodurch ist ein Benzodiazepin-Entzugssyndrom gekennzeichnet, und warum wird es als gefährlich eingestuft?
K: Vegetative **Benzodiazepin-Entzugssymptome** sind zum Beispiel zittern und Herzrasen. Hinzu kommen psychische Symptome wie Angst und Schlaflosigkeit mit Alpträumen. Beim kalten Entzug von Benzodiazepinen können unter anderem

auch epileptische Anfälle und optische Halluzinationen auftreten. Durch diese Anfälle sowie delirante Symptome kann der Entzug lebensbedrohliche Zustände annehmen.

P: Wo werden Barbiturate heute noch eingesetzt und worin besteht ihre Gefahr?

K: Barbiturate werden heute fast nur noch im klinischen Bereich als Narkosemittel eingesetzt und gelegentlich auch noch bei Epilepsien. Die Gefahr besteht in der sehr schnellen Toleranzentwicklung, oft schon innerhalb von 10 Tagen, und somit größerer Abhängigkeitswahrscheinlichkeit. Auch eine Überdosierung ist gefährlich, da sie durch Atemdepression zum Tod führen kann.

P: Warum ist es wichtig, in der Exploration den Patienten nach seiner regelmäßigen Medikamenteneinnahme zu befragen?

K: Zum einen möchte ich ein mögliches **Abhängigkeitspotenzial** erkennen können. Des Weiteren ähneln die Entzugssymptome beim Absetzen von Medikamenten sehr stark einigen psychischen Störungen, wie zum Beispiel die vegetativen Störungen, Angstzustände, delirante Symptome und so weiter. Um den Klienten bestmöglich zu behandeln, sind diese Informationen für mich sehr wichtig. Möglicherweise haben seine aktuellen Beschwerden mit der Einnahme dieser Medikamenten zu tun und dann muss ich entscheiden können, wer für seine Behandlung zuständig ist – ich oder sein Hausarzt.

P: Welche epidemiologische Bedeutung hat die Nikotinabhängigkeit?

K: Nikotinabhängigkeit ist sehr stark verbreitet, allein in Deutschland gibt es ca. 20 Millionen Abhängige trotz weltweiter Studien über die gesundheitsschädliche Wirkung, wie erhöhtes Krebsrisiko, Herz-Kreislauf-Erkrankungen und starkem Anstieg der Todesfälle durch Rauchen. Durch die Nikotinabhängigkeit der Mutter werden viele Kinder bereits während der Schwangerschaft geschädigt. Während der Pubertät probieren ungefähr ⅔ der Heranwachsenden eine Zigarette. Trotz der Einnahmen durch die Tabaksteuer verursachen Erkrankungen durch Nikotin wesentlich höhere Kosten.

P: Ist „Schnüffeln" ein harmloses „Kinderspiel"?

K: Nein, ganz im Gegenteil. Zum einen entwickelt sich beim **Schnüffeln** eine starke psychische Abhängigkeit, zum anderen sind die körperlichen Schäden beträchtlich. Durch das Inhalieren der Dämpfe von Lösungsmitteln werden die oberen Atemwege gereizt. Die Folgen sind ein kurzer Erregungszustand mit Übelkeit und anschließendem tranceähnlichen Zustand bis zur Bewusstseinstrübung. Gesundheitliche Gefahren während des Rausches bestehen durch Atemstörungen, Herzrhythmusstörungen, zerebralen Krampfanfällen, Unfällen und Verletzungen. Beim chronischen Missbrauch kann es zu Störungen des zentralen Nervensystems kommen mit hirnorganischer Wesensänderung. Des Weiteren zu Polyneuropathien, Sprachstörungen, Ataxien, Organschäden der Niere, Leber, Lunge und Herz sowie des Blutbildes.

P: Bitte erläutern Sie die lerntheoretischen Aspekte bei der Entwicklung von Abhängigkeiten.

K: Aus lerntheoretischer Sicht kann die Entwicklung einer Abhängigkeit durch das sogenannte **Modelllernen** begründet sein. Beim Modelllernen werden bestimmte Verhaltensweisen bei Bezugspersonen oder Vorbildern beobachtet und entsprechend nachgeahmt. Wenn der Vater beispielsweise jeden Abend zum Entspannen nach der Arbeit ein Bier trinken muss und das Kind dieses Verhalten jahrelang beobachtet, wird es vielleicht in eigenen Stresssituationen den Vater nachahmen wollen und ebenfalls damit beginnen, ein Bier zur Entspannung zu trinken. Weitere Beispiele sind Vorbilder oder Idole mit entsprechenden Gewohnheiten, wie James Bond mit seinem Martini oder Humphrey Bogart mit einer Zigarette in der Hand. Auch gleichaltrige Vorbilder in der Schule oder im Verein, die regelmäßig Drogen konsumieren, können zur Nachahmung verleiten. Wird aus dem kopierten Verhalten auch ein Genuss gezogen, ist die Wahrscheinlichkeit zur Wiederholung sehr hoch, bis eine Gewöhnung und schließlich eine Abhängigkeit entsteht.

Ein weiterer Ansatz aus der Lerntheorie ist die **operante Konditionierung**, welche gekennzeichnet ist, durch ein Belohnungs- und Bestrafungssystem. Die Abhängigkeit ist eine Fixierung auf ein bestimmtes Verhaltensmuster und damit Ausdruck unbefriedigter materieller und psychosozialer Lebensbedürfnisse. Die Belohnung beziehungsweise der positive Verstärker ist zum einen die direkte Wirkung der konsumierten Substanz, wie Anregung, Entspannung, Euphorie und Enthemmung, zum anderen die soziale Anerkennung durch das direkte Umfeld und damit verbundene Zugehörigkeitsgefühl zu einer Gruppe. Diese Anerkennung wiederum wirkt ebenfalls konsumverstärkend und löst eine Wiederholung des Konsums aus.

P: Wie lauten dagegen die Ansätze der Psychodynamik?

K: Die **Psychodynamik** geht von einer Ich-Schwäche und einer Störung des Über-Ichs aus. Die Störung entsteht in der oralen Phase, in welcher das Kind vollständig von der Versorgung durch die Mutter abhängig ist und entweder durch Überversorgung oder Unterversorgung hervorgerufen wird. Die Fähigkeit zur Kontrolle eigener Bedürfnisse und Emotionen ist eingeschränkt und äußert sich im zukünftigen Leben durch eine gestörte Beziehung zur Umwelt, die sich durch Aggressivität, Angst, Misstrauen, Minderwertigkeitsgefühlen, Depression oder Reizbarkeit zeigen kann. Der Konsum von psychotropen Substanzen ist die einzige Möglichkeit des Betroffenen, mit diesen Unlustgefühlen umzugehen und unangenehme Situationen oder Emotionen auszuhalten. Die Substanz wird zum Ersatzobjekt für entgangene Zuwendung und Liebe in der oralen Phase.

Zusammenfassung

- Behandlung in der Entzugs- und Entwöhnungsphase durch Fachärzte und speziell geschultes Personal
- Behandlung in der Motivations- und Nachsorgephase auch durch den Heilpraktiker für Psychotherapie
- Entstehung multifaktoriell (genetisch, psychosozial, biologisch)
- Abhängigkeit psychisch und/oder physisch
- häufigste Substanzen bei Suchterkrankungen: Alkohol, Nikotin, Medikamente
- berühmte Persönlichkeiten
  - Alkoholismus: Harald Juhnke
  - Heroinabhängigkeit: Christiane F.
  - Kokainmissbrauch: Konstantin Wecker
- sehr hohe Rückfallrate

12 Schizophrenie, schizotype und wahnhafte Störungen

Schizophrene Störungen sind tief greifende psychische Erkrankungen. Psychopathologisch sind sie gekennzeichnet durch Auffälligkeiten des Denkens, der Wahrnehmung und der Affektivität und können in unterschiedlichen syndromatischen Erscheinungsweisen auftreten. Schizophrene Erkrankungen betreffen die ganze Persönlichkeit. Der Betroffene nimmt neben der von uns geteilten Wirklichkeit eine zweite **„Scheinwirklichkeit"** (doppelte Buchführung) wahr, die für ihn lebensbestimmend wird und von der er sich mit fortschreitender Erkrankung nicht mehr distanzieren kann; er verliert den Bezug zur Realität und nimmt seinen Zustand nicht als krankhaft wahr, sondern ichgehörig (**ich-synton**). Die Leitsymptome der Schizophrenie sind Wahn, Halluzinationen, Denk- und Ich-Störungen (▶ **Abb. 12.2**). Bei schizophrenen Störungen besteht oftmals eine

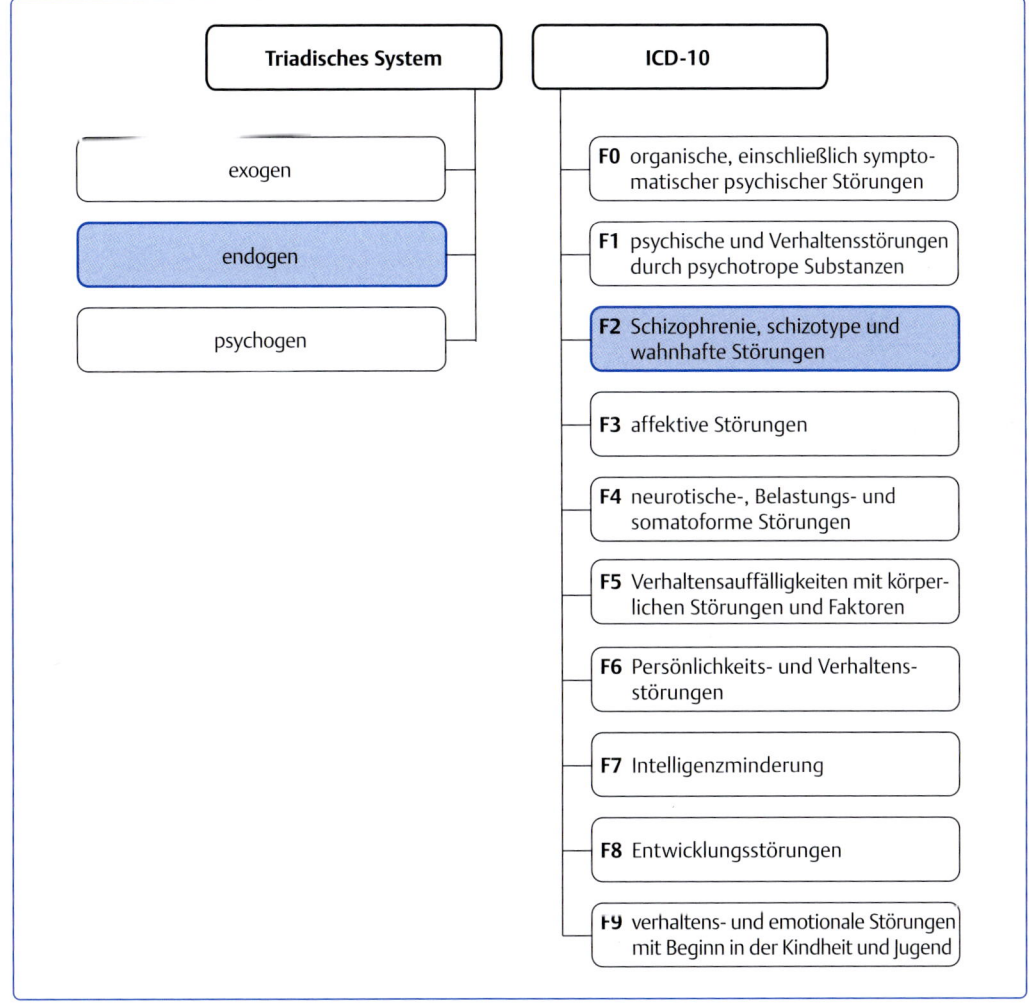

▶ **Abb. 12.1** Klassifizierung nach dem triadischen System und nach der ICD-10.

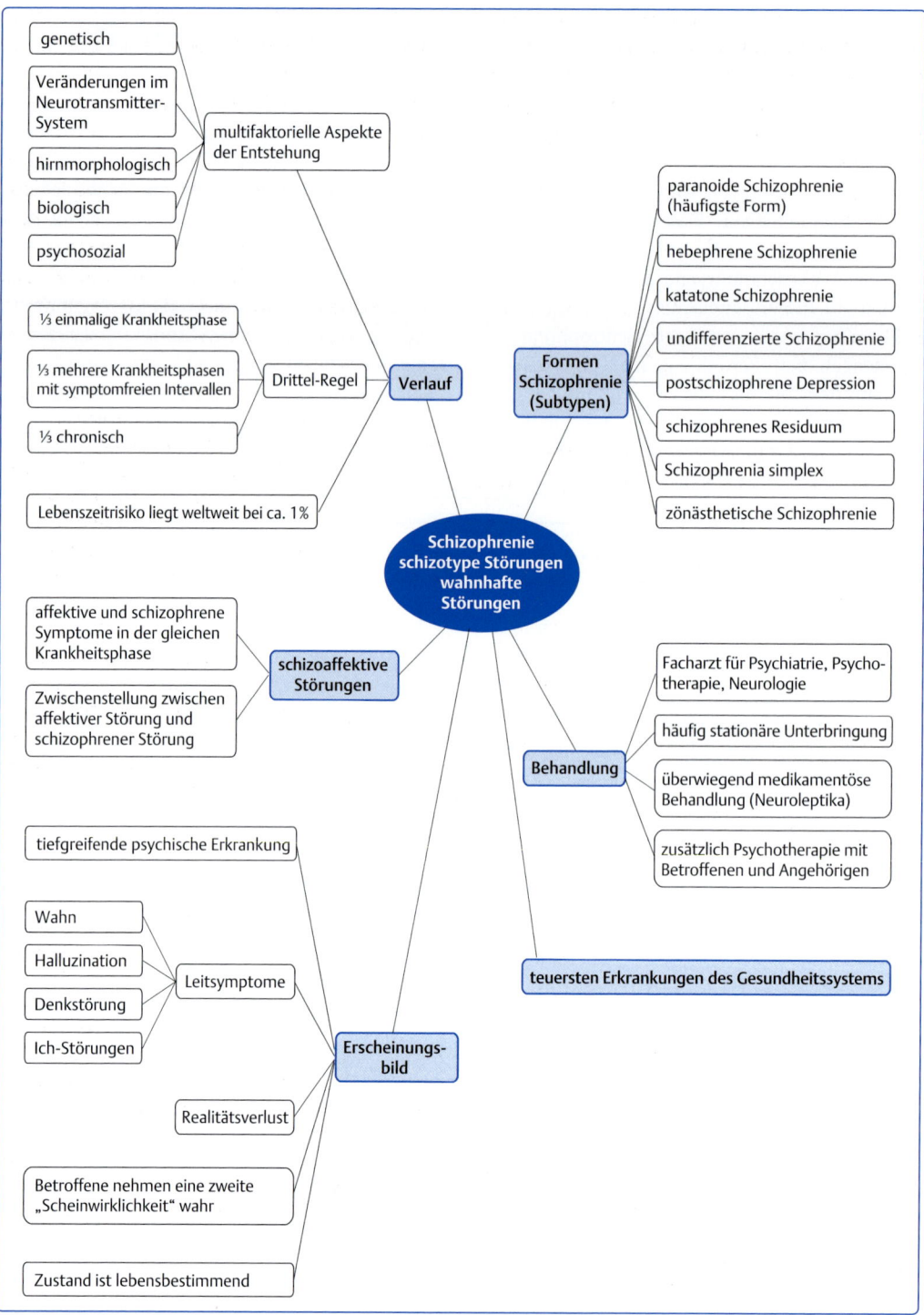

▶ **Abb. 12.2** Mind-Map® zu Schizophrenie, schizotypen und wahnhaften Störungen.

Selbst- und **Fremdgefährdung**, sodass eine Unterbringung in eine stationäre Behandlung auch gegen den Willen des Patienten unausweichlich ist. Je nach Vorherrschen und Ausprägung der Symptomatik gibt es verschiedene Subtypen: die paranoide, die hebephrene, die katatone und die undifferenzierte Schizophrenie sowie postschizophrene Depression, schizophrenes Residuum, Schizophrenia simplex sowie sonstige und nicht näher bezeichnete Schizophrenien. Die **schizoaffektive Störung** nimmt eine Zwischenstellung zwischen affektiven Erkrankungen und schizophrenen Störungen ein; sie zeigt sowohl affektive als auch schizophrene Symptome in der gleichen Krankheitsphase.

Das **Lebenszeitrisiko**, an einer Schizophrenie zu erkranken, ist unabhängig von der Kultur oder geografischen Faktoren und liegt weltweit bei ca. 1 %. Die Ätiopathogenese der schizophrenen Störungen ist bislang noch ungeklärt – man geht von einer **multifaktoriellen Entstehung** aus (Vulnerabilitäts Stress Modell). Als Entstehungsfaktoren werden genetische Faktoren, Veränderungen im Neurotransmitter-System, hirnmorphologische Faktoren, biologische Faktoren und psychosoziale Faktoren diskutiert. Ein Drittel der Erkrankten hat eine einmalige Krankheitsphase, ein weiteres Drittel erleidet mehrere Krankheitsphasen mit mehr oder weniger symptomfreien Intervallen, während das letzte Drittel einen chronischen Krankheitsverlauf aufweist (**Drittel-Regel**).

Therapeutisch werden schizophrenieerkrankte Patienten medikamentöse mit **Antipsychotika** (Neuroleptika) behandelt. Diese Psychopharmakotherapie kann das Rückfallrisiko im ersten Jahr nach Auftreten der Erkrankung von 80 % auf 20 % verringern. Neben der medikamentösen Akut-, Erhaltungstherapie und Rezidivprophylaxe sind auch psychotherapeutische Interventionen wichtig. Dabei ist es wichtig, den Betroffenen und deren Angehörigen ein **laienverständliches Krankheitskonzept** zu vermitteln, um ihnen den Umgang mit der Erkrankung zu erleichtern und ein Verständnis und Compliance für die Therapie zu schaffen. Zudem soll der Erkrankte mithilfe der Soziotherapie beim Aufbau oder der Erweiterung seiner sozialen Fertigkeiten unterstützt werden, damit er langfristig wieder in ein soziales und berufliches Leben integriert wird. Die Therapie der schizophrenen Störungen gehört ausschließlich in die Hände eines erfahrenen Facharztes für Psychiatrie und Psychotherapie oder eines Neurologen. Darüber hinaus kann eine Ergänzung der Therapie von spezialisierten psychologischen Psychotherapeuten und einem geschultem Krankenhauspersonal erfolgen. Gesundheitsökonomisch ist die Schizophrenie wegen der Behandlungs-, Rehabilitationskosten und der aus der Erkrankung entstehenden Behinderungen und Erwerbsunfähigkeiten von hoher Relevanz und zählt zu den teuersten Erkrankungen des Gesundheitssystems.

Fallbeispiel 11

Ein Vater kommt mit seinem 26-jährigen Sohn Michael zu Ihnen in die Praxis. Er schildert Ihnen, dass er sehr besorgt um seinen Sohn sei, der sich in den letzten 3 Monaten stark verändert habe. Michael sei früher ein sehr vertrauensvoller Junge gewesen, doch plötzlich zeige er sich äußerst misstrauisch und sobald jemand etwas Persönliches sage, fühle er sich angegriffen. Wenn er seinen Eltern etwas erzählen wolle, rede er teilweise wirr durcheinander. Seit einigen Tagen schlafe er auch kaum, er liefe stattdessen unruhig im Haus herum. Dabei untersuche er jeden Winkel des Hauses nach Wanzen, da er das Gefühl habe, er werde kontrolliert und abgehört. Fremde Stimmen flüsterten ihm Befehle zu und zwängen ihn, Dinge zu tun, die er nicht möchte. Er fühle sich dann wie ferngesteuert. Früher sei er öfters mit Freunden auf Partys gegangen, doch „die Stimmen" hätten ihm das verboten, sie würden ihn sonst umbringen. Aus Angst bliebe er dann lieber zu Hause. Er habe zudem fast alle Kontakte abgebrochen, oder seine Freunde hätten sich von ihm abgewandt, weil er eh nie mitgekommen sei. Während der Vater berichtet, sitzt sein Sohn unruhig neben ihm. Bei jedem kleinen Geräusch zuckt er zusammen. Er wirkt niedergeschlagen und abgelenkt. Als Sie ihm ein paar Fragen stellen, wirkt er unkonzentriert und antwortet teilweise unzusammenhängend. Auf die Fragen nach seinem Namen, Geburtstag und zum Datum gibt er korrekt Antwort. Dann wieder bricht er mitten im Satz ab und dreht sich ruckartig um. Als Sie ihn daraufhin ansprechen, sagt er, „sie" hätten über ihn gesprochen, dass er geheime Daten ausplaudere und „sie" würden ihn dafür jagen und töten. Um „sie" loszuwerden habe er sogar schon überlegt, sich selbst umzubringen, bevor „sie" es tun können.

P: Wie ist ihre Vorgehensweise?

K: Der junge Mann berichtet, dass er bereits mit dem Gedanken spielt, sich umzubringen. Ich halte ihn für **akut suizidgefährdet**, was auch durch seinen sozialen Rückzug und die Isolierung noch unterstützt wird. Daher halte ich eine Einweisung in eine psychiatrische Klinik für dringend nötig.

P: Rufen sie also gleich die Polizei?

K: Nein, ich würde zunächst mit dem jungen Mann selbst sprechen und versuchen, ihm die Dringlichkeit zu vermitteln, in der Hoffnung, dass er freiwillig einer Einweisung zustimmt. Das hätte auch den Vorteil, dass er – bei einer vorübergehenden Störung – selbst bestimmen kann, wann er die Klinik wieder verlassen möchte. Vielleicht kann auch der Vater unterstützend eingreifen.

P: Haben Sie denn schon eine Verdachtsdiagnose?

K: Nun, sehr auffällig sind natürlich die psychotischen Symptome wie Wahnvorstellungen, Ich-Störungen und Halluzinationen. Diese Symptomatik kann auch durch viele organische Erkrankungen hervorgerufen werden. Ich würde ebenfalls einen Drogentest empfehlen, da ein Drogenkonsum eventuell Ursache für die psychotischen Symptome sein kann. Eine umfassende Untersuchung würde sofort bei einer Einweisung in eine psychiatrische Klinik erfolgen. Weiterhin wirkt der Klient bewusstseinsklar und orientiert, er weiß wer er ist und welchen Tag wir haben. Seine Konzentration ist allerdings beeinträchtigt und es gibt formale Denkstörungen in Form von unzusammenhängenden Sätzen. Sein Wahnerleben, also die kommentierenden Stimmen und das Gefühl, verfolgt zu werden, gehört zu den inhaltlichen Denkstörungen. Ich-Störungen zeigen sich in Form von Fremdbeeinflussungserlebnissen, die ihn zwingen, Dinge zu tun, die er nicht möchte. Auch das Gefühl wie „ferngesteuert" zu sein, bestätigt eine Ich-Störung. Er wirkt niedergeschlagen, was auf eine Affektstörung hinweisen könnte, auch ist er sehr agitiert, also motorisch unruhig.

P: Was schließen Sie daraus?

K: Die Symptome deuten auf eine **schizophrene Störung** hin. Die **Diagnosekriterien** nach der ICD-10, Kapitel F2 sind, wenn mindestens 1 eindeutiges Symptom der Gruppe 1a–1d vorliegt oder mindestens 2 Symptome der Gruppe 2a–2d.
Zu den Symptomen der **Gruppe 1** gehören:
a. Gedankenlautwerden, Gedankeneingebung oder Gedankenentzug, Gedankenausbreitung (Ich-Störungen)

b. Kontrollwahn, Beeinflussungswahn, Gefühl des Gemachten, deutlich bezogen auf Körper- oder Gliederbewegungen oder bestimmte Gedanken, Tätigkeiten oder Empfindungen; Wahnwahrnehmungen (inhaltliche Denkstörungen)
c. kommentierende oder dialogische Stimmen, die über den Patienten und sein Verhalten sprechen, oder andere Stimmen, die aus einem Teil des Körpers kommen (akustische Halluzinationen)
d. anhaltender, kulturell unangemessener oder völlig unrealistischer (bizarrer) Wahn, wie der, eine religiöse oder politische Persönlichkeit zu sein, übermenschliche Kräfte und Fähigkeiten zu besitzen (z. B. das Wetter kontrollieren zu können oder im Kontakt mit Außerirdischen zu sein)

Symptome der **Gruppe 2** sind:
a. anhaltende Halluzinationen jeder Sinnesmodalität, begleitet entweder von flüchtigen oder undeutlich ausgebildeten Wahngedanken ohne deutliche affektive Beteiligung, oder begleitet von anhaltenden überwertigen Ideen, täglich über Wochen oder Monate auftretend
b. Gedankenabreißen oder Einschiebungen in den Gedankenfluss, was zu Zerfahrenheit, Danebenreden oder Neologismen führt (formale Denkstörungen)
c. katatone Symptome wie Erregung, Haltungsstereotypien oder wächserne Biegsamkeit (Flexibilitas cerea), Negativismus, Mutismus und Stupor
d. „negative" Symptome wie auffällige Apathie, Sprachverarmung, verflachte oder inadäquate Affekte, zumeist mit sozialem Rückzug und verminderter sozialer Leistungsfähigkeit. Diese Symptome dürfen nicht durch eine Depression oder eine neuroleptische Medikation verursacht sein

Die Symptome müssen über einen Zeitraum von mindestens 1 Monat bestehen, was im vorliegenden Fall zutrifft.

P: Welche Formen der Schizophrenie kennen Sie?

K: Die paranoide Schizophrenie, hebephrene Schizophrenie, katatone Schizophrenie, undifferenzierte Schizophrenie, postschizophrene Depression, schizophrenes Residuum, Schizophrenia simplex, sonstige Schizophrenien, wie zum Beispiel die zönästetische Schizophrenie und die nicht näher bezeichnete Schizophrenie. Aufgrund der Symptome würde ich im vorliegenden Fall von einer **paranoiden Schizophrenie** ausgehen.

P: Wie kommen Sie darauf?

K: Es liegen alle **Leitsymptome** vor. Das sind im Einzelnen Wahnwahrnehmungen, bizarrer Wahn, das Hören von Stimmen und Ich-Störungen. Das sind die Symptome ersten Ranges nach Kurt Schneider.

P: Würden Sie die Störung also als Paranoia bezeichnen?

K: Nein. **Paranoia** ist im engeren Sinn die Bezeichnung für eine psychische Störung, in deren Mittelpunkt eine Wahnbildung steht, als eigenständiges Krankheitsbild ist sie jedoch umstritten. Sie kann bei Schizophrenien, endogenen Depressionen, organischen Psychose oder auch bei Drogenmissbrauch auftreten. Man spricht dann in der Regel von einer paranoiden Symptomatik.

P: Wie ist denn der Verlauf einer schizophrenen Störung?

K: Die Schizophrenie ist eine der häufigsten psychischen Erkrankungen. Die **Wahrscheinlichkeit**, irgendwann einmal im Leben an einer Schizophrenie zu erkranken, liegt bei 1 %, wobei Männer und Frauen gleich häufig betroffen sind. Der Beginn kann plötzlich oder auch schleichend sein. Beim **Verlauf** spricht man von einer Drittelregel. Bei einem Drittel der Erkrankungen tritt die Störung nur einmal auf und der Betroffene wird anschließend wieder vollständig gesund. Beim zweiten Drittel verläuft die Schizophrenie in Phasen, dass heißt es gibt mehrere psychotische Episoden. Im Zeitraum zwischen den Episoden ist der Klient weitgehend symptomfrei. Beim letzten Drittel kommt es zu einem chronischen oder progredienten, also fortschreitenden Verlauf.

P: Kennen Sie die Ursachen einer schizophrenen Störung?

K: Die genauen **Ursachen** sind leider immer noch nicht bekannt. Man geht jedoch von einer multifaktoriellen Genese aus. Das bedeutet, dass mehrere Faktoren zur Entstehung der Krankheit beitragen. Dazu gehören die Ausgangspersönlichkeit, die Lebensgeschichte sowie soziale und psychologische Faktoren. Das Vulnerabilitäts-Stress-Modell bietet hierzu einige Ansätze. Außerdem können schizophrene Psychosen – bei einer entsprechenden genetischen Veranlagung – durch organische Erkrankungen ausgelöst werden oder auch durch Drogenmissbrauch wie durch den Konsum wie Ecstasy oder Mushrooms.

P: Sie erwähnten gerade das Vulnerabilitäts-Stress-Modell. Bitte erklären Sie das Modell genauer.

K: Ja, natürlich. Das **Vulnerabilitäts-Stress-Modell** ist ein Erklärungsmodell für die vermutlichen Ursachen einer psychischen Erkrankung, also nicht nur der Schizophrenie. Dabei geht man von einer individuellen Anfälligkeit oder Verletzlichkeit aus, die entweder genetisch bedingt ist oder lebensgeschichtlich erworben wurde. Wenn nun zusätzliche Belastungen, wie Stress oder andere belastende Ereignisse auf die Person einwirken, kann es zum Ausbruch der Krankheit kommen. Das hängt auch von der Stärke der genetischen Disposition ab beziehungsweise von der Intensität der zusätzlichen Stressoren.

P: Was genau ist denn eine genetische Disposition?

K: Verschiedene Studien belegen, dass die **Wahrscheinlichkeit**, an einer Schizophrenie zu erkranken mit dem Grad der Blutsverwandtschaft zunimmt. Diverse Zwillingsstudien mit eineiigen Geschwistern bestätigen diese Aussage jedoch nicht, weshalb man nur vermuten kann, dass die Erbanlage eine der Entstehungsursachen ist.

P: Was versteht man unter Minus- und Plussymptomatik?

K: Unter der **Minussymptomatik** versteht man alle Symptome, die hemmend oder verringernd wirken, wie Antriebslosigkeit, Affektarmut oder Affektverflachung. Die **Plussymptomatik** bezeichnet dagegen alle Symptome, die zusätzlich

„produziert" werden, wie Halluzinationen und Wahnvorstellungen.

P: Gut, vielen Dank. Wie würden Sie nun Ihren oben genannten Klienten behandeln? Welche Therapie schlagen Sie vor?

K: Ich darf mit diesen Klienten gar keine Therapie beginnen, da die Schizophrenie zu den endogenen Psychosen nach dem triadischen System zählt, welche nicht durch einen Heilpraktiker für Psychotherapie behandelt werden dürfen. Im Vordergrund bei der **Therapie** der Schizophrenie steht die Gabe von Medikamenten, genauer gesagt von Neuroleptika. Erst wenn die psychotischen Symptome weitgehend zurückgegangen sind, können psychotherapeutische Verfahren eingesetzt werden. Hier kommt überwiegend die Verhaltenstherapie zum Einsatz. Mit dem Klienten zusammen wird der Umgang mit der Erkrankung trainiert, beispielsweise die Erkennung von Frühwarnzeichen, um Rückfälle zu vermeiden, oder die Stärkung sozialer Kompetenzen, um eine Rückkehr in das Berufs- und Sozialleben zu ermöglichen.

P: Sollte man die Angehörigen des Klienten in die Behandlung einbeziehen?

K: Ja, das ist auf jeden Fall sinnvoll. Sie können den Klienten beim Umgang mit der Erkrankung helfen und ihn bei der Rückfallprophylaxe unterstützen. Gleichzeitig erfahren Sie mehr über die Schizophrenie und lernen mit der Erkrankung ihres Familienmitgliedes umzugehen.

P: Welche Maßnahmen würden bei einer Soziotherapie zum Einsatz kommen?

K: Durch die **Soziotherapie** soll der Betroffene möglichst schnell wieder in sein Sozial- und Berufsleben integriert werden. Durch Methoden der Arbeitstherapie werden Leistungsfähigkeit und Eigenverantwortlichkeit trainiert, während durch eine Ergotherapie das Selbstbewusstsein gestärkt und Kreativität und Geschicklichkeit durch individuelle Aufgaben gefördert werden. Es gibt auch berufliche Rehabilitationsprogramme, die eine Rückkehr ins Arbeitsleben erleichtern. Dabei sollte das Tempo beim Vorgehen den Klienten jedoch nicht überfordern, um ein Rückfallrisiko möglichst gering zu halten. Selbsthilfegruppen und betreute Wohneinrichtungen können diesen Prozess erleichtern.

P: Was versteht man unter einer Hebephrenie und warum wird sie häufig nicht erkannt?

K: Bei der **hebephrenen Schizophrenie** können Wahnvorstellungen und Halluzinationen vorhanden sein, stehen jedoch nicht im Vordergrund. Die affektive Veränderung zusammen mit Antriebsstörungen und Denkstörungen stehen hier im Vordergrund und sind schwerer erkennbar. Diese Form der Schizophrenie tritt zwischen dem 15. und 25. Lebensjahr auf und die Symptome werden häufig mit pubertären Veränderungen verwechselt. Hierbei ist die Stimmung flach und unpassend, teilweise begleitet von Kichern oder selbstzufriedenem, selbstversunkenen Lächeln oder von Grimassenschneiden. Die Sprache ist eher zerfahren, teilweise sehr weitschweifig und das Verhalten erscheint ziellos. Aufgrund der schnellen Entwicklung der Negativsymptomatik ist die Prognose der Hebephrenie eher schlecht.

P: Können Sie mir das Krankheitsbild der Schizophrenia simplex beschreiben?

K: Auch bei der **Schizophrenia simplex** stehen die psychotischen Symptome nicht im Vordergrund, stattdessen entwickelt sich eher ein merkwürdiges, eigenbrötlerisches Verhalten. Der Betroffene kann soziale Anforderungen nicht mehr erfüllen, zieht sich zurück, wird selbstversunken, untätig und ziellos. Die „negativen" Symptome wie Affektverflachung und Antriebsminderung entwickeln sich nur langsam, daher ist auch diese Form nur schwer zu diagnostizieren.

P: Wie unterscheidet sich die schizoaffektive Störung von der schizophrenen Störung?

K: Bei der **schizoaffektiven Störung** liegen sowohl schizophrene als auch affektive Symptome vor, oft sogar zur gleichen Zeit oder nur durch wenige Tage getrennt. Sie können meist keiner der beiden Störungen exakt zugeordnet werden. Da diese Störung jedoch ziemlich häufig auftritt, ist sie in der ICD-10 unter Kapitel F25 als eigene Klassifizierung zu finden. Es gibt die Diagnosestellung als schizoaffektive Störung, gegenwärtig manisch, gegenwärtig depressiv oder die gemischte schizoaffektive Störung mit einer bipolaren affektiven Störung zusätzlich zu den schizophrenen Symptomen.

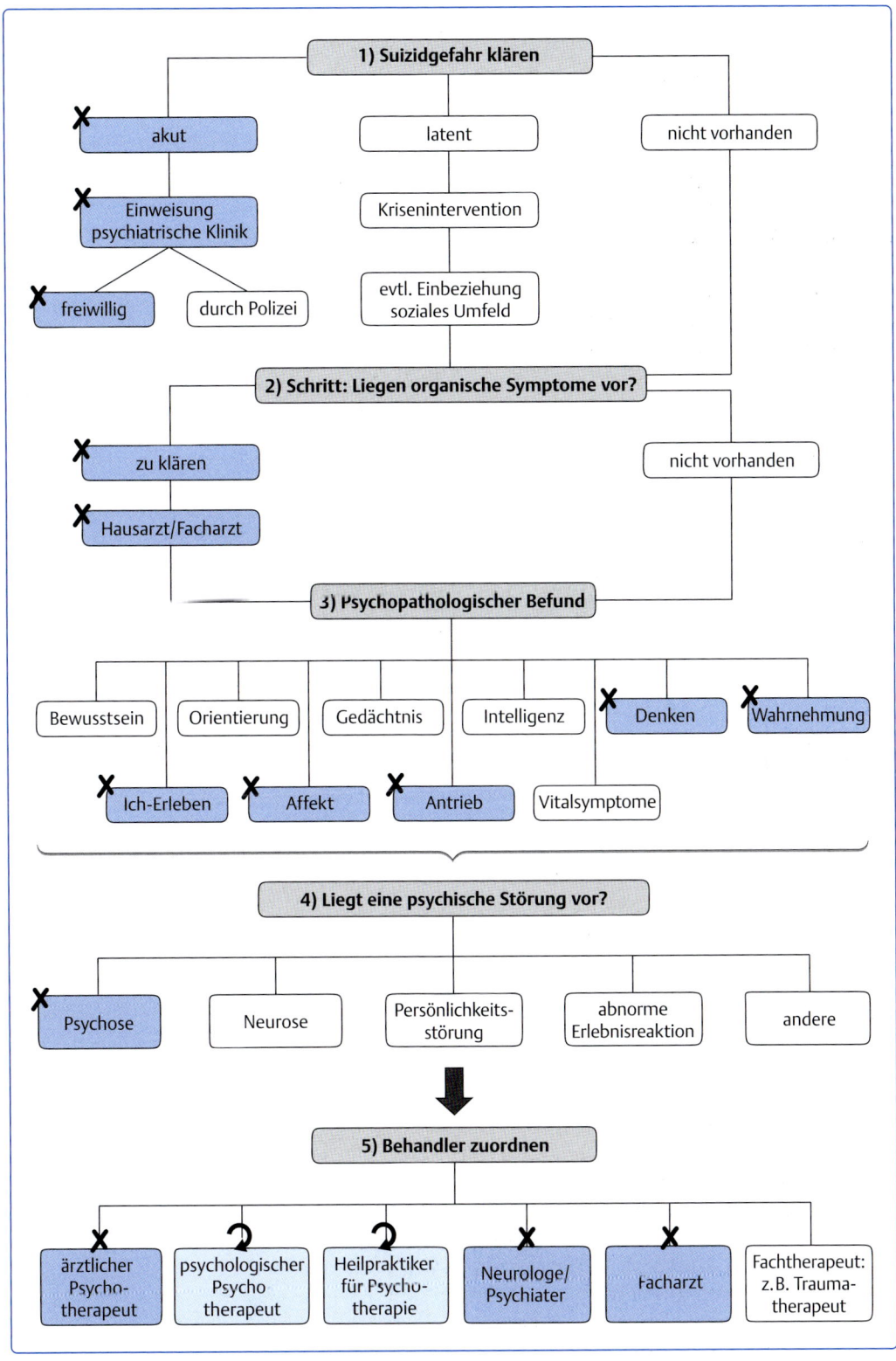

▶ **Abb. 12.3** Diagnosefilter zum Fallbeispiel 11.

P: Wie unterscheidet sich die schizotype Störung von der schizoiden Persönlichkeitsstörung?

K: Die **schizotype Störung** gehört aufgrund ihrer Nähe zu psychotischen Erkrankungen nicht mehr zu den Persönlichkeitsstörungen, sondern ist in der ICD-10 im Kapitel F2 bei den Schizophrenien und wahnhaften Störungen gelistet. Die Kriterien reichen allerdings nicht aus, um eine Schizophrenie zu diagnostizieren. Sie darf auch nicht von einem Heilpraktiker für Psychotherapie behandelt werden, sondern durch einen Psychiater. Der Verlauf ist meist chronisch und 3 oder 4 der Symptome müssen mindestens 2 Jahre bestehen. Zu den Symptomen zählen:

- inadäquater oder eingeschränkter Affekt (kalt und unnahbar)
- seltsames, exzentrisches oder eigentümliches Verhalten und Erscheinung
- wenig soziale Bezüge und Tendenz zu sozialem Rückzug
- seltsame Glaubensinhalte und magisches Denken, die das Verhalten beeinflussen und im Widerspruch zu (sub)kulturellen Norm stehen
- Misstrauen oder paranoide Ideen
- zwanghaftes Grübeln ohne inneren Widerstand, oft mit dysmorphophoben, sexuellen oder aggressiven Inhalten
- ungewöhnliche Wahrnehmungserlebnisse mit Körpergefühlsstörungen oder anderen Illusionen, Depersonalisations- oder Derealisationserleben
- Denken und Sprache vage, umständlich, metaphorisch, gekünstelt, stereotyp oder anders seltsam, ohne ausgeprägte Zerfahrenheit
- gelegentliche, vorübergehende quasipsychotische Episoden mit intensiven Illusionen, akustischen oder anderen Halluzinationen und wahnähnlichen Ideen; diese Episoden treten im Allgemeinen ohne äußere Veranlassung auf

Die **schizoide Persönlichkeitsstörung** ist dagegen, wie der Name bereits sagt, in der ICD-10 bei den Persönlichkeitsstörungen im Kapitel F6 aufgeführt. Sie ist gekennzeichnet durch starke emotionale Verletzbarkeit und Empfindlichkeit, soziale Distanziertheit und emotionale Kühle. Wenige oder keine Tätigkeiten bereiten Vergnügen und es besteht kein Interesse an sexuellen Erfahrungen mit einer anderen Person. Die Betroffenen zeigen ein eher einzelgängerisches Verhalten, sie haben kein Interesse an engen Freunden oder vertrauensvollen Beziehungen.

Fallbeispiel 12

Eine 58-jährige Frau ist nach eigener Auskunft vor 24 Jahren an einer paranoid-halluzinatorischen Schizophrenie mit gelegentlich maniformer Symptomatik erkrankt. Sie habe nach dem Abitur Jura studiert und ihr Berufsleben auch als Anwältin in einer Kanzlei begonnen. Doch schon bald seien Schwierigkeiten aufgetreten, die letztendlich dazu geführt hätten, dass sie ihre Zulassung verloren habe. Laut Auskunft der Klientin sei sie an der „Ungerechtigkeit der Justiz" gescheitert. Als auch ihr familiärer Rahmen zerbrochen sei, seien die Aufenthalte in den psychiatrischen Krankenhäusern häufiger und länger geworden. Die Kontakte außerhalb der Klinik würden nicht ausreichen, um ihr eine dauerhafte Tagesstruktur zu bieten. Im Sommer vor 2 Jahren hätte sie im Rahmen der damaligen Nachsorge auch einige Male Kontakt zu Ihnen als HP für Psychotherapie gehabt. Kurz darauf hätte die Klientin erneut stationär aufgenommen werden müssen. Seit ca. 1 Jahr werde bereits ihre Entlassung vorbereitet, die bald anstünde.

P: Wie schätzen Sie die Situation ein?

K: Diese Frau scheint unter einer chronischen schizophrenen Erkrankung zu leiden mit einem schizophrenen Residuum in den symptomfreien Phasen. Sie ist also schwer krank. Dennoch kann ich zum aktuellen Zeitpunkt keine Anzeichen einer suizidalen Krise erkennen.

P: Was lässt Sie annehmen, dass ein schizophrenes Residuum in diesem Fall vorliegt. Wodurch ist dieses gekennzeichnet?

K: Das **schizophrene Residuum** ist ein chronischer Verlauf, dem mindestens eine schizophrene Episode vorangegangen ist und zu dieser Episode eine eindeutige Verschlechterung darstellt. Für eine Diagnose müssen die Symptome mindestens seit 1 Jahr bestehen, wobei die psychotischen Merkmale wie Wahn und Halluzination weniger vorhanden sind, dafür jedoch eine verstärkte Negativsymptomatik. Die Kennzeichen des schizophrenen Residuums sind psychomotorische Verlangsamung, Passivität, verminderte soziale Leistungsfähigkeit und Initiativmangel.

P: Wie würden Sie mit dieser Frau arbeiten?

K: Sie benötigt dringend Hilfe für einfache Aufgaben des Alltags, vielleicht sogar in einer Einrich-

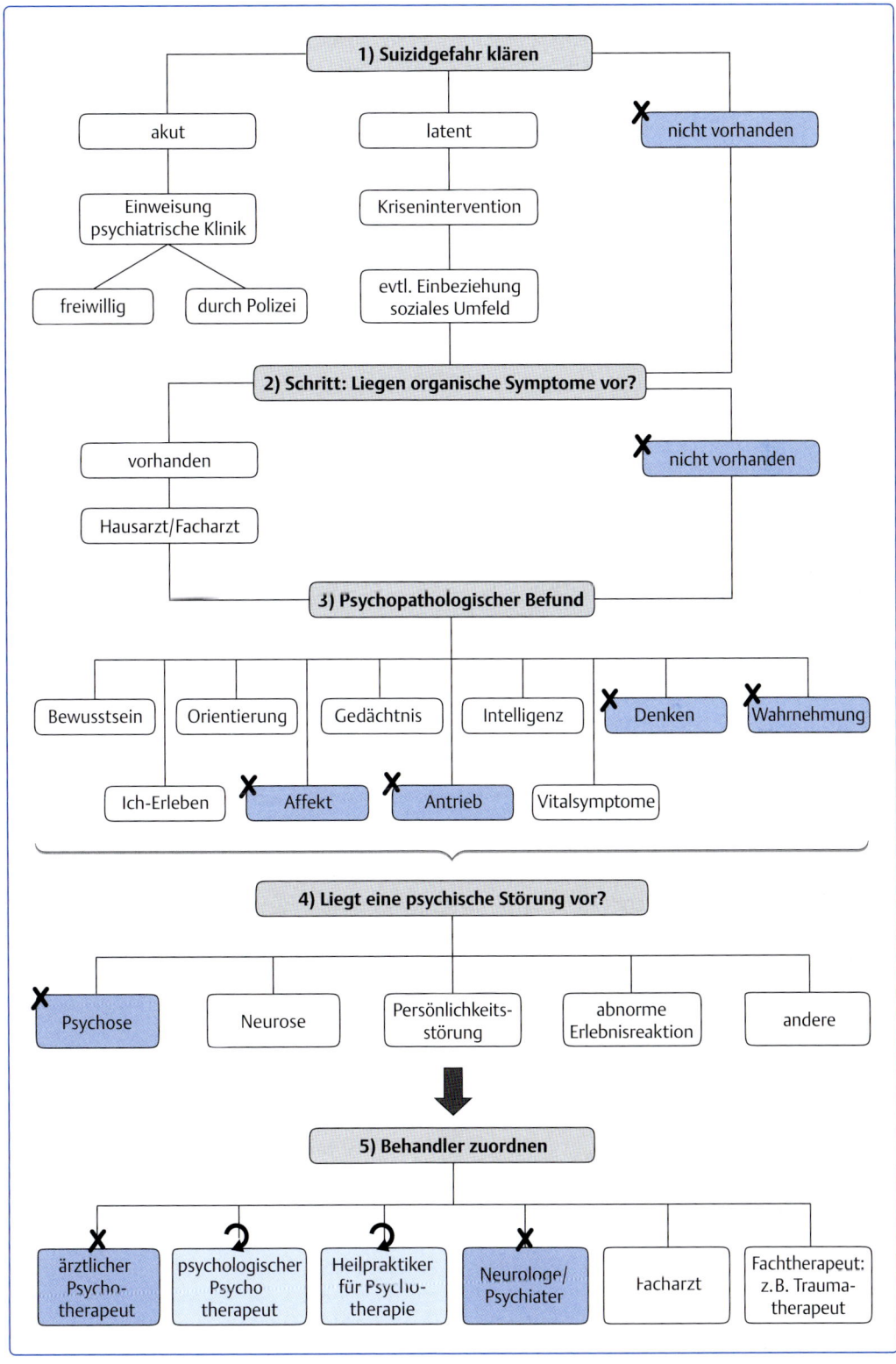

▶ **Abb. 12.4** Diagnosefilter zum Fallbeispiel 12.

tung für betreutes Wohnen. Ich würde ihr bei dieser Versorgung helfen und entsprechende Kontakte knüpfen. Vielleicht käme auch eine einfache Arbeit infrage, die sie weder unter- noch überfordert. Ziel meiner Tätigkeit wäre es, die Lebensqualität der Frau so weit wie möglich zu verbessern.

Fallbeispiel 13

Frau Inge S. ist 35 Jahre alt und Gymnastiklehrerin. Sie tanzt leidenschaftlich gern und bezeichnet sich selbst als lebens- und unternehmungslustig. Sie habe schon immer gerne gefeiert und sei mit großer Begeisterung durch die verschiedenen Bars gezogen. Meist reichten ihr dann ein paar Stunden Schlaf. Dann geschehe es, dass sie wie aus dem nichts alles über den Haufen schmisse und ganz spontan für 5 Tage nach Ibiza flöge. Sie begründet das durch das Verhalten ihres Freundes, der schließlich auch gerade allein in den Urlaub gefahren sei. Im Hotel würde sie die Nächte durch tanzen und feiern. Eines Tages sei ihr im Flur ihr Zimmernachbar begegnet, den sie für Luzifer gehalten habe und daraufhin sofort abreist sei. Nun kommt Frau S. in Begleitung ihres Vaters in Ihre Praxis. Der Vater berichtet, dass sie vor einem Jahr schon einmal etwas Ähnliches erlebt habe. Im Explorationsgespräch redet sie viel und unkontrolliert.

P: Wie lautet Ihre Diagnose?
K: Ich kann bei der Klientin keine Anzeichen einer suizidalen Krise erkennen. Auch körperliche Beschwerden stehen nicht im Vordergrund, die eine eingehende Untersuchung erforderlich machen. Beim Durchgehen des psychopathologischen Befundes fällt eine Wahrnehmungsstörung in Form der Personenverkennung auf, als sie ihren Zimmernachbarn für Luzifer hält sowie ein gesteigerter Antrieb mit nächtelangem Tanzen. Hinzu kommt ein unkontrollierter Rededrang, vermindertes Schlafbedürfnis und ein gesteigerter Wunsch nach Geselligkeit.

P: Was schließen Sie daraus?
K: Mir fallen spontan Schizophrenie und affektive Störungen ein, die ich etwas genauer mit dem vorliegenden Fall betrachten möchte.

P: Welche Symptome lassen Sie an diese Störungsbilder denken?
K: Auf das Thema **Schizophrenie** komme ich aufgrund der Personenverkennung. Allerdings lassen sich keine weiteren psychotischen Symptome

feststellen wie Wahn oder Ich-Störungen. Es liegt weder 1 eindeutiges Symptom ersten Ranges vor noch 2 Symptome zweiten Ranges. Auch das Zeitkriterium von 1 Monat wird nicht erfüllt. Demnach liegt keine Schizophrenie vor.

P: Dann ist es also eine affektive Störung?
K: Das möchte ich gern im nächsten Schritt genauer prüfen. Der gesteigerte Antrieb, der unkontrollierte Rededrang, das verminderte Schlafbedürfnis sowie die gesteigerte Geselligkeit geben Hinweise auf eine **Manie**. Allerdings ist eine Personenverkennung nicht typisch für dieses Krankheitsbild und die Klientin leidet scheinbar auch nicht unter Größenwahn. Außerdem sollten die Symptome mindestens eine Woche bestehen, auch das ist im vorliegenden Fall nicht erfüllt. Somit würde ich eine Manie ebenfalls ausschließen.

P: Jetzt haben Sie beide Krankheitsbilder ausgeschlossen, die Ihnen als Erstes eingefallen sind. Wenn es weder eine Schizophrenie noch eine affektive Störung ist, was ist es dann?
K: Im Kapitel F2 der ICD-10 werden unter **F23 weitere Störungen** klassifiziert, die eine ähnliche Symptomatik wie eine Schizophrenie aufweisen, jedoch die Diagnosekriterien nicht vollständig erfüllen. Meine Verdachtsdiagnose würde auf dieses Störungsbild fallen, was durch eine Fremdanamnese zu prüfen wäre. Ich würde auch gern durch eine ärztliche Untersuchung kontrollieren lassen, ob dieser maniform-psychotische Zustand möglicherweise durch den Konsum psychotroper Substanzen hervorgerufen wurde.

Fallbeispiel 14

Ein 18-jähriger Mann kommt mit diversen Beschwerden zu Ihnen. Er habe Schlafstörungen, wache am Morgen schon gegen 4 Uhr auf, sei dann regelrecht schweißgebadet. Auch müsse er sich manchmal übergeben. Mittlerweile führe er jeden Tag mit Angst zur Arbeit. Um sich abzulenken, höre er Musik aus dem Kopfhörer. Als er zu Ihnen kommt, ist er blass und schwitzt.

P: Ich wüsste gern Ihre Meinung zu diesem Fall.
K: Schwitzen, Erbrechen und seine Blässe könnten Hinweise auf eine körperliche Ursache sein, was durch einen Arzt zu untersuchen wäre. Gleichzeitig können die Symptome Schwitzen, Erbrechen und Schlafstörungen aber auch auf-

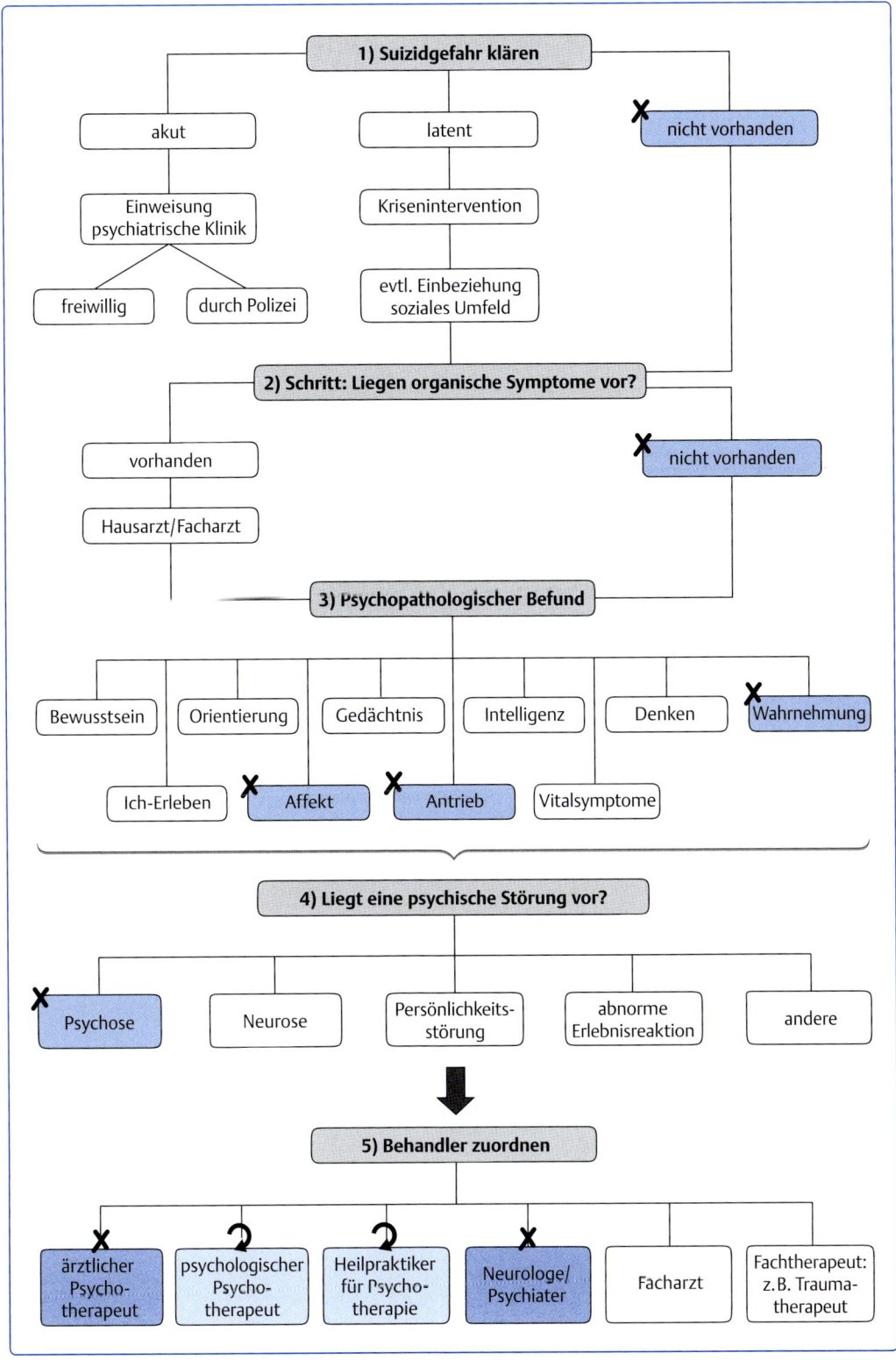

▶ **Abb. 12.5** Diagnosefilter zum Fallbeispiel 13.

grund von Missbrauch psychotroper Substanzen auftreten, wie zum Beispiel durch die Einnahme von Ecstasy oder Kokain oder beim Entzug von Benzodiazepinen. Sein morgendliches Früherwachen lassen mich an eine endogene Depression denken und seine unbestimmte Angst an eine generalisierte Angststörung. Bei einer eingehenden ärztlichen Untersuchung könnten einige meiner Fragen bereits geklärt werden.

P: Was ist mit den Kopfhörern?
K: Ich überlege mir, von was er sich ablenken möchte … sind es die Angstgefühle oder hört er vielleicht Stimmen, die er übertönen will? Wenn es tatsächlich Stimmen sind, wäre das möglicherweise ein Hinweis auf eine Schizophrenie. Diese werden oft von Angststörungen begleitet.

P: Aber der Klient ist doch erst 18 Jahre alt, ist das nicht viel zu jung für eine Schizophrenie?
K: Die meisten Schizophrenien beginnen erst später, das ist richtig. Eine Ausnahme bildet jedoch die hebephrene Schizophrenie, die bereits im Jugendalter beginnen kann und zunächst auch schleichend verläuft und schwer zu erkennen ist. Es müssten jedoch noch andere Symptome vorhanden sein, wie läppische Grundstimmung, oberflächliches Verhalten oder gespreiztes Sprechen.

P: Wie lauten die lerntheoretischen und psychodynamischen Ansätze bei der Entwicklung einer Schizophrenie?
K: Die Entstehung einer Schizophrenie ist **multifaktoriell bedingt** und wird beeinflusst von genetischen Faktoren, Veränderungen im Neurotransmitter-System, hirnmorphologischen Veränderungen, biologischen Faktoren und psychosozialen Faktoren. Von einem lerntheoretischen oder psychodynamischen Ansatz kann bei diesem Störungsbild nicht gesprochen werden, da die Krankheit weder erlernt wurde noch durch eine Störung der frühkindlichen Entwicklung entstanden ist.

⑧ Zusammenfassung

- Behandlung durch einen Facharzt für Psychiatrie, Psychotherapie oder Neurologie
- Entstehung multifaktoriell
- Leitsymptome: Wahn, Halluzination, Denk- und Ich-Störungen
- Krankheitsverlauf nach Drittelregel
- häufigste Form: paranoid halluzinatorische Schizophrenie
- Abgrenzung: zu wahnhafter Störung, schizotyper Störung und schizoaffektiver Störung
- berühmte Persönlichkeit mit Schizophrenie: John Forbes Nash (verfilmt in „A beautiful Mind")

13 Affektive Störungen

Affektive Störungen sind Erkrankungen, bei der eine Störung der Affektivität gekoppelt mit Störungen des Antriebs und der Psychomotorik vorliegen. Bei affektiven Störungen lassen sich grundsätzlich 2 Syndrome differenzieren: das depressive und das manische Syndrom (▶ Abb. 13.2). Eine psychotische Realitätsverzerrung kann bei schwerer Krankheitsausprägung durchaus vorkommen. Im Wesentlichen werden folgende affektive Störungen voneinander unterschieden:

- depressive Erkrankungen (depressive Episode, Dysthymia),
- manische Erkrankungen (manische Episode, Hypomanie) und
- bipolare Erkrankungen (bipolare Störung I und II, Zyklothymia).

Je nach Schwere und Verlauf werden die Erkrankungen dabei in verschiedene Kategorien unterteilt.

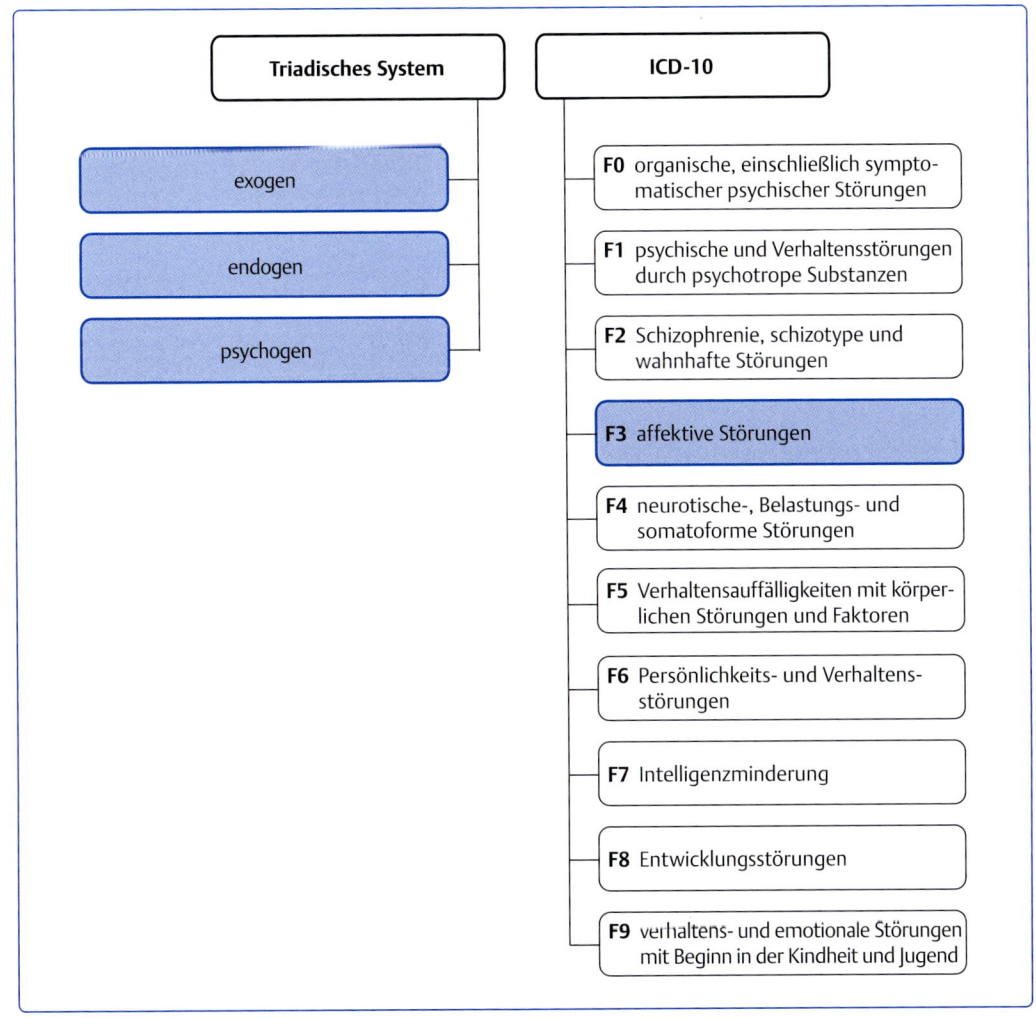

▶ **Abb. 13.1** Klassifizierung nach dem triadischen System und nach der ICD-10.

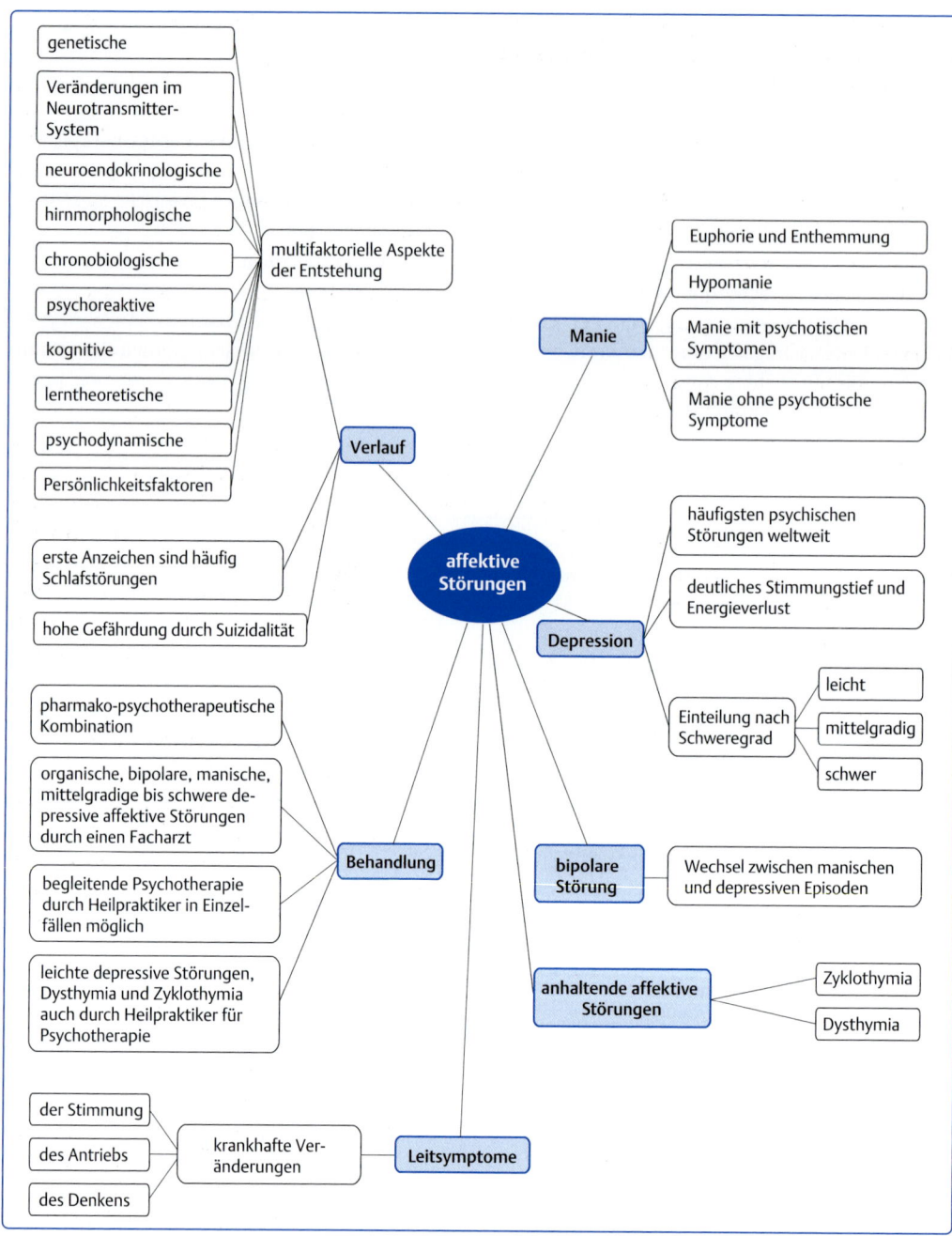

▶ **Abb. 13.2** Mind-Map® zu affektiven Störungen.

Man geht von einer **multifaktoriellen Entstehung** einer affektiven Störung aus (Vulnerabilitäts-Stress-Modell). Dabei können genetische Faktoren, Veränderungen im Neurotransmitter-System, neuroendokrinologische Faktoren, hirnmorphologische Faktoren, chronobiologische Faktoren, psychoreaktive Faktoren, kognitive und lerntheoretische Aspekte, pschodynamische Aspekte und Persönlichkeitsfaktoren eine Rolle spielen.

Erste Anzeichen affektiver Störungen sind oftmals **Schlafstörungen**. Menschen mit einer affektiven Störung haben oft Suizidgedanken und begehen daher Suizidversuche bzw. Suizide. Die **Suizidalität** ist also das entscheidende therapeutische und prognostische Kriterium. Therapeutisch bewährt sich bei den affektiven Störungen eine Kombinationsbehandlung aus **Pharmakotherapie** und **Psychotherapie**. Patienten mit organischen, bipolaren, manischen oder mittelgradigen bis schweren depressiven affektiven Störungen müssen zum Facharzt überwiesen werden. Eine supportive Psychotherapie durch den Heilpraktiker ist in Einzelfällen möglich. Leichte depressive Störungen wie Dysthymia und Zyklothymia können nach medizinischer Abklärung auch vom Heilpraktiker psychotherapeutisch betreut werden.

Fallbeispiel 15

Herr Konrad M. ist 42 Jahre alt und von Beruf Bankangestellter. Vor einem Vierteljahr hat er die Leitung einer eigenen Filiale übertragen bekommen. Doch so richtig freuen kann er sich darüber nicht. Zu groß sei die Angst, der Aufgabe möglicherweise nicht gerecht zu werden. Er habe das Gefühl, die Anforderungen seien zu viel für ihn, und er brächte nicht die Leistung, die von ihm erwartet würde. Herr M. ist seit 6 Jahren verheiratet und hat einen 5-jährigen Sohn.

Als er vor Ihnen sitzt, wirkt er antriebslos, redet sehr langsam und mit leiser Stimme. Die Augen sind meist auf den Boden gerichtet und er spricht stockend. Er beklagt, dass er sich über nichts mehr freuen könne und sich auch für viele Dinge nicht mehr interessiere, die ihm früher wichtig waren. Selbst mit seinem Sohn wisse er momentan nichts mehr anzufangen, und früher habe er jede freie Minute genutzt, um sich mit ihm zu beschäftigen und zu spielen. Wenn sein Sohn morgens ans Bett komme, müsse jetzt immer seine Frau alleine aufstehen und ihn versorgen, da er selbst keine Energie dazu habe. Seine Familie sei bisher immer der Mittelpunkt in seinem Leben gewesen, doch plötzlich fühle er selbst ihnen gegenüber nur noch eine dumpfe Leere.

Seit letzter Woche würde er auch nicht mehr zur Arbeit gehen, sich völlig in sich selbst zurückziehen und sich überflüssig und wertlos fühlen. Gleichzeitig würden ihn Selbstvorwürfe quälen, dass er seine Familie im Stich lässt und seinen Job nicht geregelt bekommt. Nachts schlafe er schlecht, er könne erst nicht einschlafen und wache dann im Verlauf der Nacht immer wieder auf und grüble vor sich hin. Er habe auch keinen Appetit mehr und dadurch schon 5 Kilo abgenommen.

Da er früher ein sehr lebensfroher und aktiver Mensch gewesen sei, mache sich seine Frau Sorgen um ihn. Nach mehrerer Versuchen konnte sie ihn dazu überreden, diesen Termin mit Ihnen zu vereinbaren.

P: Wie schätzen Sie die Situation in diesem Fall ein?

K: Der Klient wirkt antriebslos und scheint beim Denken und Sprechen gehemmt zu sein. Er zieht sich zurück, geht nicht mehr seinen Interessen nach, fühlt sich nutzlos, dumpf, leer und grübelt viel. Für mich ist der erste Gedanke, dass Herr M. möglicherweise latent suizidgefährdet ist, wenn nicht sogar akut. Die Symptome sind typisch für die Phase der zunehmenden Einengung nach Ringel.

P: Was tun sie?

K: Ich würde ihn direkt darauf ansprechen und fragen, ob er bereits Gedanken an einen **Suizid** hatte. Und wenn er tatsächlich schon darüber nachgedacht hat, würde ich ihn fragen, wie er die Handlung durchführen würde oder ob in seinem Bekanntenkreis schon mal ein Suizid vorgekommen ist. Diese Informationen würden mir Aufschluss darüber geben, in welchem Stadium einer suizidalen Krise nach Pöldinger, er sich befindet.

P: Aber würde ein direktes Ansprechen Ihren Klienten nicht erst recht auf den Gedanken bringen, sich das Leben zu nehmen?

K: Nein, die Betroffenen erleben es eher als entlastend, wenn sie über ihre Suizidgedanken sprechen können. Die vorherige Ankündigung einer Selbsttötungsabsicht ist meist ein Hilferuf und Appell an die Umwelt, da sie selbst keinen anderen Ausweg aus ihrer Lage sehen.

P: Wie würden Sie weiter vorgehen?

K: Liegt eine **latente Suizidgefährdung** vor, ist in jedem Fall eine sofortige Krisenintervention nötig. Diese kann auch durch den Abschluss eines Suizidvertrages unterstützt werden, in dem der Klient mit seiner Unterschrift versichert, während der Dauer der Behandlung keinen Suizidversuch zu unternehmen. Das soziale Umfeld sollte auf jeden Fall mit einbezogen werden und da ihn seine Frau auch zu einem Besuch bei einem Therapeuten motiviert hat, scheint dort eine verständnisvolle Unterstützung zu sein. Wäre das nicht der Fall, könnte auch eine stationäre Aufnahme für die Krisenintervention sinnvoll sein.

Da keine körperlichen Symptome bei Herrn Meyer vorzuliegen scheinen, gehe ich auch nicht von einer organischen Erkrankung aus.

P: Wovon gehen Sie dann aus?

K: Nach dem psychopathologischen Befund liegen bei Herrn M. Affektivitätsstörungen vor, wie Freud- und Interessenlosigkeit und dem Gefühl der Leere. Durch sein Auftreten bei mir in der Praxis schließe ich auch auf eine Antriebsstörung und er selbst sagt, dass er morgens keine Energie mehr zum Aufzustehen hat. Sein langsames Denken und stockendes Sprechen sind Hinweise für eine Denkstörung.

Die gedrückte Stimmung, der Interessensverlust, Freudlosigkeit und eine Verminderung des Antriebs und eine erhöhte Ermüdbarkeit, sind nach der ICD-10, Kapitel F3 die **Leitsymptome** für eine **depressive Episode**. Weitere Symptome sind verminderte Konzentration und Aufmerksamkeit, vermindertes Selbstwertgefühl und Selbstvertrauen, Schuldgefühle und Gefühle von Wertlosigkeit, Suizidgedanken, Schlafstörungen und verminderter Appetit. Alle Symptome, bis auf die Suizidgedanken, die ich hier nur vermuten kann, treten im genannten Fall auf, was meine Verdachtsdiagnose erhärtet. Auch das Zeitkriterium von 2 Wochen wird erfüllt.

P: Zu welchen Störungen zählt die depressive Episode?

K: Sie zählt zu den affektiven Störungen, wie auch die Manie und die bipolare affektive Störung. Die Hauptsymptome der affektiven Störungen bestehen in einer Veränderung der Stimmung oder der Affektivität. Entweder zu extrem gehobener Stimmung oder zur Depression, mit oder ohne begleitende Angst. Die meisten Störungen dieser Art treten wiederholt auf, weshalb man auch von Episoden spricht.

P: Welche Arten der Depression kennen Sie und wie grenzen sie sich zueinander ab?

K: Eine depressive Episode wird nach 3 **Schweregraden** unterschieden: leicht, mittelgradig oder schwer, wobei die schwere depressive Episode mit oder ohne psychotische Symptome auftreten kann. Typische psychotische Symptome wären ein Versündigungs- oder Verarmungswahn oder akustische Halluzinationen in Form von diffamierenden oder anklagenden Stimmen und olfaktorische Halluzinationen, wie der Geruch nach Fäulnis oder verwesendem Fleisch. Auch bei einer Schizophrenie kommen Wahnvorstellungen vor, diese be-

inhalten allerdings eher einen Verfolgungswahn und kommentierende Stimmen, statt anklagender.

Des Weiteren gibt es noch die rezidivierende depressive Störung, die durch wiederholte depressive Episoden gekennzeichnet ist, welche ebenfalls nach den 3 Schweregraden unterschieden werden. Es können auch Episoden leicht gehobener Stimmung unmittelbar nach einer depressiven Episode auftreten, die jedoch nicht die Kriterien einer Manie erfüllen. Eine leicht gehobene Stimmung tritt oft nach Beginn einer Behandlung auf und scheint damit in direkter Verbindung zu stehen.

P: Kennen Sie die larvierte Depression?

K: Ja, kenne ich. Bei einer Depression können als Begleiterscheinungen auch körperliche Beschwerden auftreten. Bei der **larvierten Depression** stehen hauptsächlich diese körperlichen Beschwerden im Vordergrund und die Betroffenen würden sich selbst nicht als depressiv beschreiben. Zu den körperlichen Beschwerden gehören chronische Kopfschmerzen, Gelenk-, Muskel- und Nervenschmerzen, Herzrasen, Druck- und Beklemmungsgefühle, Appetitmangel, Magenbeschwerden, Schlafrhythmusstörungen und morgendliche Erschöpfungszustände. Da die Personen diese Beschwerden nicht als eine Depression erkennen, wenden sie sich meist an einen Haus- oder Facharzt. Die Depression ist dann wie eine „Larve" versteckt im „Kokon" der körperlichen Beschwerden, daher der Name larvierte Depression. In der ICD-10 wird sie unter F32.8 aufgelistet, bei den sonstigen depressiven Episoden.

P: Was ist eine agitierte Depression?

K: Die **agitierte Depression** ist durch motorische Unruhe gekennzeichnet. Der Klient wird dann getrieben von einem rastlosen Bewegungsdrang, der jedoch ohne Ziel ins Leere läuft. Der Betroffene kann nicht still sitzen, läuft herum und kann auch Arme und Hände nicht still halten, was häufig mit Händeringen und Nesteln einhergeht. Auch das Mitteilungsbedürfnis ist gesteigert und führt zu ständigem Jammern und Klagen, weshalb sie auch „Jammerdepression" genannt wird. In der ICD-10 finden wir sie unter F32.2, bei der schweren depressiven Episode ohne psychotische Symptome.

P: Können Sie mir sagen, wie eine Erschöpfungsdepression entsteht und woran sie gekoppelt ist?

K: Diese Depressionsform tritt meist nach jahrelanger Dauerbelastung auf, die keine Aussicht auf Entlastung hat oder auch nach wiederholten Traumatisierungen. In einigen Fachzeitschriften wird die **Erschöpfungsdepression** auch als Vorläufer des heutigen Burnout-Syndroms genannt.

P: Was verstehen Sie unter einer pharmakogenen Depression?

K: Diese Form einer Depression wird durch die Einnahme von Medikamenten ausgelöst. Häufig wird die Ursache für diese Depression nicht erkannt und der Betroffene wird therapeutisch behandelt, obwohl ein Absetzen oder Umstellen des auslösenden Medikaments die depressive Episode rasch beenden könnte.

P: Wie lassen sich endogene von psychogenen Depressionen unterscheiden?

K: Bei der **endogenen Depression** ist die Ursache weitgehend ungeklärt, häufig sind genetische Dispositionen oder familiäre Belastungen nachweisbar. Sie kann weder auf einen organischen Befund zurückgeführt werden noch ist sie durch biografisch-psychosoziale Faktoren erklärbar. Sie beginnt meist abrupt und der Schweregrad ist deutlich höher als bei der psychogenen Depression. Die **psychogene Depression** hingegen ist meist aufgrund einer Verhaltensweise, Persönlichkeitseigenschaft oder als Reaktion auf ein aktuelles Ereignis aufgetreten. Meist ist es ein lang anhaltender Dauerzustand und kein phasenhafter Verlauf wie bei der endogenen Depression. Die Affektivität bei endogenen Depressionen ist ein permanentes Gefühl der Gefühllosigkeit, während die Stimmung bei einer psychogenen Depression stark zwischen Aggression, Wut und Trauer schwankt. Schuldgefühle richten sich bei der psychogenen Depression eher nach außen, an andere und bei der endogenen auf die eigene Person. Häufig gibt eine Frage nach den Schlafstörungen Hinweise darauf, um welche Depression es sich handelt: bei der endogenen ist es das morgendliche Früherwachen mit extremer Energielosigkeit am Morgen und bei der psychogenen eher ein erschwertes Einschlafen und die Energielosigkeit am Abend. Auftretende Wahnideen sind nur bei einer schweren endogenen Depression vorhanden.

P: Was verstehen Sie unter depressionstypischen Denkmustern?

K: Der Klient hat ein negatives Bild über sich selbst, die Welt und seine Zukunft. Er beurteilt sich als fehlerhaft, unzulänglich, wertlos und nicht begehrenswert. Diese Gedanken gehen so weit, dass er glaubt, ihm fehlen bestimmte Eigenschaften, um glücklich zu sein. Außerdem neigt der Betroffene dazu, sich zu unterschätzen und zu kritisieren. Erfahrungen werden in der Regel negativ interpretiert, subjektiv werden überwiegend Enttäuschungen und Niederlagen empfunden und auch die Zukunftserwartung ist negativ geprägt. Der Betroffene hält eine Veränderung der gegenwärtigen Situation für unmöglich und glaubt, nichts daran ändern zu können. Die Neigung zu Generalisieren und zur selektiven Verallgemeinerung ist hoch.

P: Wie sieht die **Therapie** einer Depression aus, und welche dürfen Sie als Heilpraktiker für Psychotherapie behandeln?

K: Aufgrund der Suizidgefahr ist oft eine stationäre Unterbringung erforderlich. Meist werden Antidepressiva verabreicht, teilweise auch Lithium als sogenannte Phasenprophylaktika, um das Auftreten einer erneuten Episode zu reduzieren. Gelegentlich kommen auch Neuroleptika zum Einsatz, allerdings nur bei schwerer Wahnsymptomatik. In einer begleitenden Psychotherapie wird zunächst vor allem die Suizidalität bearbeitet. Krisenintervention und Stabilisierung stehen dabei im Vordergrund. Therapieformen sind die Verhaltenstherapie und kognitive Therapie, Psychoanalyse, tiefenpsychologische Psychotherapie und Hypnotherapie nach Erickson. Weitere Therapieformen sind Schlafentzugstherapie, Lichttherapie, Soziotherapie und Physiotherapie.

Leichte Depressionen, die nach dem triadischen System als psychogene Depressionen bezeichnet werden, dürfen von einem Heilpraktiker für Psychotherapie behandelt werden. Mittelgradige und schwere Depressionen dagegen gehören in die Hände eines Facharztes für Psychiatrie oder Psychotherapie sowie eines ärztlichen oder psychologischen Psychotherapeuten. Diese Depressionen gehören nach dem triadischen System zu den endogenen Depressionen.

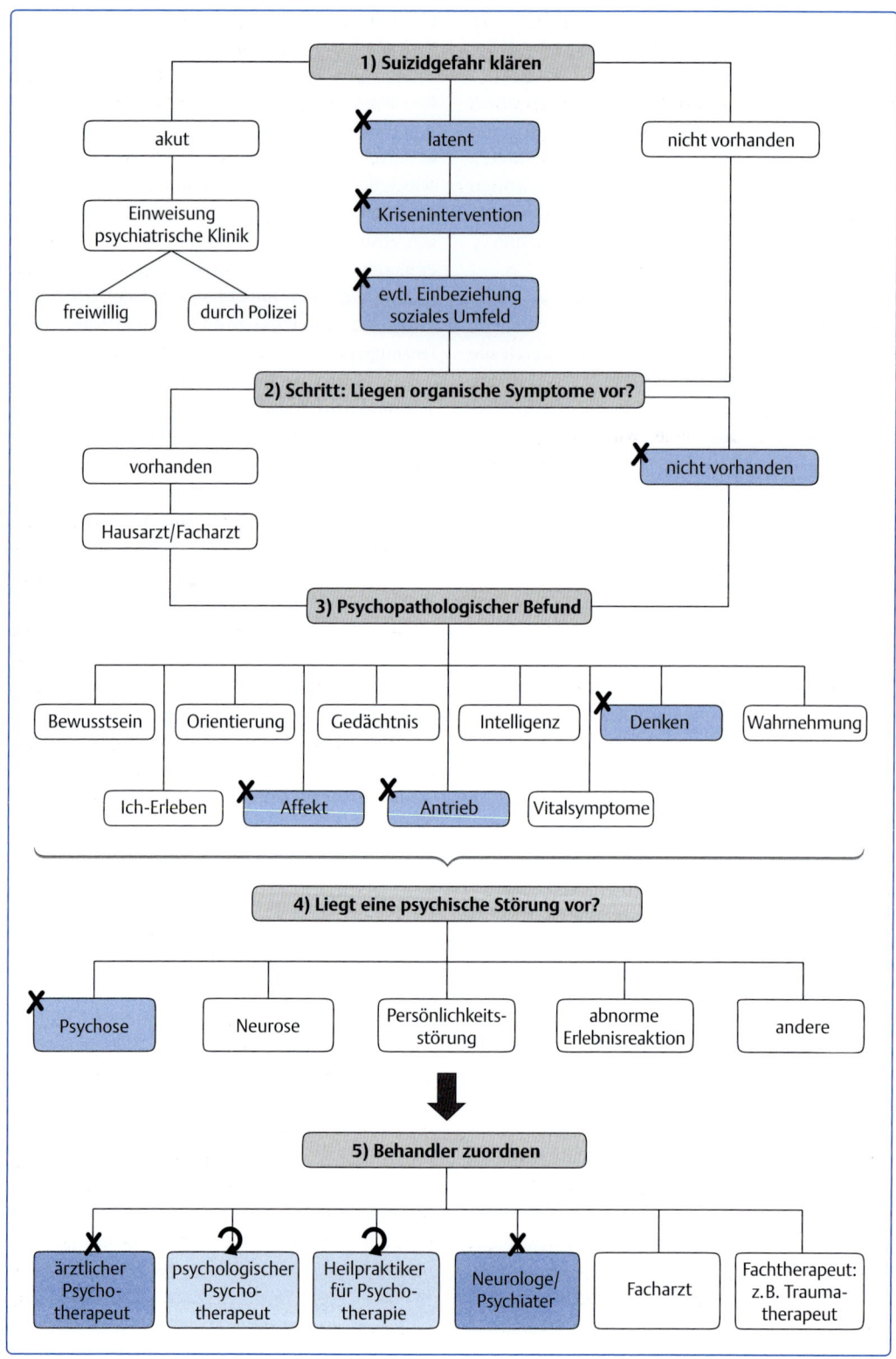

▶ **Abb. 13.3** Diagnosefilter zu Fallbeispiel 15.

P: Was sollte man bei der Behandlung eines Patienten mit einem Antidepressivum beachten?
K: Der Klient sollte darüber aufgeklärt werden, dass die Wirkung der **Antidepressiva** erst in ca. 3 Wochen eintritt und teilweise durch nicht unerhebliche Nebenwirkungen begleitet wird. Dazu gehören Gewichtszunahme, trockener Mund, Schweißausbrüche, Obstipation, sexuelle Funktionsstörungen, Müdigkeit und Herzrasen. Meist verschwinden aber diese Nebenwirkungen im Laufe der Medikation. Antidepressiva zeigen oft Wechselwirkungen mit anderen Medikamenten und auf Alkohol sollte in der Zeit der Einnahme möglichst verzichtet werden, da es zu unerwünschten Wirkungsverstärkung kommen kann. Viele Antidepressiva wirken zunächst antriebssteigernd, bevor auch die Stimmung aufgehellt wird. In dieser Zeit ist mit einem erhöhten Suizidrisiko zu rechnen und sollte dringend beachtet werden.

Fallbeispiel 16

Eine 38-jährige Frau kommt in Ihre Praxis. Sie wird von ihrem Mann begleitet, der in erster Linie das Gespräch mit Ihnen führt. Seine Frau wirkt im Antrieb gestört, sagt kaum etwas zu Ihren Fragen, zeigt keine Affekte und starrt die ganze Zeit zu Boden. Dieser Zustand dauert nach Auskunft des Mannes nun schon seit 6 Wochen an. Im Laufe des Gespräches erzählt sie schließlich stockend, dass sie vor 20 Jahren ein Kind abgetrieben habe und seitdem unter großen Schuldgefühlen leide. Sie empfinde sich als sündigen Menschen, ohne Wert und unwürdig zu leben, da sie einem unschuldigen Kind das Leben genommen habe. Obwohl sie ihren jetzigen Mann damals noch nicht gekannt habe, schäme sie sich sehr wegen ihrer Tat von damals, und dass sie ihn jetzt so sehr mit dieser ganzen Situation belaste.

P: Was machen Sie mit dieser Klientin?
K: Aufgrund ihres Verhaltens und ihrer Denkweise halte ich die Frau für **akut suizidgefährdet**. Ihr Antrieb ist gehemmt und ihre Affekte gestört. Die Schuldgefühle und die ständigen Gedanken an ihre Tat von damals lassen an eine zunehmende Einengung denken. Die Symptome sowie deren Dauer deuten stark auf eine Depression hin. Für eine normale Trauerreaktion über den Verlust des Kindes sind bereits zu viele Jahre vergangen.

P: Was würden Sie also tun?
K: Ich würde Sie gern davon überzeugen, sich in einer psychiatrischen Klinik untersuchen und behandeln zu lassen. Der Verlust des Selbstwertgefühls und Gefühle von Wertlosigkeit und Schuld sind auch typisch für eine endogene Depression. Ich würde auch fragen, ob sie unter Schlafstörungen leidet und wenn ja, ob es sich eher um Einschlafstörungen handelt oder um ein morgendliches Früherwachen. Letzteres würde ebenfalls bei einer endogenen Depression zutreffen.

P: Nehmen wir an, Sie folgt Ihrem Rat und sucht eine psychiatrische Klinik auf. Dort verschreibt man ihr Antidepressiva und willigt ein, dass sie zusätzlich zur psychiatrischen Behandlung bei Ihnen eine Therapie beginnt. Worauf müssen Sie achten?
K: Bei Depressionen ist das Thema **Suizid** natürlich ständig präsent. Bei meiner Arbeit würde ich also sehr sensibel auf Anzeichen eines präsuizidalen Syndroms nach Ringel oder nach den Merkmalen einer suizidalen Krise nach Pöldinger achten. In Verbindung mit der Verordnung von Antidepressiva ist zu beachten, dass die Wirkung erst nach 1–3 Wochen einsetzt, wobei meist zunächst der Antrieb gesteigert wird und erst im Anschluss die Stimmung aufgehellt wird. Daher ist besonders in der Anfangszeit auf eine Gefährdung durch Suizid achtzugeben, bis die Medikamente ihre volle Wirkung entfaltet haben.

P: Wie würden Sie die Therapie aufbauen?
K: Ich würde zunächst ein gutes Vertrauensverhältnis zu meiner Klientin aufbauen, indem ich Verständnis für ihre Situation zeige und ein einfühlsamer und empathischer Gesprächspartner bin. Dann würde ich daran arbeiten, ihre Schuldgefühle abzubauen und gemeinsam mit ihr Dinge und Aufgaben finden, die für sie das Weiterleben notwendig und sinnvoll machen. Während der ganzen Zeit sollte das soziale Umfeld möglichst mit einbezogen werden. Da sie gemeinsam mit ihrem Mann in meiner Praxis erschienen ist, kann ich bei ihm damit beginnen. Die Therapie sollte in erster Linie zukunftsorientiert sein und die Klientin stabilisieren, daher würde ich auf keinen Fall aufdeckend arbeiten.

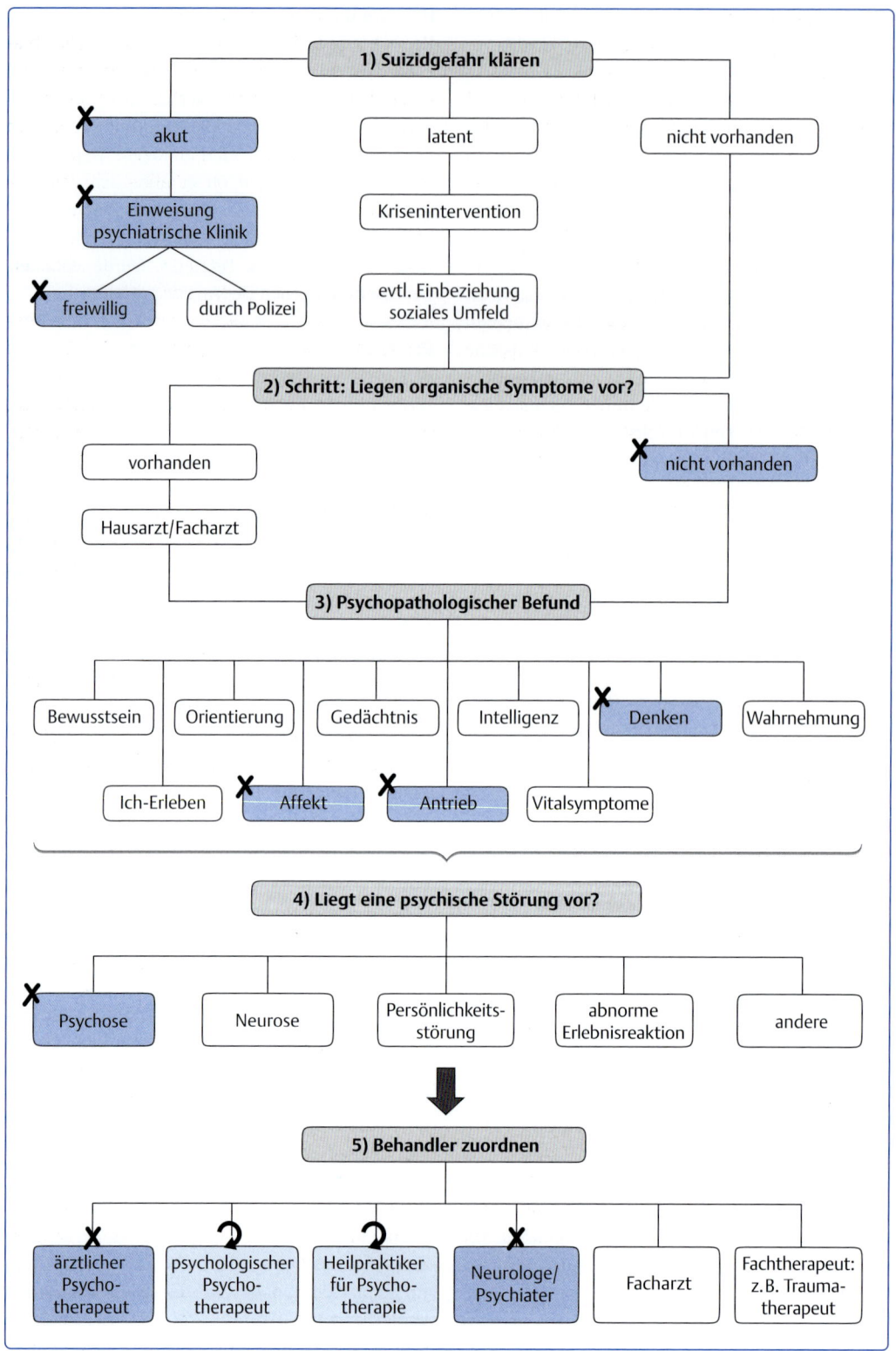

► Abb. 13.4 Diagnosefilter zu Fallbeispiel 16.

Fallbeispiel 17

Eine etwa 40-jährige Frau kommt in Begleitung ihrer Mutter zu Ihnen. Die Mutter übernimmt von Anfang an die Führung des Gespräches. Sie sagt, dass sich ihre Tochter seit 2 Monaten sehr verändert habe. Sie sei ganz apathisch geworden, habe zu nichts mehr Lust und sitze nur mehr antriebslos in ihrer Wohnung. Besonders schlimm sei es am Morgen, erst gegen Abend „taue sie etwas auf". Die Tochter erwähnt zwischendurch zaghaft, dass sie schon seit einer Weile nicht mehr richtig schlafen könne. Sie wache fast jede Nacht gegen 4 Uhr auf, und ihr gingen dann so viele Gedanken durch den Kopf. Der kommende Tag läge dann wie ein unüberwindlicher Berg vor ihr. Tagsüber fühle sie sich innerlich wie leer, könne sich über nichts mehr freuen, habe kaum Appetit und vergäße dann einfach zu essen. Außerdem leide sie oft unter Kopfschmerzen und empfinde einen unangenehmen Druck auf der Brust. Ihre Mutter wirft ein, dass wohl die Trennung von ihrem langjährigen Freund an ihrem Zustand schuld sein könne. Sie erinnert sich daran, dass ihre Tochter vor ungefähr 10 Jahren schon einmal so etwas Ähnliches gehabt habe. Das sei jedoch dann irgendwann wieder verschwunden. Abschließend sagt die Mutter: „Ja, ja das muss wohl in der Familie liegen. Auch die Großmutter hatte solche Zustände und war sogar in der Psychiatrie."

P: Wie gehen Sie in diesem Fall vor?
K: Ich schätze die Gefahr einer **suizidalen Krise** als sehr hoch ein und würde die Klientin gern dazu ansprechen. Außerdem zeigt sie die klassischen Symptome einer **schweren depressiven Episode** bzw. einer **endogenen Depression**. Dazu gehören Apathie, Antriebslosigkeit, morgendliches Früherwachen, häufiges Grübeln, das Gefühl der Leere und der Gefühllosigkeit und Appetitverlust.

P: Was sagen Sie zu den körperlichen Beschwerden, wie Kopfschmerzen und Druck auf der Brust?
K: Es wäre natürlich zu klären, ob eine organische Ursache für die Beschwerden vorliegt. Auf der anderen Seite geht man bei einer schweren depressiven Episode in der Regel davon aus, dass diese von somatischen Beschwerden begleitet wird und gerade die Beschwerden der Klientin sind typisch für dieses Krankheitsbild.

P: Was raten Sie der Klientin?
K: Ich würde sie unverzüglich zu einem **Psychiater überweisen**, der eine intensive Untersuchung vornehmen kann und anschließend wäre ein möglichst sofortiger Therapiebeginn ratsam. Dabei kann der Psychiater von einem Therapeuten unterstützt werden, der über ausreichend Erfahrung verfügt und mit diesem Krankheitsbild vertraut ist.

P: Was halten Sie von der Erklärung der Mutter, dass die Trennung vom Freund der Grund sei?
K: Ich möchte von solchen eigenen Erklärungsmodellen lieber Abstand nehmen. Natürlich ist es möglich, dass die Trennung einen Teil dazu beigetragen hat, doch wie eine reaktive Depression erscheint mir die Symptomatik nicht. Außerdem scheint es eine familiäre Vorbelastung zu geben.

P: Die Klientin möchte gern von Ihnen weiterbetreut werden. Das ist doch kein Problem, oder? Schließlich soll sie ja parallel durch einen Psychiater behandelt werden und sie stehen nicht allein in der Verantwortung.
K: Ich würde mich bei der Klientin für Ihr Vertrauen bedanken, ihr jedoch gleichzeitig erklären, dass meine Qualifikation nicht für ihre Bedürfnisse ausreicht und ich sie gern in fachkundigere Hände übergeben möchte. **Endogene Depressionen** fallen nicht in das Tätigkeitsfeld des Heilpraktikers für Psychotherapie und ich darf bei der Klientin auf keinen Fall heilend tätig werden.

Fallbeispiel 18, Teil 1

Herr Martin T. ist 40 Jahre alt und verlor bei einem schweren Autounfall sein rechtes Auge. Seine Frau war als Beifahrerin dabei und wurde ebenfalls verletzt. Drei Wochen nach dem Unfall wird Herr T. aus dem Krankenhaus entlassen. Seit dem Ereignistag ist er kaum mehr ansprechbar und zieht sich von allen zurück. Eine fachärztliche Untersuchung ergibt, dass weder ein Schädel-Hirn-Trauma noch eine Gehirnhautentzündung vorliegt.

P: Was würden Sie zu diesem Fall sagen?
K: Der geistige und soziale Rückzug des Mannes deuten sehr auf ein **präsuizidales Syndrom** nach **Ringel** hin. Es wäre als Erstes genauer zu explorieren, ob es sich um eine latente oder akute Suizidgefährdung handelt. Bei einer latenten sollte sofort eine Krisenintervention stattfinden. Sollte die Gefahr sogar als akut eingestuft werden, ist Herr T. in

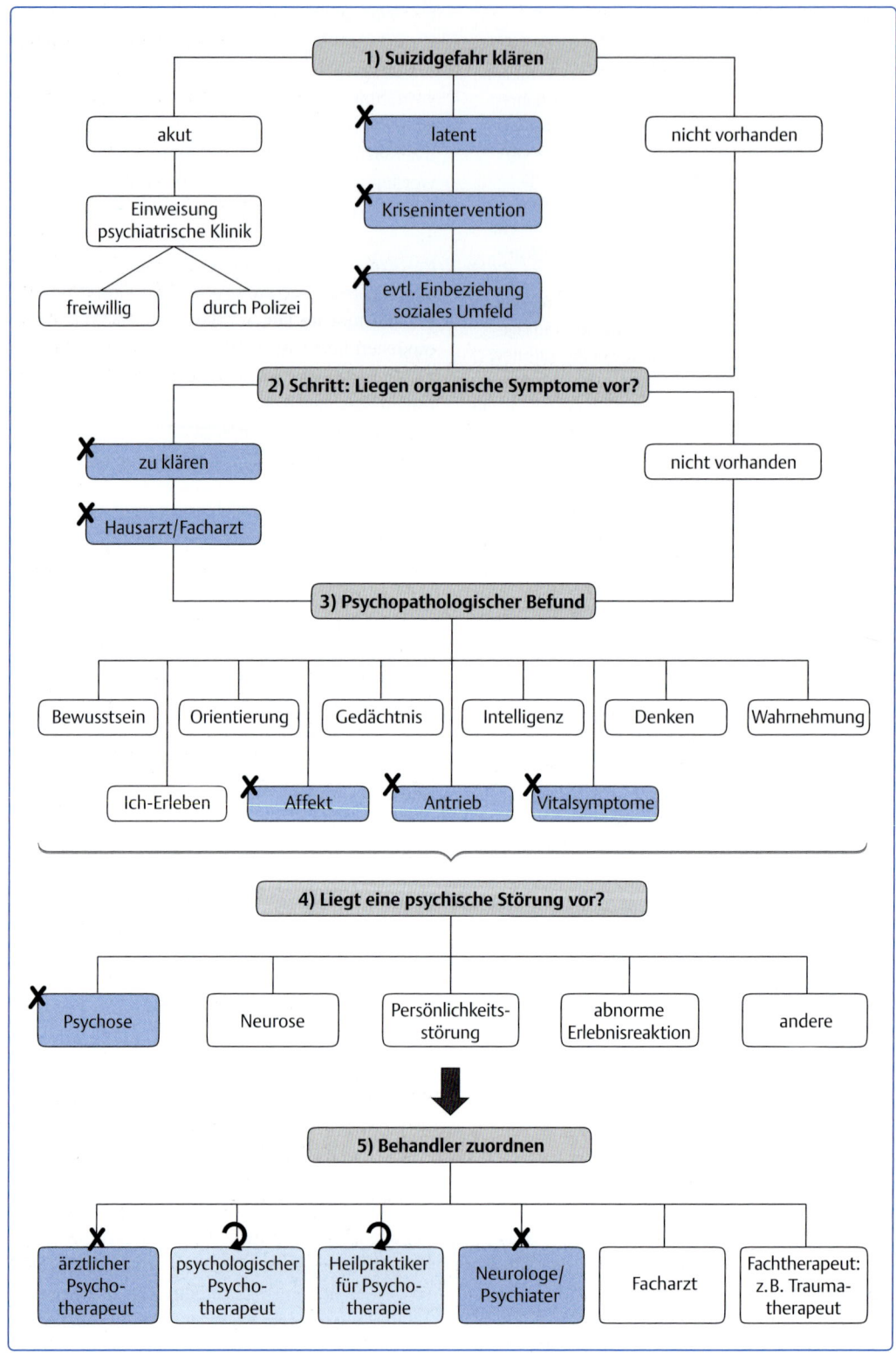

▶ **Abb. 13.5** Diagnosefilter zu Fallbeispiel 17.

eine psychiatrische Anstalt einzuweisen bzw. von einer freiwilligen Einweisung zu überzeugen. Im Anschluss wäre dann eine psychiatrische Behandlung zu empfehlen.

P: Wieso schicken Sie ihn zum Psychiater, können Sie ihm nicht helfen?

K: Ich wäre mir in diesem Fall nicht sicher, ob ich den Klienten optimal betreuen könnte, daher wäre ein Facharzt sinnvoller. Es ist auch gut möglich, dass der Mann Medikamente wie Antidepressiva benötigt und die kann ich ihm nicht verschreiben.

P: Heißt das, Sie sind bereits zu einer Diagnose gelangt?

K: Nein, dafür liegen mir zu wenig Fakten vor. Ich habe nur einige Gedanken dazu. Eine akute organische Psychose kann nach der ärztlichen Diagnose wohl ausgeschlossen werden. Es könnte sich auch um eine reaktive Depression oder um ein depressives Syndrom als Folge des Unfalls handeln.

Fallbeispiel 18, Teil 2

Nach 3 Wochen verschlechtert sich der Zustand von Herrn T. zusehends. Er denkt ständig an den Unfall und macht sich starke Selbstvorwürfe, dass seine Frau dabei verletzt wurde. Obwohl es ihm finanziell gut geht, denkt er sehr negativ über die Zukunft und hat Angst, alles zu verlieren. Er ist immer noch arbeitsunfähig, kaum ansprechbar und zieht sich mehr und mehr in sich zurück. Wenige Wochen später bringt er sich um.

P: So endete dieser Fall.

K: Demnach wäre meine Einschätzung der Suizidgefährdung korrekt und die Einweisung in eine psychiatrische Anstalt notwendig gewesen. Dort hätte er auch die entsprechende psychiatrische Behandlung erhalten, die erforderlich gewesen wäre.

P: Nachdem Sie nun die komplette Geschichte des Mannes kennen – wie lautet Ihre abschließende Diagnose?

K: Es bestätigt sich, dass es sich um eine depressive Symptomatik handelt. Allerdings kann ich weder die Ursache genau bestimmen, noch eine eindeutige Diagnose stellen. Am wahrscheinlichsten handelt es sich tatsächlich um eine **psycho-**

reaktive Depression als Folge des Unfalls. Personen, die einen schweren Unfall erlebt haben sowie einen Organverlust verarbeiten müssen, gehören zur Risikogruppe. Es ist allerdings auch möglich, dass durch den Schock und das Verlusterlebnis eine „endogene Depression" ausgelöst wurde.

P: Wie kommen Sie zu diesem Schluss?

K: Hinweise darauf wären der Schuld- und Verarmungswahn, der für endogene Depressionen kennzeichnend ist. Es müssten jedoch noch weitere Merkmale vorhanden gewesen sein, wie z. B. Früherwachen, Morgentief oder Gefühl der Gefühllosigkeit. Das kann ich aus den vorliegenden Schilderungen nicht entnehmen.

P: Danke, das genügt mir für diesen Fall.

Fallbeispiel 19

Sie erhalten einen Anruf von einer 45-jährigen Frau, die sehr aufgeregt ist. Sie habe Angst vor ihrem Lebensgefährten und wisse sich nicht mehr zu helfen. Er sei normalerweise ein ganz ruhiger, überlegter und zurückhaltender Mensch. Doch seit fast 2 Wochen habe er sich stark verändert. Er sei schon immer gern Motorrad gefahren, doch jetzt sei er wie besessen davon. Jede freie Minute verbringe er mit exzessiven Motorradtrips oder aber er bastele pausenlos an der Maschine herum. Er träume davon, ein erfolgreicher und bekannter Rennfahrer zu werden, und dafür trainiere er täglich. Er sei vor kurzem sogar einmal nicht zur Arbeit gegangen, mit der Begründung, dass das Wetter „optimal für die Rennstrecke" gewesen sei. Er habe sich nicht einmal von der Arbeit abgemeldet, obwohl sie ihn darauf ausdrücklich hingewiesen habe. Er habe daraufhin nur gelacht, und sei mit dem Motorrad abgedüst. So etwas sei bisher noch nie vorgekommen. Er schlafe kaum noch, laufe unruhig in der Wohnung auf und ab und rede pausenlos über seine genialen und ruhmreichen Ideen. Stellenweise könne sie seinen Gedanken gar nicht mehr folgen, da er in einer rasanten Geschwindigkeit von einem Thema zum nächsten springe. Letzte Woche habe er auch noch ihr gemeinsames Konto stark überzogen, um sich 2 neue Motorräder zu kaufen. Sonst sei er immer sparsam gewesen und habe Wert auf Rücklagen gelegt. Sie sei verzweifelt und könne sich das Verhalten ihres Mannes nicht mehr erklären. Als sie ihn darauf angesprochen habe, sei er sehr aggressiv geworden und habe ihr mit Trennung gedroht. Als sie versucht habe, das Gespräch mit ihrem Mann fortzusetzen und ihn nach den Gründen für sein Verhalten

▼

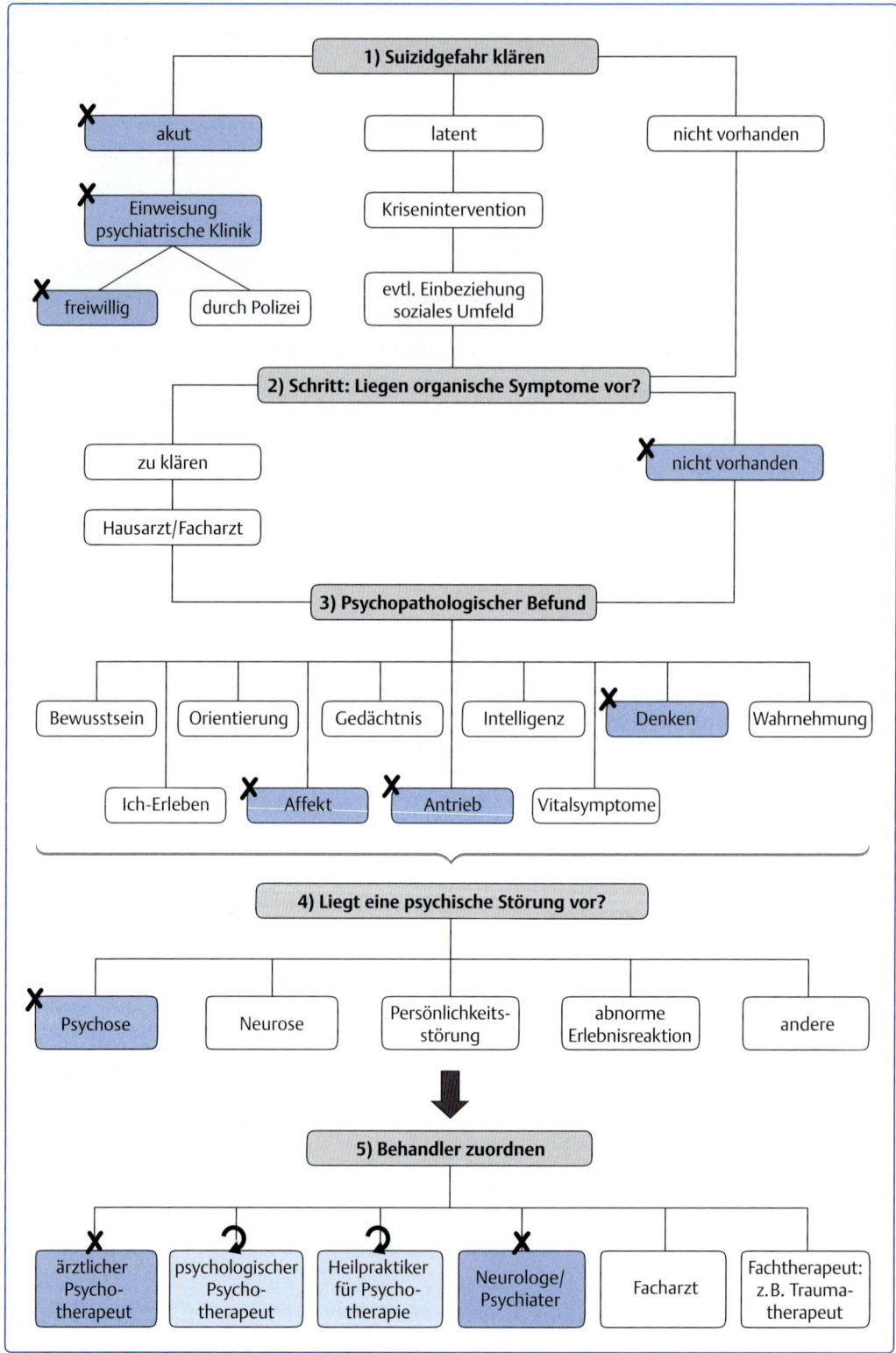

▶ **Abb. 13.6** Diagnosefilter zu Fallbeispiel 18.

▼

gefragt habe, habe er angekündigt, dass er sie aus der gemeinsamen Wohnung werfen würde, wenn sie nicht sofort mit dem Quatsch aufhören würde. Er habe ihr vorgeworfen, sie behindere seine Träume. Er sei sogar kurz davor gewesen, handgreiflich zu werden, was in den letzten 10 Jahren ihrer Beziehung noch nie vorgekommen sei.

P: Welche Verdachtsdiagnose haben Sie in diesem Fall?
K: Die Lebensgefährtin spricht von Schlafstörungen, Rededrang, Ideenflucht, stark gesteigertem Antrieb und Überaktivität. Hinzu kommen Größenideen oder maßloser Optimismus, wie die Vorstellung, dass er eine Rennfahrer-Karriere beginnen könne. Auch die Tendenz zu unkontrolliertem Geldausgeben und zur Aggressivität deutet auf die Symptome einer **Manie** hin. Das Zeitkriterium von 1 Woche wäre ebenfalls erfüllt.

P: Was würden Sie tun?
K: Aus der Schilderung geht zunächst eine akute Suizidgefährdung nicht hervor. Auch ist er seiner Lebensgefährtin gegenüber zwar aggressiv, jedoch nicht handgreiflich geworden. Dennoch schätze ich die Gefährdung als sehr hoch ein und würde einen Notarzt und die Polizei einschalten.

P: Wieso das, wenn Sie keine eindeutigen Hinweise auf eine Selbst- oder Fremdgefährdung finden?
K: Eine **psychiatrische Untersuchung** halte ich für dringend notwendig. Wenn sich die Verdachtsdiagnose einer Manie bestätigt, wird der Klient keine Krankheits- und Behandlungseinsicht zeigen und eine freiwillige Untersuchung ablehnen. Zudem ist er ständig mit seinem Motorrad mit hoher Geschwindigkeit unterwegs, wobei seine Urteilsfähigkeit deutlich herabgesetzt ist. Eine Eigen- oder Fremdgefährdung ist wahrscheinlich nur eine Frage der Zeit. Wenn seine Lebensgefährtin ihn zu einer Untersuchung überreden möchte, halte ich eine gewalttätige Eskalation für nicht ausgeschlossen.

P: Gehört eine Manie in die psychotherapeutische Behandlung des Heilpraktikers?
K: Nein. Der Klient gehört zunächst dringend in eine fachärztliche psychiatrische Behandlung. Dazu gehört auch eine umfassende körperliche

Untersuchung. In der Regel werden Medikamente eingesetzt, meist handelt es sich dabei um Neuroleptika. Die Dosierung erfolgt je nach Schweregrad der manischen Symptome. Nach Abklingen der manischen Episode ist eine begleitende psychotherapeutische Behandlung sinnvoll, da die Betroffenen meist von starken Schuld- und Schamgefühlen geplagt werden. Durch die unüberlegten und teilweise sehr hohen Ausgaben während der manischen Episode stehen die Personen auch finanziell häufig vor dem Ruin. Aus diesem Grund schließt sich oft eine depressive Episode der Manie an und die Suizidgefahr ist in dieser Zeit sehr hoch.

P: Sie sprachen gerade vom Schweregrad der manischen Symptome. Welche gibt es denn?
K: Die ICD-10 unterscheidet eine Hypomanie, eine Manie ohne psychotische Symptome und einer Manie mit psychotischen Symptomen.

P: Bitte beschreiben Sie die einzelnen Manieformen.
K: Die **Hypomanie** ist eine leichte Ausprägung der Manie, mit anhaltend leicht gehobener Stimmung über mindestens einige Tage, gesteigertem Antrieb und Aktivität. Statt der gehobenen Stimmung kann auch leichte Reizbarkeit vorliegen. Die Störungen sind bei der Hypomanie stärker ausgeprägt als bei der Zyklothymia. Die berufliche und soziale Tätigkeit kann beeinträchtigt sein, kommt jedoch nicht zum totalen Stillstand, wie bei den schweren Formen der Manie. Wahn und Halluzinationen fehlen ganz.
Bei der **Manie ohne psychotische Symptome** ist die Stimmung situationsinadäquat gehoben und schwankt zwischen sorgloser Heiterkeit und fast unkontrollierbarer Erregung. Der Antrieb ist bis zur Überaktivität gesteigert. Weiterhin bestehen Rededrang, ein vermindertes Schlafbedürfnis, Größenideen und übertriebener Optimismus. Die Symptome müssen mindestens 1 Woche vorhanden sein und schwer genug sein, um die berufliche und soziale Funktionsfähigkeit beinahe völlig zu unterbrechen.
Die Symptome der **Manie mit psychotischen Symptomen** sind schwerer, wobei die Selbstüberschätzung und die Größenideen in Wahn übergehen. Aus Reizbarkeit und Misstrauen kann sich ein Verfolgungswahn entwickeln und die ausgeprägte

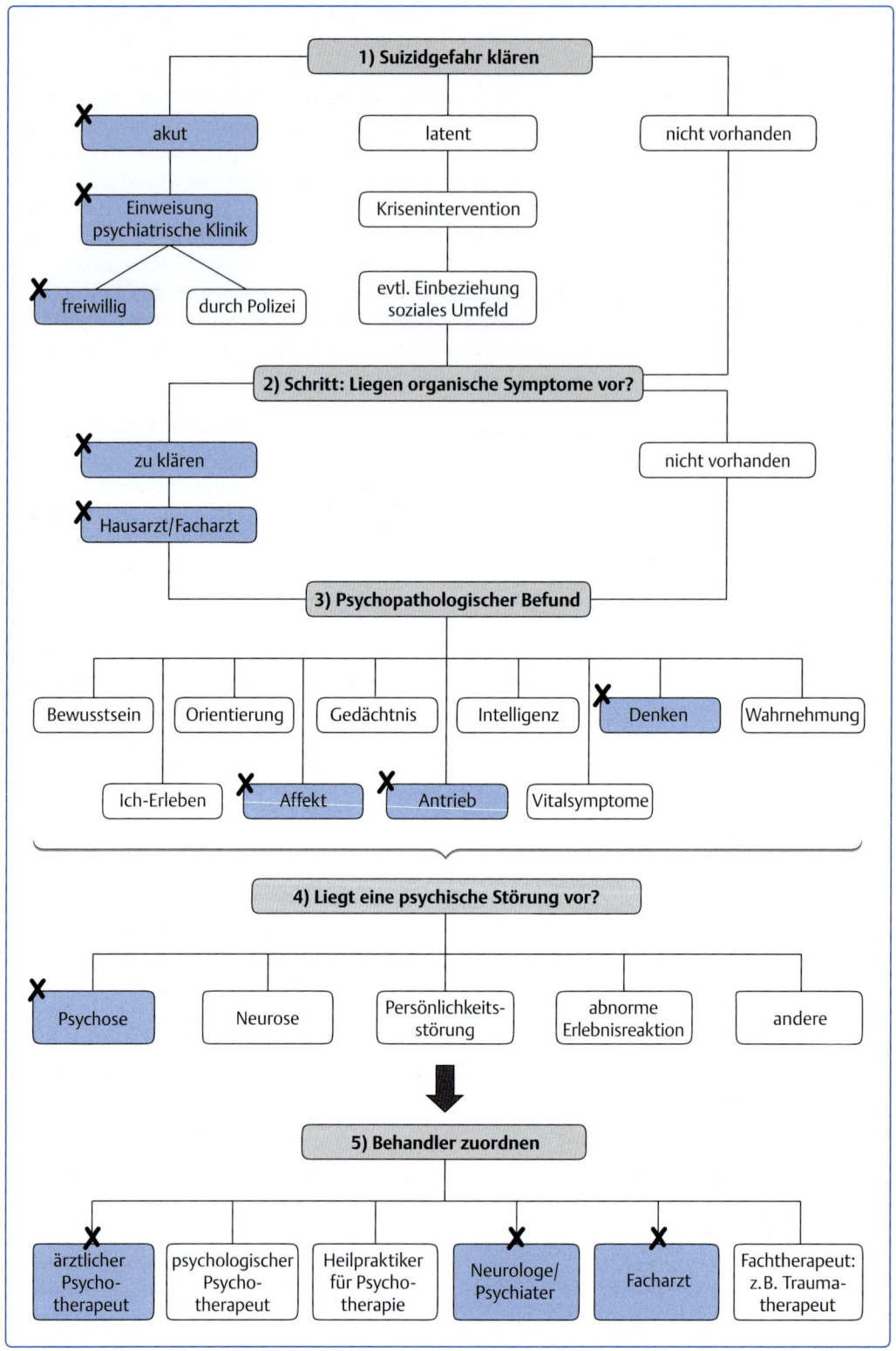

▶ **Abb. 13.7** Diagnosefilter zu Fallbeispiel 19.

und anhaltende körperliche Aktivität und Erregung kann sich in Aggression und Gewalttätigkeit zeigen. Eine Verwahrlosung durch Vernachlässigung der Nahrungsaufnahme und der persönlichen Hygiene ist ebenfalls möglich.

P: Sie erwähnten gerade die Zyklothymia. Ist es das Gleiche wie Zyklothymie?

K: Nein, es handelt sich um 2 unterschiedliche Krankheitsbilder. Die **Zyklothymia** gehört zu den anhaltenden affektiven Störungen. Sie besteht aus zahlreichen Episoden mit leicht gehobener Stimmung und leichter Depression, die jedoch von der Ausprägung nicht stark genug für die Diagnose einer Depression oder Manie sind. **Zyklothymie** dagegen ist der alte Begriff für die bipolare affektive Störung.

P: Wir haben noch einige Fragen zum Thema affektive Störungen. Wie lassen sich die kognitiven Beeinträchtigungen einer Depression oder „Pseudodemenz" von der richtigen Demenz abgrenzen?

K: Die „**Pseudodemenz**" ist eine Symptomatik, die bei schweren Depressionen auftritt. Die Veränderungen der Hirnleistung, wie Konzentrationsschwäche oder mangelnde Alltagsorientierung, bestehen lediglich während der depressiven Phase. Die Therapie einer schweren Depression wird in der Regel durch Antidepressiva unterstützt, wodurch die kognitiven Beeinträchtigungen nach einer Weile verschwinden. Bei einer richtigen Demenz ist das leider nicht der Fall, da der Abbau der Hirnleistungen fortschreitend und irreversiblen ist.

P: Welchem Krankheitsbild aus der ICD-10 entspricht die „neurotische Depression" am ehesten? Was sind ihre Kennzeichen?

K: Die **neurotische Depression** entspricht in der ICD-10 dem Störungsbild der **Dysthymia**. Das ist eine chronische depressive Verstimmung, die mindestens mehrere Jahre dauert, aber in ihrer Ausprägung nicht intensiv genug ist, um eine leichte rezidivierende depressive Episode zu diagnostizieren. Als zughörige Begriffe listet die ICD-10 die anhaltende ängstliche Depression, depressive Neurose, depressive Persönlichkeitsstörung und eben die neurotische Depression auf.

P: Gegen welche anderen Erkrankungen ist eine neurotische Depression abzugrenzen?

K: Differenzialdiagnostisch sollte ein schizophrenes Residuum ausgeschlossen werden. Diesem geht zum Beispiel immer mindestens eine schizophrene Episode voraus, was bei der neurotischen Depression nicht der Fall ist. Ebenso abzugrenzen ist eine ängstliche Depression, die von der Ausprägung nur leicht oder nicht anhaltend ist. Diese wäre bei den Angststörungen im Kapitel F4 klassifiziert und die Symptome Angst und Depression treten gleichzeitig in schwacher Ausprägung auf. Auch eine Trauerreaktion, die unter 2 Jahre dauert ist keine neurotische Depression.

P: Was ist der Unterschied zwischen einer reaktiven Depression und einer depressiven Reaktion?

K: Eine **reaktive Depression** wird durch ein konkretes Ereignis ausgelöst. Sie kann kürzer oder länger dauern und ist anfangs oft nicht von einer normalen Trauerreaktion zu unterscheiden. Bei übertrieben langer Dauer kann es sich auch um eine neurotische Depression handeln, bei der ein äußeres Ereignis einen verdrängten Konflikt aus der Kindheit aktualisiert. Im Gegensatz dazu kann eine **depressive Reaktion** nur von sehr kurzer Dauer sein, wie zum Beispiel aufgrund einer schockierenden Nachricht. Die depressive Reaktion wird in der ICD-10 als akute Belastungsreaktion bezeichnet.

P: Was versteht man unter der Störung der Vitalgefühle?

K: Bei einer **Störung der Vitalgefühle** wird das Gefühl der körperlichen Unversehrtheit, der eigenen Kraft, Frische und Lebendigkeit, vom Klienten als beeinträchtigt oder fehlend erlebt. Häufige Formulierungen sind: „Es ist alles so schwer, es drückt mich nieder, ich bringe keinen Schwung auf, alles ist so mühsam." Dazu gehört eine allgemeine Niedergeschlagenheit, Kraftlosigkeit, Schlappheit, Müdigkeit und körperliches Unbehagen wie Schmerzzustände und Schweregefühl in Brust, Bauchraum oder Beinen.

P: Nennen Sie epidemiologische Fakten affektiver Störungen. Was wissen Sie über den Krankheitsverlauf affektiver Störungen? Wie unterscheiden sich dabei unipolar depressive Störungen von bipolar affektiven Störungen?

K: Die affektiven Störungen gehören zu den häufigsten psychiatrischen Erkrankungen. Das **Risiko** im Leben einmal an einer Depression zu erkranken, liegt bei 15–18 %. Bipolare Störungen treten deutlich seltener auf, da liegt die Lebenszeitprävalenz nur bei 1–2 %. Etwas ⅓ der affektiven Störungen verlaufen bipolar. Auch Zyklothymia und Dysthymia liegen bei 1–6 %. Die erste Episode einer affektiven Störung tritt meist zwischen dem 20.–30. Lebensjahr auf. Viele depressive Störungen beginnen auch zwischen dem 50.–60. Lebensjahr. Die Altersdepression ist die häufigste psychische Erkrankung bei Über-65-Jährigen. Frauen leiden deutlich öfter an einer depressiven Störung oder einer Dysthymia als Männer.

Der **Verlauf** affektiver Störungen erfolgt in Phasen, wobei sich depressive und/oder manische Phasen mit gesunden Phasen abwechseln. Diese Phasen können zwischen 1 Woche dauern, wie das bei der Manie der Fall ist, oder bis über 1 Jahr anhalten. Die gesunden Intervalle werden oft kürzer, je mehr kranke Phasen auftreten.

Von unipolaren Störungen spricht man, wenn nur manische oder nur depressive Episoden auftreten. Bei der bipolaren Störung dagegen, wechseln sich depressive und manische Episoden ab.

P: Welche Gefahr besteht durch die regelmäßige Einnahme von Lithium?

K: **Lithium** ist bei guter Einstellung der Dosis ein sehr gut verträgliches Medikament. Dennoch besteht die Gefahr der Überdosierung. Die Symptome sind starker Durst, grobes Zittern, Muskelzucken, Müdigkeit, Gangunsicherheit, Erbrechen und Durchfall. Hinzu kommen eine verwaschene Sprache, teilweise Verwirrtheit oder auch Krampfanfälle. Eine mögliche Ursache kann auch eine fehlerhafte Einnahme sein. Meist sind jedoch andere Einflüsse auf den Wasserhaushalt der Grund für eine Überdosierung. Dazu gehört starkes Schwitzen, zu wenig Trinken, Abmagerungsdiät oder Nierenerkrankungen. Auch Kombinationen mit anderen Medikamenten sollten wegen möglicher Wechselwirkungen abgesprochen werden. Der Klient sollte auch immer seinen Lithium-Pass dabei haben.

P: Welche lerntheoretischen Aspekte werden bei der Entstehung von affektiven Störungen diskutiert?

K: Dazu fallen mir die Namen Beck und Seligman ein. Die **kognitive Theorie** der **Depression** von **Beck** geht von einem angeeigneten Denkmuster aus. Durch negative Erfahrungen in der Vergangenheit entwickelt sich eine Struktur, die zu fehlerhafter Informationsverarbeitung führt. Die kognitive Triade der Depression besteht aus negativen Ansichten und Erwartungen in Bezug auf das eigene Selbstwertgefühl, die Welt und die Zukunft. Das kann sich in Aussagen äußern wie „ich kann das eh nicht, ich bin unattraktiv, alle sind gegen mich und mögen mich nicht, es ist sowieso hoffnungslos". Die Wahrnehmung der Betroffenen ist verzerrt und negativ geprägt. Folgen dieser Wahrnehmung sind willkürliche Schlussfolgerungen, obwohl kein sichtbarer Beweis vorliegt, selektive Verallgemeinerungen wie „andere können das, ich bin zu dumm dafür", Generalisierung „mir gelingt nie etwas, immer ist es so, schon wieder passiert mir das" und ein negativer Bezug auf sich selbst „so etwas passiert nur mir".

Die Theorie der **erlernten Hilflosigkeit** von **Seligman** besagt ebenfalls, dass depressive Personen mehrfach negative Situationen erlebt haben, die sie aus Ihrer Sicht weder beeinflussen noch verändern konnten. Daraus entwickelte sich das Gefühl der eigenen Unzulänglichkeit, des persönlichen Versagens und negative Denkmuster und depressive Denkinhalte entstanden.

Positiver Verstärker von Depressionen kann das Verhalten des Umfeldes sein, wenn dem Betroffenen für seine Situation Interesse, Sorge und Sympathie entgegengebracht werden und die Zuwendung dadurch steigt.

P: Wie ist die Sichtweise der Psychodynamik?

K: Nach dem **psychodynamischen Ansatz** ist eine Depression eine Fixierung auf die orale Phase. In dieser Phase wurde die normale Entwicklung eines gesunden Selbstwertgefühls gestört durch Trennungs- und/oder Liebesentzugserfahrungen oder auch Überfürsorge. Durch die Trennung von einer Bezugsperson oder durch den Liebesentzug entsteht Zorn auf die Person sowie Schuldgefühle wegen dieser Empfindung. Die Wut kann nicht nach außen gerichtet werden und wendet sich gegen die eigene Person in Form von Selbstverachtung, Selbstbeschuldigungen und Depression.

Bei der Entstehung einer Manie wird die gleiche psychodynamische Ursache diskutiert wie bei der Depression. Die Symptome sind spiegelbildlich zur Depression und bieten eine Art Pseudolösung. Dabei werden die Unlustgefühle verdrängt beziehungsweise verleugnet und durch extremen Aktionismus und künstlich erzeugte Hochstimmung ersetzt. Gleichzeitig wird damit der Entwicklung einer Depression entgegengewirkt.

8 Zusammenfassung

- Behandlung von organischen, bipolaren, manischen oder mittelgradigen bis schweren depressiven Störungen durch einen Facharzt
- begleitende Therapie durch den Heilpraktiker für Psychotherapie möglich
- Behandlung von leichten depressiven Störungen, Dysthymia und Zyklothymia auch durch den Heilpraktiker für Psychotherapie
- Manie: Euphorie und Enthemmung
- Depression: Stimmungstief und Energieverlust (gehört zu den häufigsten psychischen Störungen)
- bipolare Störung: Wechsel zwischen manischen und depressiven Episoden
- Leitsymptome: Veränderung der Stimmung, des Antriebs, des Denkens
- Unterscheidung nach Schweregrad
- berühmte Persönlichkeiten:
  - Manie: Theodor Roosevelt
  - Depression: Franz Liszt
  - bipolare Störung: Ernest Hemingway

Affektive Störungen

14 Neurotische, Belastungs- und somatoforme Störungen

Neben Sucht und affektiven Erkrankungen gehören die neurotischen, Belastungs- und somatoforme Störungen zu den häufigsten psychischen Erkrankungen. Zu den neurotischen Störungen zählen neben den Angsterkrankungen auch die Zwangs- und dissoziativen Störungen (▶ Abb. 14.2). Die **Angststörungen** differenzieren sich in objekt-, situationsgebundene oder frei flottierende Ängste. Bei den **Zwangsstörungen** imponieren die Zwangsgedanken, Zwangsimpulse und/oder

Zwangshandlungen. Bei den **somatoformen** und **dissoziativen Störungen** stehen die körperlichen Beschwerden im Vordergrund. Den Belastungsstörungen geht ein akutes Trauma oder eine chronische Belastung voraus, die zwingend notwendig für das Auftreten der Beschwerden ist. Als Folgeerkrankungen können eine **akute Belastungsreaktion**, eine **posttraumatische Belastungsstörung** oder eine **Anpassungsstörung** entstehen. Betroffene Patienten sind dabei v. a. in ihrer Affek-

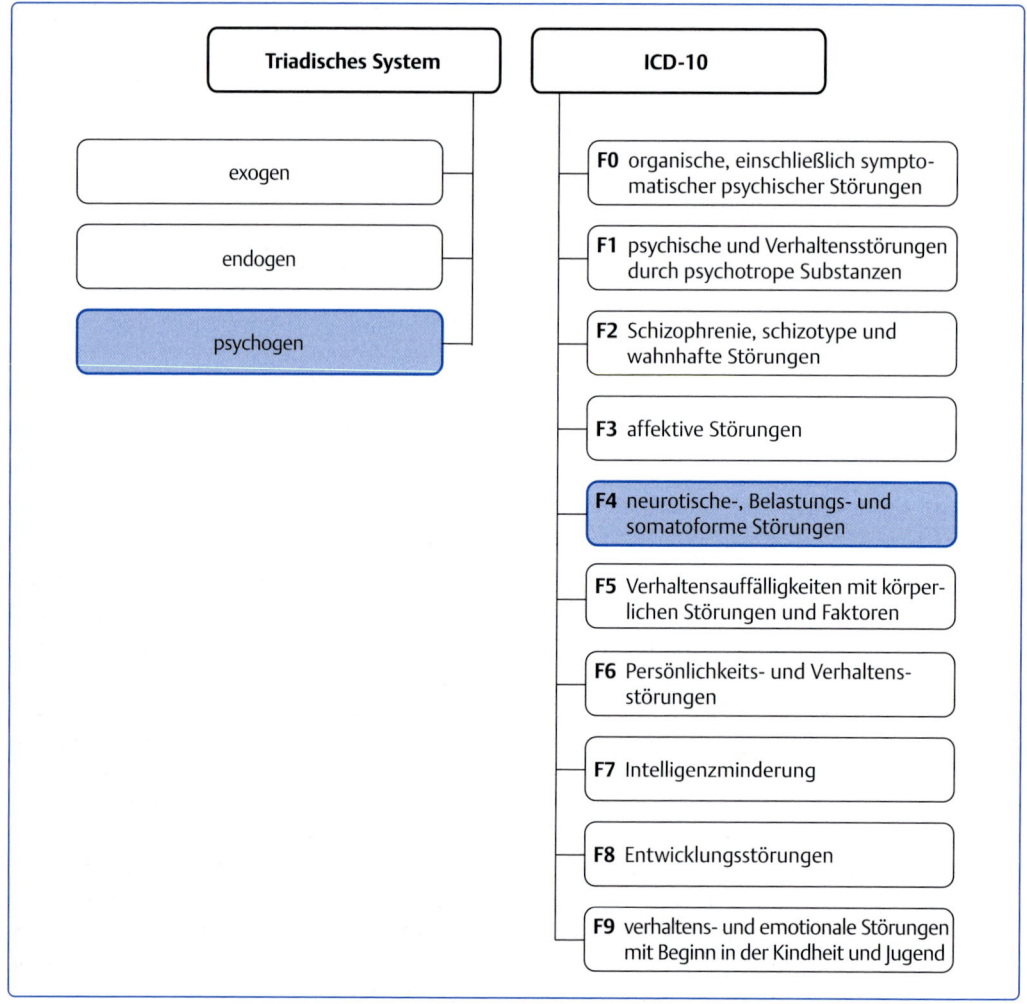

▶ **Abb. 14.1** Klassifizierung nach dem triadischen System und nach der ICD-10.

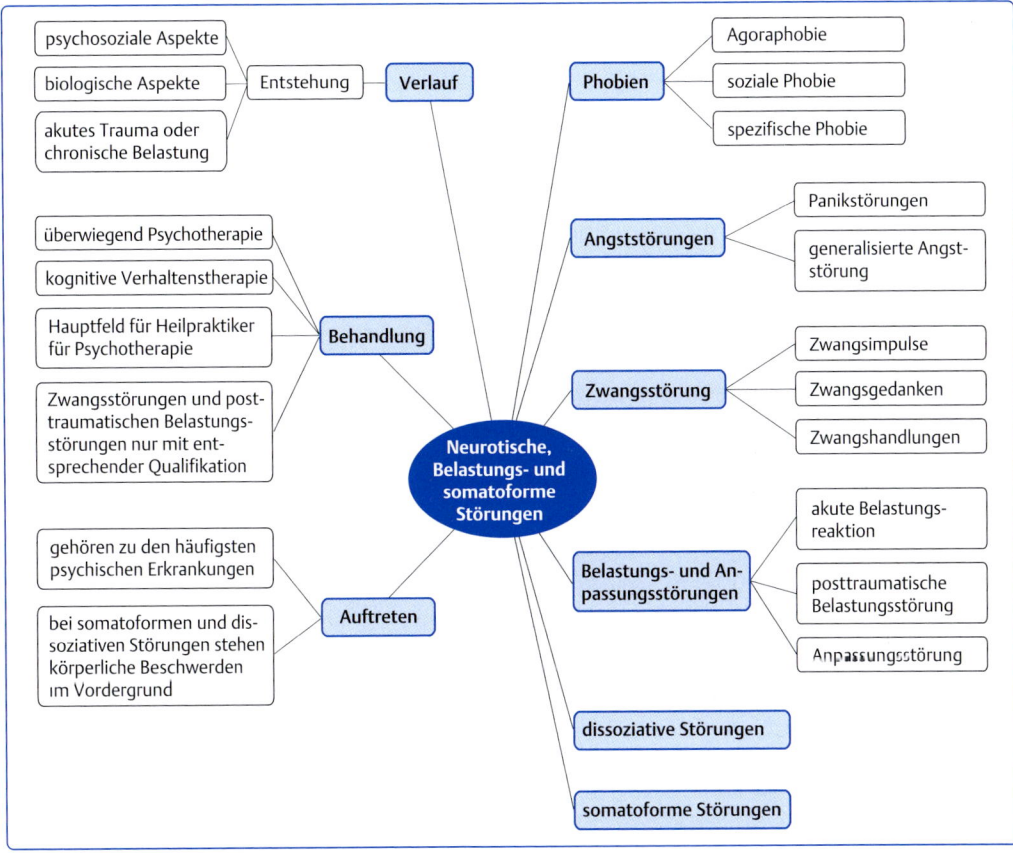

▶ **Abb. 14.2** Mind-Map® zu neurotischen, Belastungs- und somatoformen Störungen.

tivität, in ihrer Leistungsfähigkeit und in ihrer sozialen Beziehungen beeinträchtigt.

Neurotische, Belastungs- und somatoforme Störungen werden in der ICD-10 in einem Kapitel zusammengefasst, weil ihnen ein großer Anteil **psychogener Genese** zugeschrieben wird und sie historisch dem Neurosenkonzept nahe stehen. Dieser inhomogenen Gruppe von Krankheitsbildern ist gemeinsam, dass es für deren Symptomatik keine organischen Ursachen gibt, die die Störungsbilder ausreichend erklären könnten. Für die Ätiopathogenese der neurotischen, Belastungs- und somatoforme Störungen gibt es kein schlüssiges eindimensionales Krankheitskonzept. Auch hier ist von einer multifaktoriellen Genese auszugehen: entscheidend ist das Zusammenspiel von **psychosozialen** und **biologischen Faktoren**. Aus lerntheoretischer Sicht manifestieren sich neurotische Störungen durch die klassische und operante Konditionierung und durch den primären und

sekundären Krankheitsgewinn. Psychoanalytische Erklärungsansätze gehen von der Konfliktpathologie zwischen Autonomie- und Abhängigkeitsbestrebungen sowie von einem Defizitmodell (erhaltene Entwicklungsdefizite), einem Traumamodell (fortwirkende traumatische Schädigung), einem Stressmodell (psychophysiologische und psychoneuroimmunologische Aspekte) aus. Körperliche Symptome werden hier z.B. als Ausdruck verdrängter und unbewältigter Konflikte interpretiert, die auf die Körperebene verschoben wurden. Auch bei den Belastungsstörungen spielt die individuelle Disposition bei der Krankheitsentstehung eine beträchtliche Rolle.

Psychotherapie ist bei dieser Störungsgruppe die erste Wahl. Der Therapieerfolg der **kognitiven Verhaltenstherapie** ist hier empirisch am besten belegt. Welche Therapieart letztendlich gewählt wird, richtet sich nach Art der Diagnose, Wunsch des Klienten, aber auch Erfahrungen vonseiten des

Therapeuten. Psychopharmaka kommen nur begleitend zum Einsatz. Die Gruppe der an psychogenen Störungen Leidenden ist nach geltendem Recht das Klientel, das nicht oder nicht ausschließlich von psychologischen oder ärztlichen Psychotherapeuten behandelt werden muss, sondern durchaus auch vom Heilpraktiker für Psychotherapie therapiert werden darf. Allerdings sollte die Therapie von Zwangsstörungen und posttraumatischen Belastungsstörungen unbedingt Fachtherapeuten mit ausreichender Erfahrung vorbehalten sein, die sich zudem in einer kontinuierlichen Supervision befinden, um eine Retraumatisierung der Klienten und eine Verschlechterung des Krankheitsprozesses zu verhindern.

Fallbeispiel 20

Frau Nicole J. möchte eine Therapie bei Ihnen beginnen. Schon seit Jahren leide sie unter einem bestimmten Problem. Sie habe eine tief sitzende Angst vor Schlangen, die sogar so weit gehe, dass sie im Zoo nicht einmal in die Nähe des Reptilienhauses gehen könne, ohne weiche Knie zu bekommen. Vor einer Woche habe Frau J. den Fernseher angeschaltet und sei zufällig in einem Bericht über Schlangen gelandet. Vor Schreck habe sie die Fernbedienung fallen gelassen. Ihr Herz sei gerast, Schweißperlen hätten ihr auf der Stirn gestanden, die Hände hätten angefangen zu zittern, und ihr sei übel und schwindelig geworden. Seit einigen Monaten habe sie eine neue Partnerschaft, und sie und ihr Freund würden gerade ihren ersten gemeinsamen Urlaub planen. Ihr Freund wolle diesen unbedingt in Indien verbringen und sei ganz versessen darauf. Aus Reiseberichten wisse Nicole J., dass es in Indien sehr viele Schlangen gebe und diese selbst in der Hotelanlage häufig anzutreffen seien. Von ihrer Abneigung gegen Schlangen habe sie ihrem neuen Partner bisher nichts erzählt, da sie Angst habe, sie könne ihn dadurch verlieren. Die Situation belaste Frau J. mittlerweile aber so stark, dass sie nachts schweißgebadet sei, mit rasendem Herzen aufwache und in ihrem Lieblingsbuchladen sogar die Abteilung mit den Reiseführern meide. Sie habe große Angst und sei vollkommen ratlos, wie sie den kommenden Urlaub überstehen solle.

P: Wie würden Sie in diesem Fall therapeutisch vorgehen?
K: Das Leitsymptom in diesem Fall ist ein eindeutiges **Angstsymptom** mit den dazugehörigen körperlichen Erscheinungen wie zittern, Schweißausbrüche, Übelkeit und Schwindel.

P: Welche Angststörungen kennen Sie?
K: Die ICD-10 unterscheidet Phobien, Panikstörungen und generalisierte Angststörungen.

P: Um welche Angststörung geht es in diesem Fall?
K: Aufgrund der geschilderten Situation geht es ausschließlich um die Angst in Bezug auf ein bestimmtes Objekt, nämlich Schlangen. Ich würde von einer **spezifischen** (isolierten) **Phobie** ausgehen. Außerdem meidet sie die angstbesetzten Situationen, was ebenfalls ein Diagnosekriterium ist. Allerdings würde ich noch einmal nachhaken, ob mittlerweile auch in anderen Situationen das Gefühl der Angst auftritt.

P: Was möchten Sie dadurch erfahren?
K: Ich möchte damit sichergehen, dass es sich nicht um eine Panikstörung oder generalisierte Angststörung handelt.

P: Worin unterscheiden sich diese zur spezifischen Phobie?
K: Bei der **Panikstörung** tritt die Angst in Form plötzlicher, schwerer und unerwarteter Attacken auf und ist nicht an bestimmte Situationen oder Objekte gebunden. Tritt die Panikattacke jedoch in Verbindung mit einer bestimmten Situation auf oder ist mit einem bestimmten Objekt verbunden, lautet die Hauptdiagnose dennoch Phobie. Durch zusätzlich auftretende Panikattacken wird der Schweregrad der Phobie bestimmt. Bei der **generalisierten Angststörung** handelt es sich um eine anhaltende Angst, die ebenfalls nicht an eine bestimmte Situation oder an ein Objekt gebunden ist. Das wird als frei flottierend bezeichnet.

P: Woran ist noch zu denken?
K: In jedem Fall würde ich auf eine genaue Diagnostik achten und diese Schritt für Schritt angehen. Das beginnt mit einer Einschätzung der Suizidgefährdung, welche ich in diesem Fall nicht erkennen kann. Was die körperlichen Symptome betrifft, sollte vorsichtshalber eine organische Ursache durch eine ärztliche Untersuchung ausgeschlossen werden. Auch bei den 10 Punkten des psychopathologischen Befundes, kann ich aufgrund der Schilderungen keine Störungen erkennen.

P: Wie gehen Sie bei dieser Klientin vor?

K: Ich würde ihr auf jeden Fall mitteilen, dass spezifische Phobien sehr häufig vorkommen, nämlich bei ca. 5–10 % der Bevölkerung. Ungefähr 50 % der Phobien verlaufen chronisch, wobei sich viele Betroffene gar nicht erst in Behandlung begeben.

P: Erklären Sie bitte auch die anderen Formen der Angststörung nach ICD-10.

K: Gern. Bei der **Agoraphobie** haben die Betroffenen Angst vor offenen Plätzen, Menschenmengen, allein in Zügen, Bussen oder Flugzeugen reisen zu müssen oder auch davor, Geschäfte zu betreten. Das kann so weit gehen, dass diejenigen kaum noch das Haus verlassen aus Angst, in der Öffentlichkeit zu kollabieren.

Bei der **sozialen Phobie** hat der Betroffene Angst vor prüfenden Blicken durch andere Menschen. Das geschieht meist in verhältnismäßig kleinen Gruppen. In großen Menschenmengen dagegen nicht. Die Symptome äußern sich durch Erröten, Händezittern, Übelkeit – teilweise mit dem Gefühl, sich erbrechen zu müssen oder dem Drang zum Wasserlassen. In Extremfällen zieht sich der Betroffene in die vollständige soziale Isolation zurück.

Bei den anderen Angststörungen gibt es, abgesehen von der Panikstörung und der generalisierten Angststörung, die ich bereits genannt habe, noch die gemischte Form aus Angst und depressiver Störung. Diese Klassifizierung ist nur zu verwenden, wenn beide Störungen gleichzeitig vorhanden sind, keine in ihrer Ausprägung dominiert und die Symptome nicht stark genug sind, um beide Störungen einzeln zu kodieren.

P: Bei welchen anderen psychischen Erkrankungen kann Angst begleitend vorkommen?

K: **Angst** kommt bei vielen anderen psychischen Erkrankungen vor wie beispielsweise bei Depressionen, wobei die Angst mit dem Abklingen der depressiven Stimmung ebenfalls zurückgeht. Weiterhin tritt eine Angststörung bei Suchterkrankungen, Schizophrenien, Persönlichkeitsstörungen, Zwangsstörungen, Essstörungen, posttraumatischen Belastungsstörungen, somatoformen Störungen und Anpassungsstörungen auf.

P: Welche körperlichen Symptome bei Angst gibt es? Können diese nur bei psychischen Störungen vorkommen?

K: Die **körperlichen Symptome** sind Zittern, Herzklopfen, Schwitzen und Erröten. Angst kommt in allen Lebenslagen vor, sie ist ein menschliches Grundgefühl und dient als Schutzmechanismus bei bedrohlichen Situationen. Im Extremfall soll die Angst das Überleben sichern, sie ist also eine normale Reaktion in bestimmten Situationen und nicht grundsätzlich krankhafter Natur. Andere Bezeichnungen für Angst sind Furcht oder Besorgnis.

P: Wie lassen sich Angststörungen aus lerntheoretischer und psychodynamischer Sicht erklären?

K: Nach der **Lerntheorie** ist Angst eine erlernte Reaktion. Es gibt angstauslösende Reizkonstellationen, dass heißt ein bestimmter Reiz wird durch Kopplung mit einer angstauslösenden Situation zu einem Reiz umgewandelt, der eine Angstreaktion auslöst.

Aus **psychodynamischer Sicht** ist Angst ein Abwehrmechanismus des Ich. Da gibt es zum einen die Realangst, die bei äußerer Bedrohung in Gefahrensituationen auftritt. Die neurotische Angst stellt sich ein, wenn das Ich von übermäßigen Triebansprüchen des ES überwältigt zu werden droht. Und die moralische Angst entsteht, wenn das Über-Ich mit Strafe wegen Verletzungen von Regeln und Tabus droht. Ist die Ich-Stärke nur mangelhaft entwickelt, kann sie möglicherweise die Triebimpulse mit den verinnerlichten Werten und Normen nicht in Einklang bringen. Die Ursache der Angst ist ein ungelöster frühkindlicher Konflikt durch die Wünsche nach Autonomie und Abhängigkeit.

P: Was ist der sogenannte Angstkreis?

K: Der **Angstkreis** ist eine Art Teufelskreis von Erwartungsangst, Katastrophengedanken und der Beobachtung von körperlichen und anderen Angstmerkmalen. Eine überzogene Wahrnehmung, Gedanken an angstauslösende Situationen, das Gefühl der Angst selbst oder körperliche Veränderungen und körperliche Symptome können den Beginn des Teufelskreises auslösen. Oft beginnt es nur mit einer dieser genannten Komponenten, einem auslösenden Moment und konzentriert sich dann auch auf die anderen Komponenten. Meist

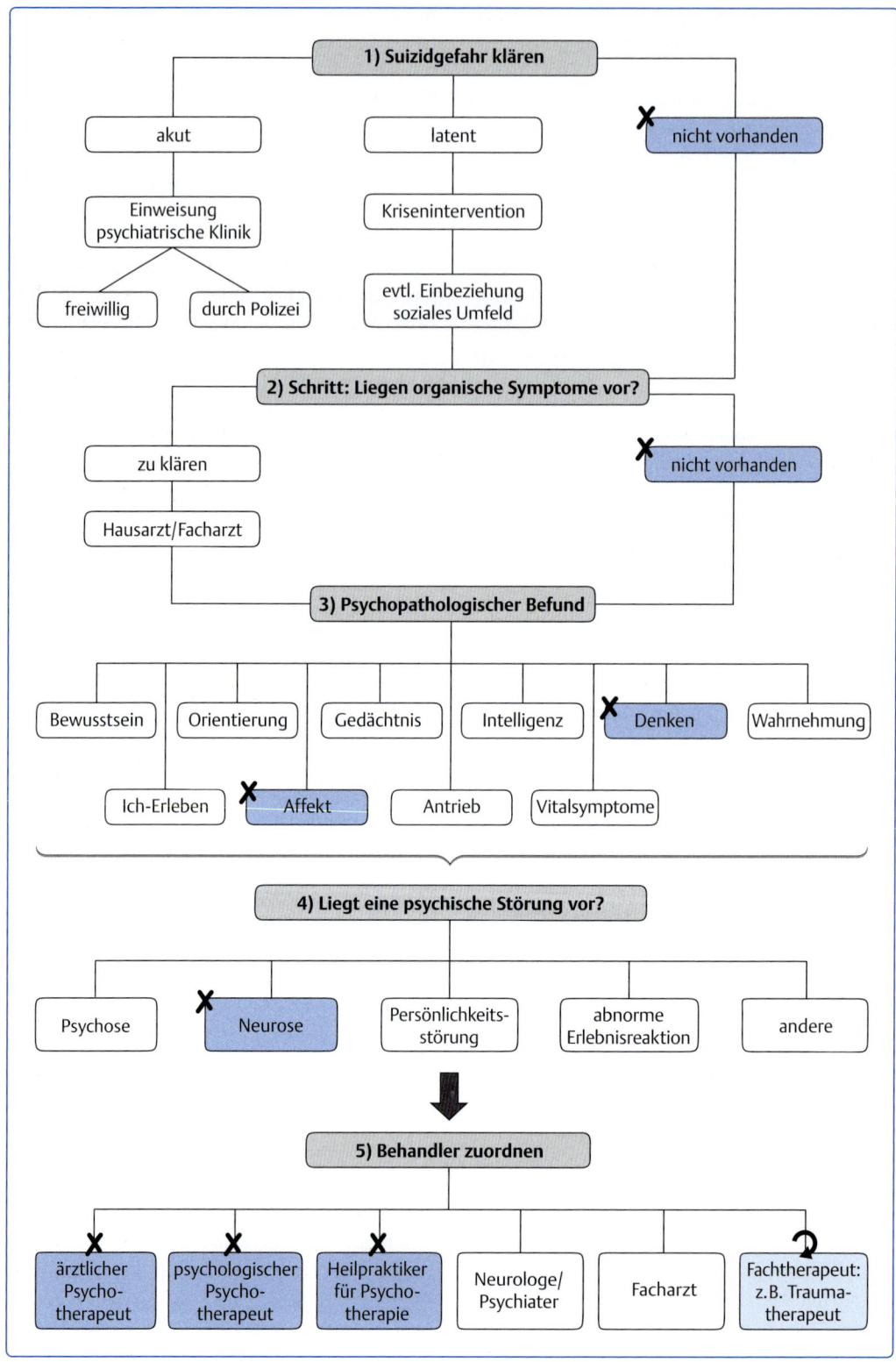

▶ **Abb. 14.3** Diagnosefilter zu Fallbeispiel 20.

werden die körperlichen Symptome deutlich stärker, je mehr auf sie geachtet wird.

P: Dürfen Sie als Heilpraktiker für Psychotherapie Klienten mit Angststörungen behandeln?
K: Ja, das darf ich. Allerdings sollte eine zweite Diagnose vorliegen und organische Ursachen vorher ausgeschlossen werden. Ich würde die **Therapie** in Absprache mit dem behandelnden Psychiater festlegen und auch nur dann, wenn ich bereits über ausreichend Erfahrung mit Angststörungen verfüge.

P: Welche Behandlungsoptionen gibt es für Angststörungen?
K: Bei einer spezifischen Phobie, wie sie im genannten Fall vorlag, genügt meist eine Verhaltenstherapie. Jeweils abgestimmt auf das Störungsbild kann eine Psychotherapie, die mit medikamentöser Therapie gekoppelt wird, sinnvoll sein. Eine psychodynamische Therapie wird vor allem bei der generalisierten Angststörung eingesetzt.

P: Welche Methoden bei Phobien kennen Sie aus der Verhaltenstherapie?
K: Da gibt es zum einen die **systematische Desensibilisierung**. Dabei wird die Klientin aus dem Beispiel schrittweise an einen angstfreien Kontakt mit Schlangen herangeführt. Zunächst erlernt sie eine Entspannungstechnik, die bei jedem Schritt im Therapieverlauf immer wieder eingesetzt wird. Im Zustand der Entspannung wird sie langsam mit dem angstbesetzten Objekt, hier mit Schlangen, konfrontiert. Zunächst nur mit Bildern, dann mit Filmen und anschließend mit dem lebendigen Tier, zum Beispiel durch einen Zoobesuch. Durch diese stufenweise Heranführung an das angstbesetzte Objekt mit der Koppelung eines angenehmen Reizes, der Entspannung, verliert die Angst nach und nach ihre Wirkung. Erst wenn die bestehende Situation keine Angst mehr bei der Klientin auslöst, geht sie zur nächsten Stufe der sogenannten Angsthierarchie über.

P: Welche Verfahren kennen Sie darüber hinaus?
K: Eine weitere Methode wird **Flooding** genannt. Dabei wird die Klientin mit dem angstauslösenden Reiz an mehreren Tagen über mehrere Stunden massiv konfrontiert, also quasi „überflu-

tet". Durch die Erfahrung der Klienten, dass keine tatsächlichen schadenden Konsequenzen auftreten, obwohl sie dem Reiz ausgesetzt ist, soll die Situation ihr Angstpotenzial verlieren.

P: Wann kann diese Therapie als erfolgreich eingestuft werden? Wenn die Klientin ohne Angst eine Schlange auf den Arm nehmen kann?
K: Das ist aus meiner Sicht nicht unbedingt erforderlich. Wenn die Klientin sich zukünftig angstfrei in der Nähe von Schlangen aufhalten kann und in ihrer Lebensqualität nicht mehr eingeschränkt ist, würde ich die Therapie als erfolgreich betrachten. Denn selbst Personen, die nicht an einer Schlangenphobie leiden, können durchaus ängstlich oder unangenehm berührt sein, wenn sie solche Tiere auf den Arm nehmen sollen. Die Reaktionen können da sehr unterschiedlich ausfallen.

Fallbeispiel 21
Beim Erstgespräch erzählt Ihnen eine Klientin, warum sie zu Ihnen kommt. Sie arbeite als Verkäuferin in einem Modegeschäft und sei gestern mit einer Kundin in Streit geraten, woraufhin sich diese beim Geschäftsführer beschwert habe. Anstatt zu seiner Mitarbeiterin zu halten, habe dieser jedoch hinter der Kundin gestanden. Da sei sie weinend zusammengebrochen, hätte Magenschmerzen bekommen, einen starken Druck auf der Brust gespürt, und ihr Hals sei wie zugeschnürt gewesen. Eine Freundin habe ihr dann ein Beruhigungsmittel gegeben, und es sei ihr demzufolge bald besser gegangen.

P: Was meinen Sie zu diesem Fall? Ich würde insbesondere gern mehr über Ihr therapeutisches Vorgehen erfahren. Es genügt mir, wenn Sie lediglich kurz Ihre ersten Gedanken dazu formulieren.
K: Vor allem wüsste ich gern, um welches Beruhigungsmittel es sich da gehandelt hat. Ich denke dabei an das Thema Abhängigkeit, wobei das Weinen auch ein mögliches Entzugssymptom beim Absetzten von Medikamenten, Drogen oder Amphetaminen wie Appetitzügler sein könnte. Der Druck auf der Brust, der zugeschnürte Hals und die Magenbeschwerden könnten auch die Vitalsymptome einer Depression sein. Eine Angstneurose wäre ebenfalls in Betracht zu ziehen und genauer zu explorieren. Ein möglicher Auslöser könnte die Person des Vorgesetzten sein. Vielleicht

ist ihre Reaktion ein Abwehrmechanismus in Form einer Verschiebung. Als ersten Schritt würde ich die Klientin gern ärztlich untersuchen lassen, bevor ich einen Therapieplan entwerfe und mit psychotherapeutischen Maßnahmen beginne.

P: Gehen wir von einem psychogenen Konflikt aus und Sie sind erfahrener Gestalttherapeut und möchten mit dieser Klientin arbeiten. Wie gehen Sie vor?

K: Die **Gestalttherapie** geht von einer Störung des Kontaktes zwischen der Person und der Umwelt aus. Es gibt dafür unterschiedliche Ursachen wie eine unbewusste Vermeidung, Abspaltung oder die Desintegration von Wünschen oder Vorstellungen, die Angst erzeugen könnten. Die Ganzheitlichkeit der Person ist dadurch gestört und soll mithilfe der Gestalttherapie wieder hergestellt werden. Dabei werden diese unterdrückten Impulse aufgedeckt, wahrgenommen und bewusst durchlebt und anschließend in die Persönlichkeit integriert.

Fallbeispiel 22

Maria L. ist 21 Jahre alt und kommt mit ihrem Vater zum ersten Gespräch. Zu Beginn des Gesprächs ist Marias Blick unverwandt auf den Boden geheftet, doch schließlich beginnt sie stockend und mit gepresster Stimme zu erzählen. Wie Sie erfahren, verlässt die junge Frau seit Monaten kaum noch ihre Wohnung, da sie große Angst hat, sich mit einem tödlichen Virus zu infizieren. Deshalb müsse sie ihren Körper und auch ihre Wohnung mehrmals täglich gründlich desinfizieren und reinigen. Nach jedem – auch noch so kurzen oder geringen – Kontakt mit der „Außenwelt" stelle sich Maria unter die Dusche, um sich in einem ganz bestimmten Modus zu reinigen. Schließlich dürfe keine Stelle ausgelassen oder übersehen werden. Auch jeder Gegenstand, der in ihre Wohnung gebracht werde und zuvor von anderen Personen berührt worden sei, werde gründlich gereinigt und desinfiziert. Der Vater erzählt, dass Maria mittlerweile gar keinen Besuch in die Wohnung lasse, abgesehen von ihrer Mutter. Aber nur, wenn seine Frau sich zuvor und unmittelbar nach Betreten der Wohnung geduscht habe, dürfe sie sie sich in die Wohnung der Tochter bewegen. Maria erwähnt, dass sie sich der Unsinnigkeit ihres Verhaltens zwar durchaus bewusst sei, dennoch könne sie es nicht unterlassen, weil die Angst sonst unerträglich würde. Die Angst vor einer tödlichen Virusinfektion habe schon vor 2–3 Jahren eingesetzt, sie sei damals schon auf der Hut gewesen und habe Angst gehabt, sich mit einem Virus zu infizieren.

▼

Doch seit in den Medien immer mehr über Vogelgrippe und Schweinegrippe und ähnliche Vorfälle berichtet werde, sei diese Angst immer stärker geworden. Ihre Waschrituale hätten in den letzten Wochen erheblich an Ausmaß und Umfang zugenommen, sodass sie sich inzwischen kaum noch um andere Dinge kümmern könne. Sie erfahren, dass sie ihre Ausbildung zur Konditoreifachverkäuferin abgebrochen hat, weil sie nicht mehr in den Betrieb oder die Schule gehen konnte, und dass ihre Eltern ihr mittlerweile auch alle Einkäufe und Behördengänge abnähmen. Sie sei schon als Kind immer sehr unsicher und ängstlich gewesen, berichtet ihr Vater. Mit anderen Kindern habe sie wenig gespielt, aus Angst davor, nicht gemocht zu werden. In den letzten 3 Wochen habe er selbst auch nur telefonischen Kontakt zu Maria gehabt, da er ihre Wohnung ja nicht mehr betreten dürfe. Seine Frau habe ihm berichtet, dass ihre Tochter mittlerweile jeden Tag mindestens 7 Stunden benötige, um sich selbst zu waschen und die Wohnung zu putzen.

P: Wie gehen Sie bei Maria L. vor?

K: Eine akute oder latente Suizidgefährdung ist nicht erkennbar, auch scheint die junge Frau körperlich keine Beschwerden zu haben. Aus psychopathologischer Sicht liegen Zwangsgedanken und Zwangshandlungen vor. **Zwangsgedanken** sind Ideen, Vorstellungen und Impulse, die sich einer Person gegen ihren Willen aufdrängen und die sie ständig beschäftigen. Bei Maria ist es die Vorstellung, sich mit einem tödlichen Virus zu infizieren. **Zwangshandlungen** sind Verhaltensweisen, die gegen einen inneren Widerstand ausgeführt werden müssen, meist in einer ritualisierten Form. Ein Unterlassen der Handlung würde Spannungen und Angst auslösen. Die Betroffenen sind sich meist der Unsinnigkeit der Handlung bewusst, wie auch Maria selbst schildert. Die häufigsten Formen sind Wasch- und Kontrollzwänge. Im vorliegenden Fall handelt es sich um Wasch- und Putzzwänge. Sie zeigt auch ein deutliches Vermeidungsverhalten, welches ebenfalls zu den Leitsymptomen zählt. Demnach wäre im vorliegenden Fall meine erste Verdachtsdiagnose eine Zwangsstörung.

P: Können Sie mir noch sagen, zu welchen Störungen des psychopathologischen Befundes die Zwangsgedanken und -handlungen zählen.

K: Ja, natürlich. Zwänge gehören zu den inhaltlichen Denkstörungen, ebenso wie der Wahn.

▼

P: Was ist der Unterschied zwischen einer Wahnidee und einem Zwangsgedanken?

K: Bei einer **Wahnidee** ist der Betroffene von der Realität dieser Gedanken überzeugt, auch wenn das im Widerspruch zu den Meinungen anderer Menschen steht. Wahnideen werden nicht als unsinnig empfunden, im Gegensatz zu den **Zwangsgedanken**. Diese drängen sich gegen den Willen des Betroffenen auf, werden als unsinnig empfunden und sind meist sehr quälend und lassen sich nur schwer unterbinden.

P: Sie sagten, Ihre Verdachtsdiagnose sei eine Zwangsstörung. Wie lauten denn die diagnostischen Leitlinien nach der ICD-10?

K: Zunächst einmal müssen die Gedanken oder Impulse für den Betroffenen erkennbar sein und er muss gegen mindestens einen Gedanken oder Impuls versuchen, Widerstand zu leisten. Sie dürfen an sich nicht als angenehm wahrgenommen werden und müssen sich in unangenehmer Weise wiederholen. Die Symptome sollen wenigstens 2 Wochen lang nachweisbar sein und die normalen Alltagsaktivitäten stören. Darüber hinaus müssen sie vom Betroffenen als quälend empfunden werden.

P: Welche Zwänge unterscheidet man, welche sind am häufigsten?

K: Die ICD-10 unterscheidet zwischen Zwangsgedanken oder Grübelzwang, Zwangshandlungen oder -ritualen und der gemischten Form von Zwangsgedanken und -handlungen. Die Mischform ist auch am häufigsten bei Zwangskranken zu finden.

P: Worauf müssen Sie bei Zwangsstörungen noch achten?

K: Zwangsstörungen treten häufig in Verbindung mit affektiven Störungen, wie Depressionen, auf. Die junge Frau hat sich bereits sehr stark sozial zurückgezogen und ihr auf den Boden gerichteter Blick und die leise Stimme deuten sehr auf eine depressive Symptomatik hin. Ich würde in der weiteren Exploration auf zusätzliche Hinweise achten und diese auch gezielt erfragen. Gelegentliche Panikattacken oder phobische Symptome können ebenfalls auftreten. Zwangsstörungen treten auch oft bei schizophrenen Psychosen, Suchterkrankungen, organischen psychischen Störungen oder Anorexie auf.

P: Welche Verbindung sehen Sie zwischen einer Zwangsstörung und einer Persönlichkeitsstörung?

K: Mehr als 50 % der Klienten mit Zwangsstörungen leiden auch an einer **Persönlichkeitsstörung**. Die häufigsten Formen in Verbindung mit Zwängen sind die anankastische, zwanghafte Persönlichkeitsstörung, die ängstliche, vermeidende Persönlichkeitsstörung und die abhängige, asthenische Persönlichkeitsstörung. Marias Vater berichtet, dass seine Tochter als Kind oft die Spielkameraden gemieden hat, aus Angst, nicht gemocht zu werden. Das könnte auf eine ängstliche, vermeidende Persönlichkeitsstörung hinweisen und wäre näher zu betrachten.

P: Was besagt der Begriff ich-dyston in diesem Zusammenhang?

K: Bei einer anankastischen, zwanghaften Persönlichkeitsstörung werden die Zwangsrituale als „**ich-synton**" empfunden, dass heißt: mit seiner Person vereinbar. Bei der Zwangsstörung dagegen empfindet der Betroffene die Gedanken oder Impulse als nicht zu seiner Person zugehörig und vereinbar, also als „**ich-dyston**".

P: Welches psychodynamische Erklärungsmodell gibt es für die Zwangsstörung?

K: Nach diesem Erklärungsmodell entstehen Zwangsstörungen in der analen Phase, also zwischen dem 18. Lebensmonat und dem 3. Lebensjahr. In diesem Lebensabschnitt ist die psychosexuelle Lust der Kinder an die Ausscheidungsfunktion gebunden. Gleichzeitig beginnen die Eltern mit der Sauberkeitserziehung. Auslöser für Zwangsstörungen sind in dieser Phase möglich, wenn die Sauberkeitserziehung zu früh beginnt oder zu streng durchgeführt wird. Das Kind beginnt die eigenen Es-Impulse zu fürchten und Abwehrmechanismen einzusetzen, um diese Angst zu verringern.

P: Wie erklärt sich die Entstehung von Zwangsstörungen aus Sicht der Lerntheorie?

K: Um die Grundangst bewältigen zu können, werden von der betroffenen Person die Zwangshandlungen oder -gedanken ausgeführt und wiederholt. Wenn durch diese Wiederholung bewiesen wird, dass keine schlimmen Konsequenzen folgen oder die Angst sogar vermieden werden kann, lernt der Betroffene, wie er mithilfe der

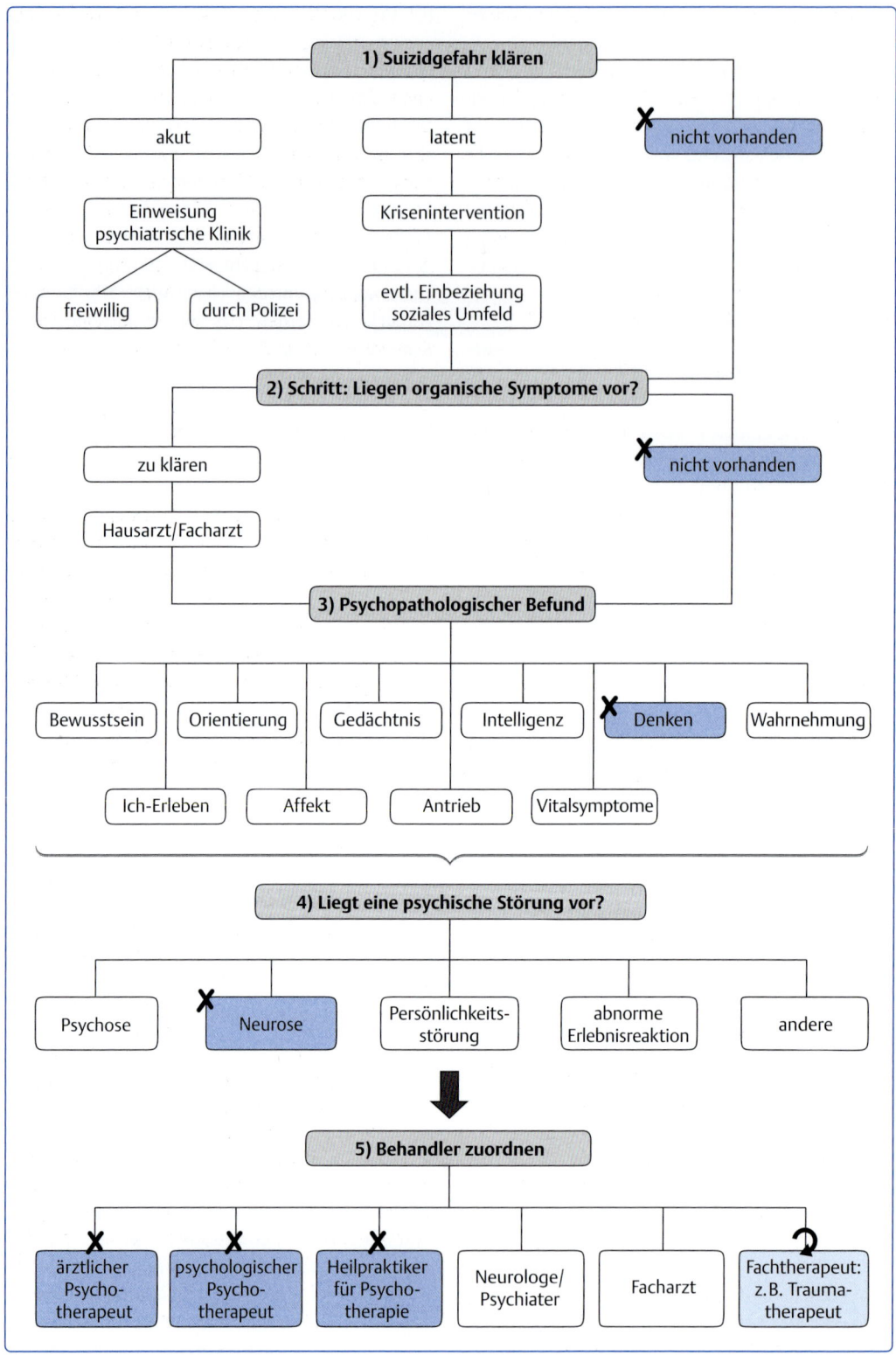

▶ **Abb. 14.4** Diagnosefilter zu Fallbeispiel 22.

Handlung ein Gefühl der Sicherheit erzeugen kann.

Das **2-Stufen-Modell** nach **Mowrer** erläutert dies noch etwas genauer. Die erste Stufe ist die klassische Konditionierung, bei der ein neutraler Reiz mit einer angstbesetzten Situation gekoppelt wird. Die zweite Stufe beschreibt die operante Konditionierung, nämlich wenn die Zwangshandlung immer wieder ausgeführt wird, um die Angst zu lindern oder zu vermeiden. Durch die empfundene Erleichterung wird das Wiederholen der Zwangshandlung aufrechterhalten.

P: Welche Therapie schlagen Sie vor?
K: Als Heilpraktiker für Psychotherapie darf ich, bei ausreichender Erfahrung, mit Klienten, die unter einer Zwangsstörung leiden, arbeiten. Die **Therapie** dürfte sich als recht schwierig erweisen, da im Schnitt ca. 11 Jahre vergehen, bevor sich die Betroffenen in Behandlung begeben und die Verhaltensweise sich in dieser Zeit sehr stark verankert hat. Auch der meist chronische Verlauf erschwert eine Therapie. Bei Maria wird nur von einigen Jahren gesprochen, das könnte sich als günstig für den Therapieverlauf herausstellen.

Ich würde mit ihr zunächst sehr behutsam vorgehen und sagen, wie mutig es ist, dass sie über ihre Problematik sprechen kann. Die meisten schämen sich zu sehr, da sie ihr eigenes Verhalten als unsinnig betrachten. Das ist häufig auch der Grund für die lange Zeit, bis sich Betroffene in Behandlung begeben. Ich würde ihr auch sagen, dass Zwangsstörungen recht häufig vorkommen – die **Lebenszeitprävalenz** liegt bei 1–2,5 %. Ich würde ihr aber auch erklären, dass eine medikamentöse Therapie in Verbindung mit Psychotherapie in den meisten Fällen sehr erfolgreich ist. Mit dem behandelnden Facharzt, der ihr auch die Medikamente verschreibt, in der Regel handelt es sich um SSRI, würde ich die begleitende psychotherapeutische Behandlung absprechen. Der alleinige Einsatz von einer Therapieform hat bisher weniger Erfolge gebracht, daher ist ein kombinierter Einsatz sinnvoll.

P: Erläutern Sie das Prinzip der Verhaltenstherapie bei Zwangsstörungen.
K: Bei Einsatz der **Verhaltenstherapie** wird hauptsächlich das Expositionstraining angewendet. Dabei wird die Klientin stufenweise mit einer Situation konfrontiert, die bei ihr die Zwangshandlungen oder -gedanken auslöst. Das könnte im Fallbeispiel von Maria zum Beispiel das Berühren eines Gegenstandes sein, ohne ihn zu reinigen und ohne sich selbst im Nachgang zu reinigen. Das Zwangsritual muss normalerweise immer ausgeführt werden, da die Klientin sonst das Gefühl hat, die entstehende Angst und Spannung nicht verringern zu können. Durch das Expositionstraining hat sie nun die Möglichkeit zu erfahren, dass dieser Spannungszustand irgendwann von allein wieder verschwindet und beim wiederholten Erleben der gleichen Situation an Dauer und Intensität verliert.

P: Das genügt mir für diesen Fall. Bitte erläutern Sie noch, was man unter einer Neurose versteht und was der Unterschied zwischen Symptom- und Charakterneurosen ist.
K: Die Neurosenlehre wurde in der Psychoanalyse entwickelt. Die Bildung von neurotischen Symptomen ist der Ausdruck eines unbewussten Konfliktes. Diese Konflikte entstehen, wenn 2 Bedürfnisse nebeneinander bestehen, die nicht miteinander vereinbar sind, aber eine wesentliche Bedeutung für die Person haben. **Charakterneurose** ist der alte Begriff für Persönlichkeitsstörungen und die **Symptomneurosen** sind jetzt unter der Bezeichnung „neurotische, Belastungs- und somatoforme Störungen" zu finden.

Fallbeispiel 23

Anna T. wurde von ihrem Hausarzt an Sie vermittelt. Die 40-Jährige berichtet, dass sie vor 12 Wochen Zeugin bei einem schweren Autounfall gewesen sei, bei dem eine junge Mutter und ihr 3-jähriger Sohn ums Leben gekommen seien. Es fällt ihr sichtlich schwer, überhaupt von diesem Unfall zu berichten, und ihre Stimme ist dabei dumpf und tonlos. Seit diesem Vorfall leide sie unter ausgeprägten Schlafstörungen und wache häufig schweißgebadet aus einem Albtraum auf, das Quietschen der Reifen und das knirschende Geräusch des Aufpralls noch in den Ohren. Tagsüber grübele sie viel über diesen Vorfall nach und könne sich kaum davon lösen. Und wenn sie auf der Straße einem kleinen Kind begegne, erschienen wieder die Bilder des Unfalls vor ihrem inneren Auge. Bis zu diesem Tag habe sie immer einen gesunden Schlaf gehabt, und sie bezeichnet sich selbst als sehr stabile Person, die bis dahin nicht so leicht aus der Ruhe zu bringen gewesen sei.

P: Wie würden Sie bei dieser Klientin vorgehen?

K:. Zunächst achte ich wie immer auf das Thema Suizidalität. Die Klientin hatte ein traumatisches Erlebnis, auch wenn sie „nur" Zeugin des Unfalls war. Selbst Wochen nach dem Ereignis leidet sie unter massiven Schlafstörungen. Die Grübeleien und ihre tonlose Stimme würden mich ebenfalls aufhorchen lassen und ich würde mir nähere Informationen verschaffen wollen. Selbst wenn ich dann zum Schluss komme, dass derzeit keine Suizidgefährdung besteht, würde ich die Klientin auch weiterhin beobachten, ob Hinweise möglicherweise später auftreten. Da sie von ihrem Hausarzt zu mir geschickt wurde, gehe ich davon aus, dass eine körperliche Untersuchung bereits stattgefunden hat und ohne Befund ist.

P: Sie sprechen von einem traumatischen Erlebnis. Was genau ist ein Trauma?

K: In der ICD-10 wird ein **Trauma** bezeichnet als ein belastendes Ereignis oder eine Situation außergewöhnlicher Bedrohung oder katastrophenartigen Ausmaßes, egal von welcher Dauer, die bei fast jedem eine tiefe Verzweiflung hervorrufen würde. Es werden 2 Arten von Traumata unterschieden. Das eine sind kurze dauernde Ereignisse wie Vergewaltigung, Unfall, Überfall, Zeuge des gewaltsamen Todes anderer und Katastrophen. Die zweite Kategorie betrifft länger dauernde oder wiederholt auftretende Ereignisse wie Geiselhaft, mehrfache Folter, Kriegsgeschehnisse oder wiederholter Kindesmissbrauch.

P: Welche psychischen Störungen können auf ein Trauma folgen?

K: Es könnte eine **akute Belastungsreaktion** ausgelöst werden, die unmittelbar nach dem traumatischen Erlebnis eintritt, jedoch innerhalb von Stunden oder Tagen wieder abklingt. Diese Reaktion wird auch Krisenreaktion, psychischer Schock, Katastrophenreaktion oder Nervenzusammenbruch genannt. Eine weitere Folge kann die **posttraumatische Belastungsstörung** sein. Diese setzt erst Wochen bis Monate nach dem Ereignis ein, doch selten nach mehr als 6 Monaten. Bei einigen Betroffenen kann die posttraumatische Belastungsstörung auch einen chronischen Verlauf annehmen, der dann einige Jahre andauert und oft in eine dauerhafte Persönlichkeitsänderung übergeht.

P: Gibt es für die Entstehung eines Traumas psychodynamische oder lerntheoretische Erklärungsmodelle? Wenn ja, wie lauten sie?

K: Bei einer posttraumatischen Belastungsstörung wird gelegentlich auch das **2-Stufen-Modell** von **Mowrer** herangezogen. Dabei wird die Angstreaktion während der erlebten traumatischen Situation als unkonditionierte Reaktion bezeichnet. Andere Reize dagegen, die ebenfalls in dieser Situation auftraten und ursprünglich neutral waren, führen zur klassischen Konditionierung und werden zu Auslösern von Angstgefühlen. Diese Auslöser werden später vermieden und sind negative Verstärker. Nehmen wir als Beispiel den vorliegenden Fall. Vielleicht hat es an diesem Tag besonders stark geregnet. Die Klientin verbindet nun den starken Regen mit dem Tag des Unfalls und vermeidet es zukünftig, bei dieser Wetterlage das Haus zu verlassen. Ein bisher neutraler Reiz (der Regen) wird damit zum negativen Verstärker.

Es gibt zu diesem Erklärungsmodell allerdings berechtigte Kritiken. Wie auch aus der Definition der ICD-10 bereits hervorgeht, ist ein Trauma ein Erlebnis, das bei fast jedem eine tiefe Verzweiflung hervorrufen würde und daher nicht erlernt werden kann oder Folge einer frühkindlichen Störung sein kann. Außerdem benötigt man für einen Lernprozess meist mehrere Situationen, nicht nur eine einzige. Darüber hinaus erlebt der Betroffene keine Erleichterung seiner Angst durch die Symptome der posttraumatischen Belastungsreaktion. Frau T. würde sich also nicht ruhiger fühlen, wenn sie bei starkem Regen zu Hause bleibt.

P: Welche Verdachtsdiagnose haben Sie in Bezug auf diesen Fall?

K: Der Unfall liegt bereits mehrere Wochen zurück, demnach handelt es sich nicht mehr um eine akute Belastungsreaktion. Ich würde tatsächlich eher an eine **posttraumatische Belastungsstörung** denken. Die Merkmale dafür sind, dass die Störungen innerhalb von 6 Monaten nach einem traumatischen Erlebnis auftreten. Das trifft in diesem Fall zu. Weitere Merkmale sind Nachhallerinnerungen, die als Flashbacks bezeichnet werden. Diese können in Tagträumen oder nachts als Albtraum auftreten. Auch das ist bei Frau T. der Fall. Darüber hinaus muss ein deutlicher emotionaler Rückzug, Gefühlsabstumpfung und eine Vermeidung von Reizen, die an das Trauma erinnern,

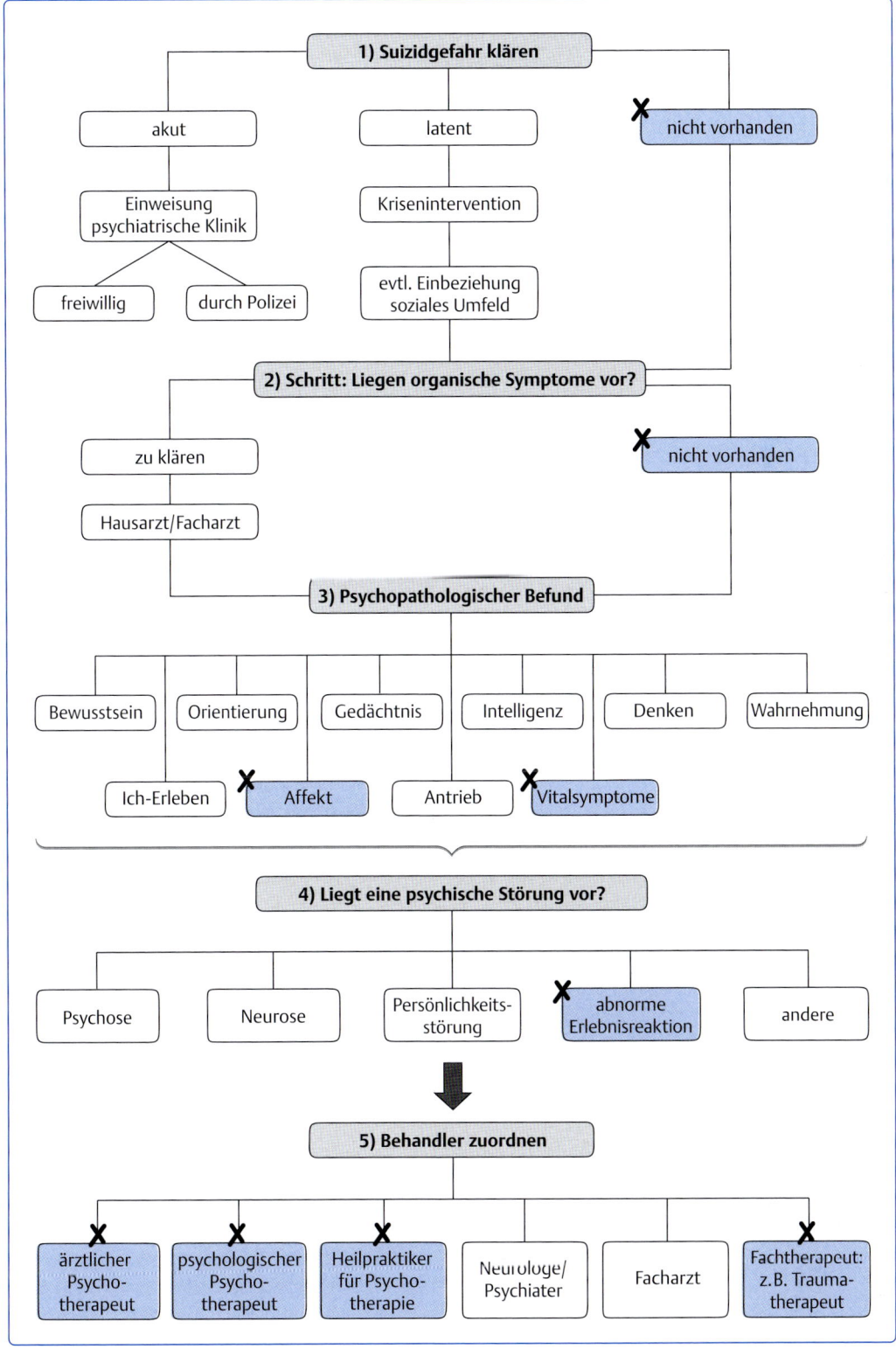

▶ **Abb. 14.5** Diagnosefilter zu Fallbeispiel 23.

erkennbar sein. Ein Vermeidungsverhalten sollte ebenfalls vorhanden sein. Einige Hinweise finde ich dazu auch bei Anna T. wie das Grübeln und die tonlose Stimme. Um sicher zu sein, würde ich der Klientin diesbezüglich weitere Fragen stellen.

P: Wieso ist es keine Anpassungsstörung?
K: Der Schweregrad des Ereignisses ist meist geringer als bei einer posttraumatischen Belastungsstörung. Außerdem beziehen sich die Ereignisse auf eine Änderung im Leben der Person oder des sozialen Umfeldes. Dazu gehören der Verlust einer vertrauten Person durch Trennung oder Tod, Umzug oder Emigration, eine schwere Erkrankung, Schwierigkeiten in der Familie oder Scheidungen. Man spricht bei **Anpassungsstörungen** auch von Kulturschock oder einer abnormen Trauerreaktion.

P: Was muss bei einer Anpassungsstörung differenzialdiagnostisch beachtet werden?
K: Die Anpassungsstörung muss deutlich von einer affektiven Störung abgegrenzt werden. Es kann auch eine depressive Episode aufgrund eines einschneidenden Erlebnisses entstehen. Hier ist die Ausprägung der Symptome genau abzugrenzen. Eine unbehandelte Anpassungsstörung mit depressiven Anteilen kann auch in eine Dysthymia übergehen.

P: Würden Sie diese Klientin behandeln?
K: Nein, ich würde die Klientin an einen Therapeuten weiterempfehlen, der eine spezielle Ausbildung als **Traumtherapeut** hat. Diese Spezialisierung fehlt mir und ich könnte sie nicht adäquat behandeln.

Fallbeispiel 24
Eine 48-jährige Klientin ist durch Ihr Praxisschild auf Sie aufmerksam geworden. Überschwänglich erzählt sie, wie glücklich sie über diese Fügung sei und glaube, dass Sie ganz speziell ihr helfen können und sie nun endlich an der richtigen Stelle sei. Niemand habe ihr bisher helfen können und theatralisch ruft sie, „Sie sind meine letzte Hoffnung!". Seit 30 Jahren leide sie an Schmerzen am ganzen Körper und zeigt dabei auf ihre Arme, Beine und die ganze Rückenpartie. Viele Ärzte hätten sie immer wieder untersucht, und sogar bei Spezialambulanzen für Rheuma- und Schmerzkranke sei die Klientin bereits gewesen. Aber nie sei etwas gefunden worden.
▼

▼
Empört sagt sie Ihnen, dass sie sich die Beschwerden schließlich nicht einbilden würde. Sie vermute, dass die Ärzte nur an ihr Geld dächten und ihre armen Patienten so schnell wie möglich wieder draußen haben wollen. Sie ließe sich aber nicht so behandeln, bisher hätten sich alle an ihr „die Zähne ausgebissen". Die Klientin erwähnt, dass sie auch schon viele Kuren gemacht habe und ein Berentungsverfahren wegen Rheuma laufe. Seit ihrer Kindheit habe sie ihr ganzes Leben immer arbeiten müssen, und die Rente stehe ihr nun auch zu.

P: Was sind Ihre diagnostischen Gedanken zu diesem Fall?
K: Ich kann bei der Klientin keine Anzeichen einer suizidalen Krise oder eines präsuizidalen Syndroms erkennen, daher würde ich eine Gefährdung durch Suizid ausschließen. Sie leidet unter einer Reihe von körperlichen Symptomen, die jedoch bereits durch diverse Ärzte untersucht wurden. Um sicherzugehen, dass die Diagnosen tatsächlich ohne Befund vorliegen, würde ich die Klientin bitten, mich von der Schweigepflicht zu entbinden, um mit den behandelnden Ärzten Kontakt aufnehmen zu können.

P: Wenn die organischen Untersuchungen ohne Befund sind, was könnte dann die Ursache für die Schmerzen sein?
K: In der ICD-10 gibt es eine Klassifizierung mit der Beschreibung „übermäßige, dominierende Beschäftigung mit Schmerzen bei fehlendem adäquaten körperlichen Befund". Damit werden die somatoformen Störungen nach F45 bezeichnet. Auch die vielen Arztbesuche sind charakteristisch dafür und werden auch „Doctor hopping" genannt.

P: Welche Krankheitsbilder gehören zu den somatoformen Störungen und was sind ihre Kennzeichen?
K: Dazu gehört die **Somatisierungsstörung**. Diese äußert sich durch multiple, wiederholt auftretende und häufig wechselnde körperliche Symptome ohne organischen Befund. Meist haben die Betroffenen einen langen Weg bei verschiedenen Ärzten hinter sich und weigern sich, eine fehlende körperliche Ursache zu akzeptieren. Zur Diagnosestellung müssen die Symptome mindestens seit 2 Jahren bestehen und die sozialen und familiären Funktionen müssen zu einem gewissen Grad durch die Störung beeinträchtigt sein.

Die **undifferenzierte Somatisierungsstörung** wird verwendet, wenn die Kriterien für eine Somatisierungsstörung nicht vollständig erfüllt werden. Es kann zum Beispiel eine verhältnismäßig geringe Menge an Beschwerden sein oder eine Beeinträchtigung der sozialen und familiären Funktion liegt nicht vor.

Des Weiteren zählt die **hypochondrische Störung** dazu. Hierbei ist der Betroffene der festen Überzeugung, an mindestens einer schweren und fortschreitenden Krankheit zu leiden. Normale körperliche Empfindungen werden häufig als abnorm interpretiert. Trotz Versicherung der Ärzte, dass kein organischer Befund vorliegt, weigert sich die Person, von Ihrer Überzeugung abzulassen. Depression und Angst sind häufig zusätzliche Diagnosen bei diesem Krankheitsbild.

Bei einer **somatoformen autonomen Funktionsstörung** ist der Betroffene fest davon überzeugt, an einer schweren Erkrankung eines Organs oder Systems zu leiden, das weitgehend oder vollständig vegetativ innerviert und kontrolliert wird. Ein organischer Befund liegt auch dafür nicht vor.

Bei der **anhaltenden somatoformen Schmerzstörung** tritt ein andauernder, schwerer und quälender Schmerz auf, meist in Verbindung mit emotionalen Konflikten oder psychosozialen Problemen. Die Folge ist eine beträchtliche persönliche oder medizinische Betreuung oder Zuwendung.

Zu den **sonstigen somatoformen Störungen zählen Beschwerden**, die nicht im Zusammenhang mit dem vegetativen Nervensystem stehen. Häufig sind das Gefühle von Schwellungen, Bewegungen auf der Haut und Parästhesien wie Kribbeln und Taubheit.

P: Welche Erklärungsmodelle gibt es für die Entstehung von somatoformen Störungen?
K: Aus Sicht der **Psychodynamik** ist eine Somatisierung eine „somatoforme Regression", also eine Regression ins Körpererleben und eine Fixierung auf die Körperwahrnehmung. Die Kommunikation erfolgt, wie bei einem Kleinkind, nicht über die Sprache, sondern über die Körperkommunikation. Unbewusste Konflikte werden somit auf die Körperebene übertragen und damit vom Bewusstsein ferngehalten.

Zu den **lerntheoretischen Aspekten** gehört das Modelllernen. Häufig kommen Somatisierer aus Familien, bei denen ein Elternteil oder Geschwister unter einer langwierigen Erkrankung leidet oder ein Familienmitglied ebenfalls unter einer somatoformen Störung leidet. Darüber hinaus konzentriert der Betroffene seine ganze Aufmerksamkeit auf die körperliche Missempfindung, was sogar zur Verstärkung der Symptome führen kann. Gefördert wird dieser Kreislauf zusätzlich durch die gesteigerte Aufmerksamkeit des Umfeldes. Der Leidende steht im Mittelpunkt des Geschehens und wird gesondert behandelt, durch Rücksichtnahme, Mitleid und Hilfsangebote.

P: Welche therapeutischen Methoden halten Sie für angebracht?
K: Die kognitive Verhaltenstherapie zeigt recht gute Erfolge in diesem Bereich. Auch eine konfliktzentrierte Psychotherapie erachte ich als sinnvoll.

P: Wie wäre Ihr therapeutisches Vorgehen?
K: Eine **Therapie** bei somatoformen Störungen ist sehr behutsam aufzubauen. Die Klienten sind meist von einer organischen Ursache fest überzeugt und können die Möglichkeit einer psychischen Ursache nur schwer akzeptieren. Ich würde zunächst am Aufbau einer vertrauensvollen Beziehung arbeiten, die der Klientin ausreichend Raum gibt, über ihre Symptome zu sprechen. Auch wenn kein organischer Befund vorliegt, sind die Beschwerden ernst zu nehmen. Auch die Art der Störung könnte Aufschluss über eine mögliche Ursache geben. Nach dem Aufbau einer vertrauensvollen Beziehung kann die Klientin langsam und behutsam an die Möglichkeit einer Psychotherapie herangeführt werden.

P: Wenn Sie eine konfliktzentrierte Psychotherapie vorschlagen, welche Konflikte stehen dabei im Vordergrund?
K: In der Regel geht es um traumatische Erlebnisse, wie Verluste oder Trennungen in der Vergangenheit. Weiterhin können Erfahrungen mit schweren Erkrankungen, entweder beim Betroffenen selbst oder bei Bezugspersonen, die Ursache sein oder auch innerpsychische Konflikte.

P: Fällt Ihnen bei dieser Klientin noch etwas auf?
K: Ja. Ihr Auftreten und ihre Wortwahl lassen mich etwas aufhorchen. Sie kennt mich bisher noch nicht, hat lediglich mein Praxisschild gese-

hen und trotzdem bin ich ihre letzte Hoffnung. Gleichzeitig erzählt sie, dass alle anderen sich an ihr bisher die Zähne ausgebissen haben. Diese übermäßigen Ansprüche und Erwartungen an die Ärzte mit der unmittelbaren Abwertung, dass sie nur an ihr Geld dächten, lassen mich an eine **histrionische Persönlichkeitsstörung** denken. Eine erhöhte Kränkbarkeit würde ebenfalls dazugehören. Zusätzlich erschwerend ist das Begehren nach dem Rentenbeginn. Der Wunsch nach einer Berentung erhält die Symptomatik aufrecht. Die Frau hat vermutlich bereits eine Invalidenrolle angenommen. Man spricht in diesem Fall auch von einer Rentenneurose oder auch Begehrensneurose. Ich muss damit rechnen, dass die Klientin wieder versuchen wird, dass der nächste Therapeut – in diesem Fall ich – sich die „Zähne an ihr ausbeißt".

P: Was verstehen Sie unter einer Herzphobie und welchen Erkrankungen nach der ICD-10 wird sie zugeordnet?

K: Die **Herzphobie**, oder auch Herzneurose genannt, gehört zu den somatoformen Störungen und wird mit F45.3 in der ICD-10 klassifiziert. Die Herzneurose gehört zu den häufigsten Erscheinungen der somatoformen autonomen Funktionsstörung und betrifft das kardiovaskuläre System. Die Symptome äußern sich meist durch Herzklopfen, schwitzen, erröten und zittern. Zusätzlich können Gefühle von fließendem Schmerz, Brennen, Schwere oder Enge auftreten.

P: Wie erklärt sie sich aus psychodynamischer Sicht?

K: Psychodynamisch ist die Ursache ähnlich wie bei der dissoziativen Störung, wobei psychische Konflikte auf körperliche Symptome übertragen werden, für die jedoch kein organischer Befund vorliegt.

P: Was ist ein Hyperventilationssyndrom? Wie reagiert man als Ersthelfer?

K: Das **Hyperventilationssyndrom** gehört ebenfalls zu den somatoformen autonomen Funktionsstörungen. Es ist eine angstbedingte Steigerung der Atmung, wodurch die Sauerstoffzufuhr im Blut stark erhöht wird und ein Mangel an Kohlendioxid entsteht. Der CO_2-Mangel verursacht eine Engstellung der Hirngefäße, wodurch der Person schwarz vor Augen wird. Zusätzlich entsteht ein Kalzium-

mangel, welcher zu Hand- und Fußkrämpfen führt. Parästhesien und Spasmen der glatten Atemmuskulatur können auftreten. Die subjektiv empfundene Atemnot führt bei dem Betroffenen zu Erstickungsangst. Für den Ersthelfer ist es wichtig zu wissen, dass dies keine Notfallsituation ist. Wenn die Atmung wieder normal erfolgt, ist auch das Verhältnis von Sauerstoff und Kohlendioxid wieder ausgeglichen und die Symptome verschwinden. Meist hilft ein beruhigendes Zureden, um die Anspannung und Angst zu mindern. Wenn vorhanden, kann der Betroffene eine Tüte bei der Atmung zur Hilfe nehmen. Wenn er die eben ausgeatmete Luft wieder einatmet, ist der Sauerstoffgehalt geringer und das Verhältnis ist schneller wieder ausgewogen.

P: Warum entstehen bei den somatoformen Störungen häufig hohe gesundheitsmedizinische Folgekosten?

K: Die körperlichen Symptome stehen bei diesen Klienten besonders im Vordergrund. Die meisten verweigern die Annahme, dass möglicherweise eine andere Ursache als eine organische vorliegt. Daher haben die Betroffenen oft jahrelange Arztbesuche, mit umfangreichen Untersuchungen und teilweise ergebnislose Operationen hinter sich. Auch während der Therapie können neue Schmerzherde auftreten, die dann wieder ärztlich untersucht werden müssen. Das verursacht zum Teil enorme Kosten.

P: Welche allgemeinen Therapieprinzipien berücksichtigen Sie bei der somatoformen Störung?

K: Da der Betroffene der festen Überzeugung ist, an einer körperlichen Krankheit zu leiden, ist mit **Widerstand** gegen eine psychotherapeutische Behandlung zu rechnen. Die Schritte sollten mit dem behandelnden Arzt gut abgestimmt werden. Mit dem Klienten sollte möglichst frühzeitig eine wertschätzende und vertrauensvolle Beziehung aufgebaut werden. Die körperlichen Beschwerden sollten auf jeden Fall ernst genommen werden, auch wenn kein organischer Befund vorliegt. Im Laufe der Therapie sollte über die Faktoren aufgeklärt werden, die zu Entstehung und Aufrechterhaltung der Beschwerden beitragen.

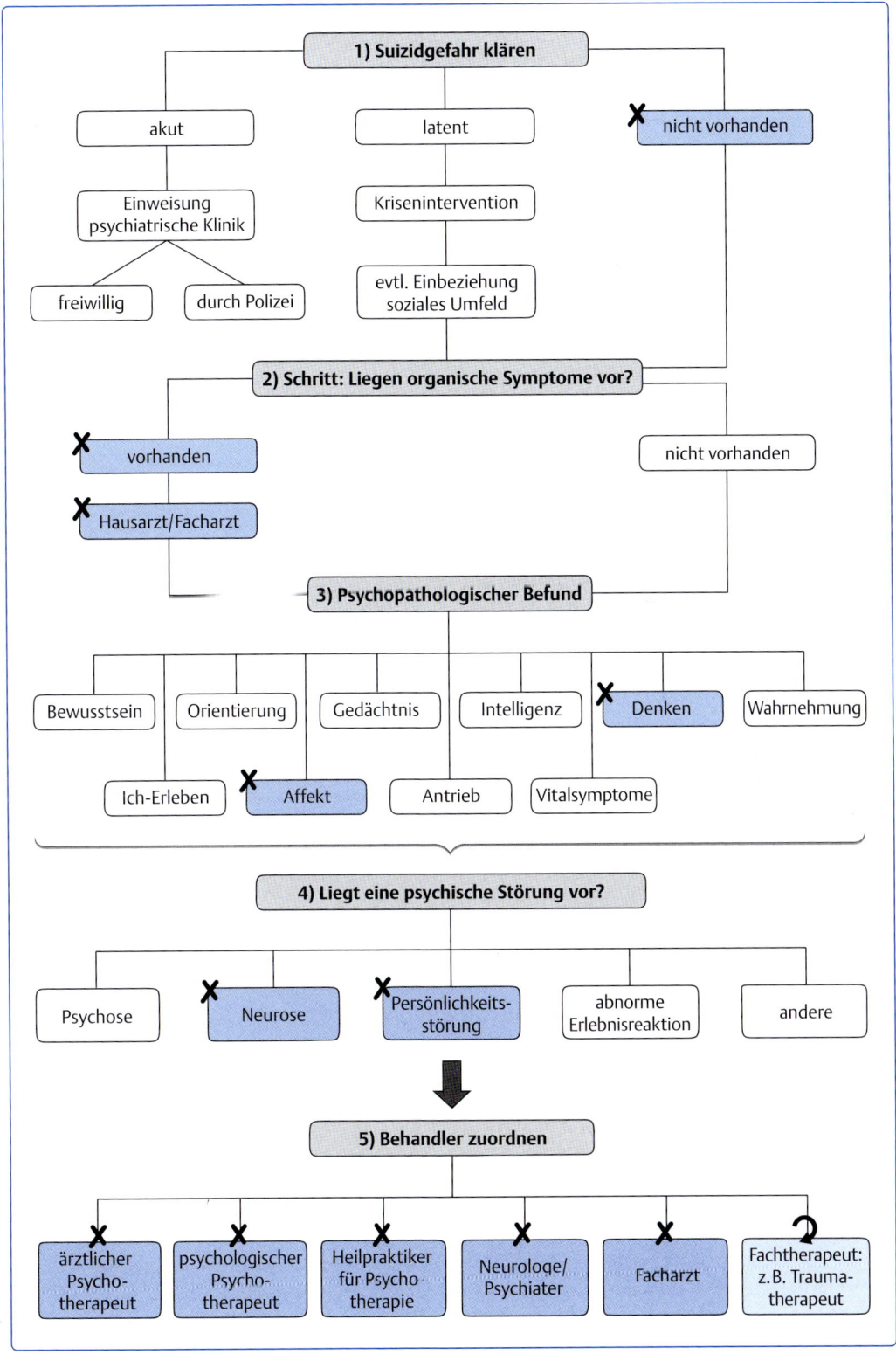

► **Abb. 14.6** Diagnosefilter zu Fallbeispiel 24.

P: Welche Voraussetzungen sollten erfüllt sein, bevor Sie einen Klienten mit einer Somatisierungsstörung behandeln?

K: Auf jeden Fall sind organische Ursachen für die Symptome im Vorfeld auszuschließen. Auch neue Störungen, die während der Therapie auftreten, sollten erneut von einem Facharzt untersucht werden.

Fallbeispiel 25

Ihre Klientin ist eine junge Frau. Sie erzählt, dass sie in der Kindheit eine recht schwierige Beziehung zu ihren Eltern gehabt habe. Darüber hinaus seien ihre Eltern auch sehr früh verstorben. Noch in sehr jungem Alter sei sie dann eine Beziehung zu einem Mann eingegangen, die jedoch nicht lange gehalten habe. Unter der Trennung habe sie sehr lange gelitten. Später habe sie dann einen anderen Mann geheiratet, doch in der Ehe habe es so viele Probleme gegeben, dass diese Partnerschaft ebenfalls auseinandergegangen sei. Etwa seit dieser Zeit seien die Probleme mit ihren Augen aufgetreten. Sie sehe oft unscharf und verschwommen, obwohl ihr Augenarzt nichts feststellen könne. Inzwischen sei sie ein zweites Mal verheiratet, doch auch diese Beziehung stehe kurz vor dem Scheitern, wovor sie große Angst habe. Inzwischen hätten sich auch die Sehprobleme verstärkt, und sie sehe jetzt sogar Doppelbilder. Auch ihr rechter Arm mache ihr zu schaffen, den sie kaum mehr richtig heben könne.

P: Wie verfahren Sie in diesem Fall?

K: Der erste Punkt meines Diagnoseleitfadens bezieht sich auf eine mögliche Suizidgefährdung. Durch die unmittelbar bevorstehende Trennung und ihre Angst davor, gehört die Klientin zur Risikogruppe und ich möchte sichergehen, dass keine Gefährdung vorliegt. Außerdem würde ich eine umfassende ärztliche Untersuchung empfehlen, da die Sehstörungen auch eine organische Ursache haben können. Beispielsweise könnte ein Tumor auf den Sehnerv drücken und die Störungen verursachen. Zusätzlich zu ihrem Augenarzt wäre also eine zweite Diagnose sinnvoll. Beim psychopathologischen Befund kann ich zunächst keine Auffälligkeiten feststellen.

P: Welche Verdachtsdiagnose haben Sie?

K: Ich würde an eine Störung im psychogenen Bereich denken, vermutlich ein neurotischer Konflikt. Denkbar wäre eine **dissoziative Störung** beziehungsweise **Konversionsstörung**.

P: Was sind die allgemeinen Kennzeichen der dissoziativen oder Konversionsstörung?

K: Dazu gehört ein teilweiser oder völliger Verlust der normalen Integration von Erinnerungen an die Vergangenheit, des Identitätsbewusstseins, der unmittelbaren Empfindungen sowie der Kontrolle von Körperbewegungen. Man geht davon aus, dass die Fähigkeit zu bewusster und selektiver Kontrolle über Erinnerungen und/oder Bewegungen gestört ist. Im vorliegenden Fall wäre es das Sehvermögen.

P: Wie erklärt sich aus psychodynamischer Sicht die Entstehung der dissoziativen Störung?

K: Die Konversionsstörung wäre dann eine Schutzfunktion des Ichs. Bei diesem **Abwehrmechanismus** wird ein psychischer Konflikt auf den Körper übertragen, wobei organisch kein Befund vorliegt. Er soll unangenehme, unerträgliche Konflikte vom Ich-Bewusstsein fernhalten. Dem Unterbewusstsein erscheint es unmöglich, sich dem Konflikt zu stellen und ihm adäquat zu begegnen. Es geht dabei überwiegend um Übertragungen von Affekten wie Angst, Aggression, Wut, Ärger, Schuld, sexueller Triebwünsche usw. Die alte Bezeichnung dafür war Hysterie und der Begriff Konversion stammt von Siegmund Freud, der 1952 sagte: „Bei der Hysterie erfolgt die Unschädlichmachung der unverträglichen Vorstellung dadurch, das deren Erregungssumme ins Körperliche umgesetzt wird, wofür ich den Namen der Konversion vorschlagen möchte.".

P: Um welchen Konflikt könnte es sich im vorliegenden Fall handeln?

K: Die Klientin hatte eine schwierige Beziehung zu ihren Eltern und schon sehr früh verlor sie diese engen Bezugspersonen. Der **Ursprungskonflikt** entsteht oft durch traumatische Erlebnisse früher Familieninteraktion. Der **Triebkonflikt** könnte gewesen sein, dass das Bedürfnis des Kindes nach Schutz und Zuneigung nicht erfüllt und die Erinnerung daran verdrängt wurde. Auch in den folgenden Jahren geht sie immer wieder neue Bindungen ein, die immer wieder in die Brüche gehen. Die Angst vor dem Verlust der nächsten Bezugsperson, die ebenfalls Schutz und Zuneigung hätte geben können, erfordert eine erneute Aktivierung des Schutz- bzw. Abwehrmechanismus für eine weitere Verdrängung. Diesmal erfolgt eine

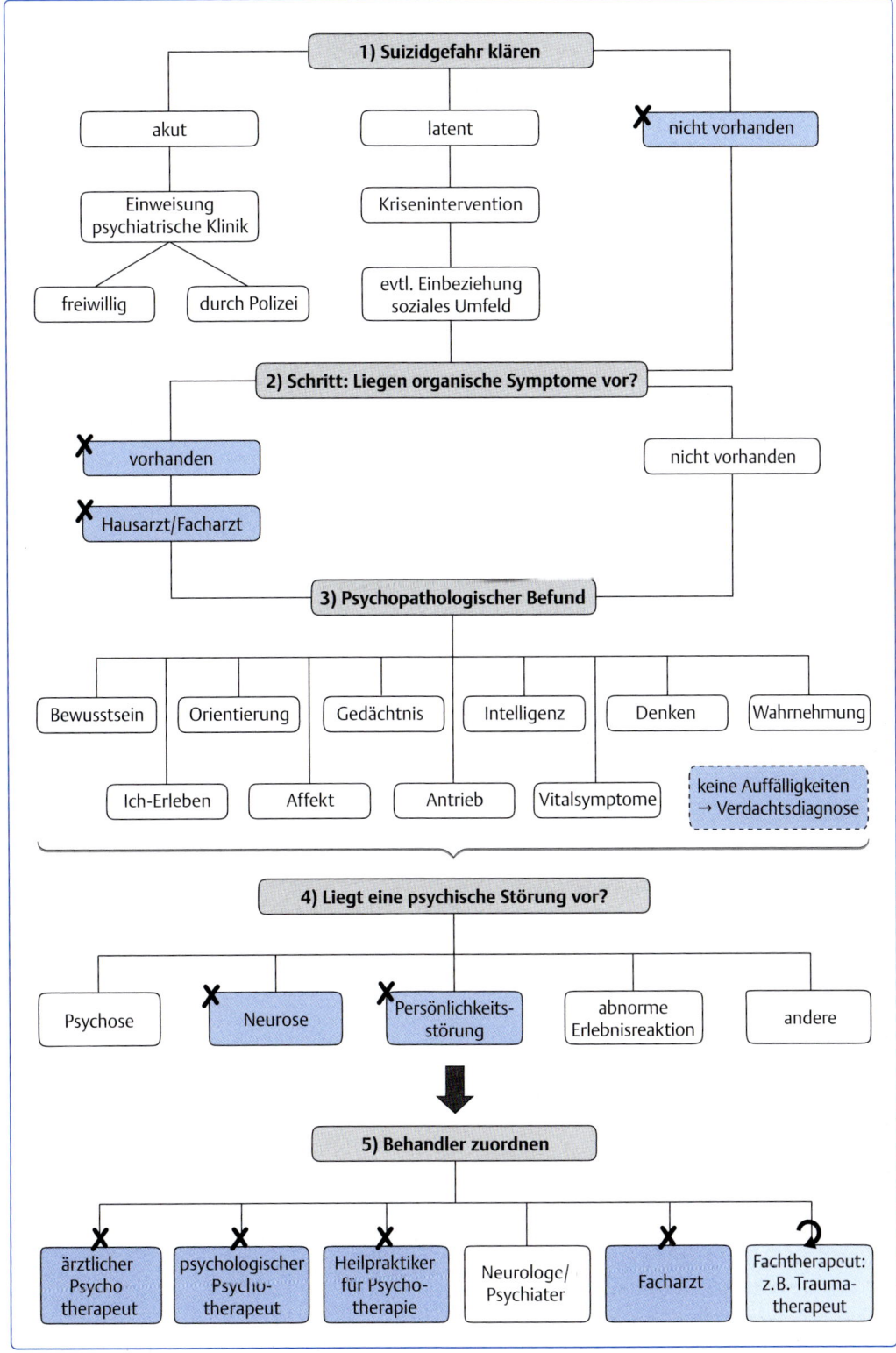

▶ **Abb. 14.7** Diagnosefilter zu Fallbeispiel 25.

Somatisierung des Konfliktes, also eine Übertragung des Konfliktes auf die körperliche Ebene, und äußert sich in Form von Sehstörungen. Da die körperliche Manifestation des Konfliktes meist der symbolische Ausdruck für den verdrängten Konflikt ist, könnte es in diesem Fall sein, dass die Klientin nicht mit ansehen möchte, wie sie verlassen wird.

P: Welche Aspekte der Lerntheorie gibt es in Bezug auf dissoziative Störungen?

K: Die auftretende Störung ist **ein erlerntes Vermeidungsverhalten**, um den Betroffenen von einer schmerzhaften Erfahrung und Erinnerung zu schützen. Durch die körperliche Reaktion erfährt die Person eine kurzfristige Entlastung von ihrem Schmerz, was zu einer Wiederholung der Dissoziation führt. Durch die Zuwendung anderer Personen oder der Entlastung von Verpflichtungen aufgrund des Krankenstandes wird die dissoziative Störung verstärkt oder zumindest begünstigt.

P: Wie werden dissoziativen Störungen vornehmlich behandelt?

K: Da die körperlichen Beschwerden für den Betroffenen meist im Vordergrund stehen, ist der Beginn einer therapeutischen Behandlung erschwert. Dennoch ist **Psychotherapie** bei dissoziativen Störungen die sinnvollste Therapie und muss sorgfältig und umsichtig begonnen werden, um eine wertschätzende Beziehung zum Klienten aufbauen zu können.

P: Wie würden Sie bei dieser Klientin vorgehen?

K: Ich würde versuchen, die **Psychodynamik** durch Fragen aufzuschlüsseln und den zentralen Konflikt zu verstehen. Ansatzpunkte dafür sind ihre Verhaltensweisen in Bezug auf Nähe und Distanz. Die Klientin definiert sich scheinbar sehr stark über ihre Partnerschaften und kann darin unterstützt werden, ihren eigenen Selbstwert und ihre persönlichen Grenzen zu erkennen, damit sie auf diese Abhängigkeiten nicht angewiesen ist, um ein zufriedenstellendes Leben zu führen. Darüber hinaus ist zu klären, wo mögliche Konflikte in der aktuellen Lebenssituation der Klientin bestehen und was durch die körperliche Symptomatik verhindert wird. Was steht hinter der Symbolik der Sehstörung und welcher Bereich der Beziehung wird durch die Störung beeinflusst? Dabei würde ich die Fragen nach den psychischen Beschwerden immer in Verbindung mit den körperlichen Beschwerden stellen. Interessant wäre auch der Krankheitsgewinn bei dieser Störung. Auch hier würde ich behutsam explorieren. Das Ziel wäre unbewusste Mechanismen zu erkennen und diese zu ändern.

Verhaltenstherapeutisch könnte man an der Körperwahrnehmung arbeiten und die kognitive Einstellung in Bezug auf die Symptome ändern.

P: Wie unterscheidet sich eine somatoforme von einer dissoziativen Störung?

K: **Somatoforme Störungen** bestehen anhaltend über einen langen Zeitraum, meist Jahre. Die **dissoziativen Störungen** treten dagegen im direkten Zusammenhang mit einer psychischen Konfliktsituation auf und verschwinden meist abrupt wieder, wenn das belastende Ereignis vorüber ist. Häufig verhalten sich Personen mit einer dissoziativen Störung theatralisch und demonstrativ. Betroffene mit somatoformen Störungen sind eher ängstlich-depressiv.

Fallbeispiel 26

Eine junge Rechtsanwältin bekommt trotz ihres jungen Alters von 30 Jahren bereits die verantwortungsvolle Aufgabe als Vertretung des Chefs einer befreundeten Kanzlei übertragen. Sie sucht Sie in Ihrer Praxis auf und erklärt, sie sei sehr ehrgeizig und habe zudem zielstrebig auf diese Position hingearbeitet. Privat lebe sie seit einigen Jahren in einer glücklichen Beziehung und wolle bald heiraten. Da ihr zukünftiger Mann beruflich im Ausland sei, aber die Hochzeit bald stattfinden solle, kümmere sie sich derzeit allein um die Vorbereitungen. Von ihrer Mutter bekäme sie täglich mindestens einen Anruf, indem ihr detailliert geschildert würde, was sie alles zu tun habe. Bereits seit ihrer Kindheit bekomme sie von ihrer Mutter erzählt, dass man nichts aufschieben dürfe und anstehende Arbeiten immer sofort erledigen müsse. Als sie gerade dabei gewesen sei, die Gästeliste zu prüfen, habe ihr zukünftiger Schwiegervater angerufen und sie darauf aufmerksam gemacht, dass sie vergessen habe, ein bestimmtes Ehepaar einzuladen. Sie selbst könne die beiden aber eigentlich nicht leiden und wolle sie nicht mit einer Einladung bedenken. Mitten im Gespräch bekommt die junge Frau plötzlich ein Pfeifen in den Ohren.

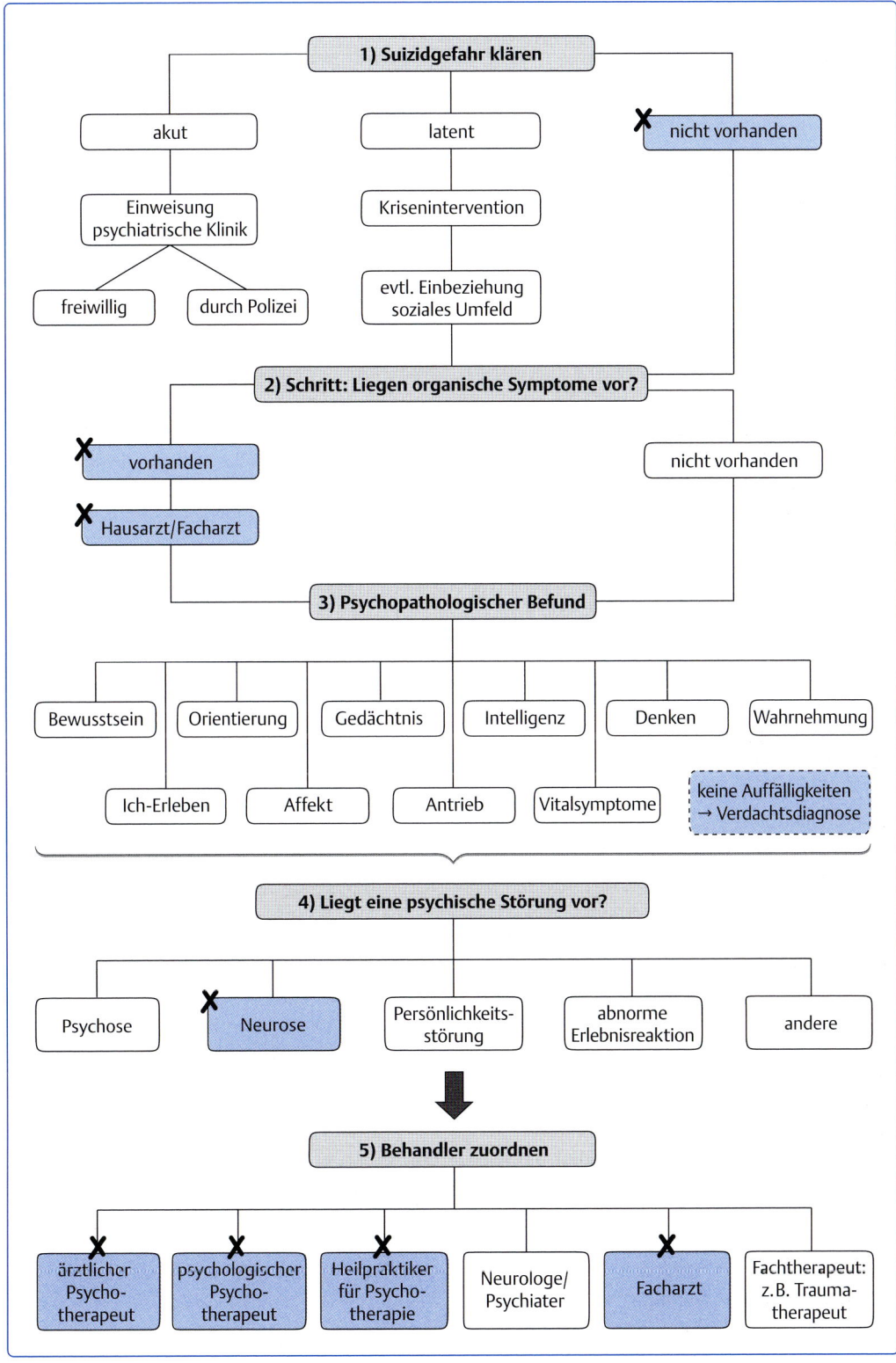

▶ **Abb. 14.8** Diagnosefilter zu Fallbeispiel 26.

P: Wie sind Ihre Gedanken zu diesem Fall?

K: Zunächst einmal würde ich das Pfeifen in den Ohren durch einen Facharzt untersuchen lassen. Es könnte sich um einen **Tinnitus** oder Hörsturz handeln, der durch den aktuellen Stress hervorgerufen wurde. Beim Tinnitus hört der Betroffene Geräusche wie pfeifen, zischen, oder rauschen, wobei es keine äußere Quelle dafür gibt. Bei einem Hörsturz tritt meist ein einseitiger Hörverlust auf, daher würde hier eher ein Tinnitus vorliegen.

P: Nehmen wir an, die ärztliche Untersuchung liefert keine Ergebnisse.

K: Nun, ein weiterer Verdacht fällt auf eine neurotische Störung, in diesem Fall vermute ich eine **Konversionsstörung**. Dabei wird aus psychodynamischer Sicht ein seelischer Konflikt auf die körperliche Ebene verschoben. Die Funktion eines Konversionssymptoms besteht darin, dass die Betroffene sich mit dem aktuellen Konflikt, der in diesem Moment eine Bedrohung für sie darstellt, nicht bewusst auseinandersetzen muss. Die Aufmerksamkeit wird von der empfundenen Bedrohung abgelenkt und konzentriert sich auf das körperliche Symptom.

P: Was wäre denn in unserem Fall die Funktion des Konversionssymptoms? Warum bekommt sie keine Lähmungserscheinungen, sondern Probleme mit den Ohren?

K: Wenn ich nach dem **Persönlichkeitsmodell** von **Freud** vorgehe, könnte der Konflikt zwischen der Autorität der Mutter, die das Kind nicht erwachsen werden lassen will, und dem Streben der Tochter nach Autonomie liegen. Der Urkonflikt geht möglicherweise auf die anale Phase zurück, welche auch für den Beginn der Auseinandersetzungen um Macht und Kontrolle, Hergeben und Behalten, den eigenen Willen durchsetzen oder sich einem fremden Willen beugen, steht. Es ist denkbar, dass die Tochter in dieser Phase kein eigenes Ich entwickeln durfte oder nur in geringem Umfang. Eine gesunde Reaktion wäre, dass sie ihrer Mutter beziehungsweise dem Schwiegervater widerspricht, wenn die Einmischung zu weit geht. Durch das Pfeifen in den Ohren kann sie nicht verstehen, was ihr gesagt wird und muss demnach auch keinen Widerspruch einlegen.

P: Wie gehen Sie in diesem Fall therapeutisch vor?

K: Um überhaupt mit einer **Therapie** beginnen zu können, muss die Klientin bereit sein, eine psychische Ursache für das Pfeifen zu akzeptieren. Viele Betroffene können diese Option nicht annehmen, empfinden den Verdacht vielleicht sogar als Kränkung und wollen keine Psychotherapie. Je nach Krankheitseinsicht und Therapiebereitschaft ist die Konversionsneurose gut behandelbar. Meist verschwinden die Symptome auch ohne Therapie, nämlich wenn die akut empfundene Bedrohung nicht mehr besteht, allerdings wird damit der Urkonflikt nicht gelöst. Ziel ist es, den Urkonflikt der Klientin bewusst zu machen, damit sie sich mit diesem Konflikt auseinandersetzen und ihn beseitigen kann. Was ihr in der analen Phase verweigert wurde, nämlich die Entwicklung des eigenen Ichs und die Durchsetzung des eigenen Willens, kann in der Therapie nachträglich erlernt werden. Methoden sind dabei die Gesprächspsychotherapie in Richtung Ursachenforschung und Stressbewältigung sowie verhaltenstherapeutische Maßnahmen, bei denen die Klientin übt, auch ihren eigenen Wünschen und Bedürfnissen Raum und Erfüllung zu geben.

Fallbeispiel 27

Die Mutter des 12-jährigen Patricks kommt alleine in Ihre Praxis. Sie erzählt Ihnen von den Problemen ihres Sohnes und fragt, was sie dagegen tun könne. Patrick sei immer gern zur Schule gegangen und habe gute Noten nach Hause gebracht. Doch plötzlich habe der Junge Schwierigkeiten im Fach Mathematik bekommen. Das sei so weit gegangen, dass er mittlerweile gar nicht mehr in die Schule gehen wolle. Wenn sie ihn hatte zwingen wollen, habe er sogar mehrmals erbrochen. Sie sei daraufhin sofort mit ihm zum Arzt gefahren, der habe aber nichts feststellen können.

P: Welchen Rat geben Sie der Mutter?

K: Ich würde gern genauer wissen wollen, wie das Verhältnis zwischen der Mutter und dem Sohn ist. Obwohl der Sohn schon 12 Jahre alt ist, kommt sie allein und spricht in seinem Namen. Sie scheint die meisten Entscheidungen für ihn zu übernehmen und wirkt beinahe überfürsorglich. Darüber hinaus wäre interessant, ob es in der Partnerschaft der Eltern Probleme gibt, die eventuell der Grund für Patricks Schwierigkeiten sein könnten. Möglicherweise hatte er ein traumatisches Erlebnis in der Schule. Vielleicht ist er auch in eine Klassenkameradin verliebt und die Zielperson erwidert seine Gefühle nicht oder mit dem Lehrer gibt es einen Konflikt, wenn er die Abneigung nur gegen Mathematik zu haben scheint. Mir fehlen zu viele Informationen, um etwas dazu sagen zu können.

P: Die Abneigung betrifft nur die Mathematikstunden. Sein bisheriger Lehrer wurde vor Kurzem versetzt und seitdem unterrichtet eine Frau das Fach.

K: Dann wäre es durchaus möglich, dass es eine Verbindung mit dem Verhältnis zu seiner Mutter gibt. Möglicherweise kann er sich ihr gegenüber nicht behaupten und überträgt seine Problematik mit der Mutter auf die Lehrerin. Doch das wäre natürlich genauer zu explorieren und es wäre aus meiner Sicht sinnvoller, mit dem Sohn zu arbeiten und nicht mit der Mutter.

🔳 Zusammenfassung

- Behandlung auch durch den Heilpraktiker für Psychotherapie
- gehören zu den häufigsten psychischen Störungen
- dazu gehören Angststörungen, Zwangsstörungen, Belastungsstörungen, Konversionsstörungen und somatoforme Störungen
- berühmte Persönlichkeiten:
  - Panikattacken: Charles Darwin
  - Agoraphobie: Johann Wolfgang von Goethe
  - Zwangsstörung: Howard Hughes

Neurotische Störungen

15 Psychosomatische Störungen

Die psychosomatische Medizin bezeichnet die Lehre von den Wechselwirkungen zwischen Körper (Soma) und Seele (Psyche), die bei der Entstehung, dem Verlauf und der Behandlung von Krankheiten von Bedeutung sind. Zu den psychosomatischen Störungen zählen alle jene Erkrankungen, deren Entstehung, Verlauf und Behandlung durch bio-psycho-soziale Vorgänge bestimmt werden. Das Spektrum der Erkrankungen reicht von rein psychogenen über klassische psychosomatische bis hin zu schweren körperlichen Krankheiten, die einen Einfluss auf das psychische Befinden haben. Franz Alexander hat die klassischen psychosomatischen Erkrankungen, auch Psychosomatosen genannt, beschrieben und als **„holy Seven"** bezeichnet (▶ Abb. 15.1). Nach Alexanders Theorie sind die Organveränderungen als Folge von konflikthaftem Erleben oder psychischer Dauerspannung bedingt. Psychosomatosen sind daher primär somatische Reaktionen auf psychische Konflikte; der Patient leidet vorwiegend körper-

lich. Zu den „holy Seven" zählen Hyperthyreose, essenzielle Hypertonie, Asthma bronchiale, Neurodermitis, rheumatoide Arthritis, Ulcus duodeni und Colitis ulcerosa.

Die Psychosomatik ist eine eigenständige medizinische Disziplin mit speziell geschulten Fachärzten. Sie ist eine personenzentrierte Medizin, die die Klienten mithilfe von psychotherapeutischen Methoden behandelt und eng mit somatischen Fachärzten vernetzt ist. Bei der **Therapie** von Psychosomatosen geht es primär um die Krankheitsbewältigung, also die von somatischen Veränderungen hervorgerufenen Begleiterscheinungen, wie z. B. Schmerzen. Psychosomatische Störungen sind nicht als Einheit in der ICD-10 vertreten, sondern werden unter den jeweiligen internistischen, neurologischen oder psychiatrischen Gesichtspunkten erfasst.

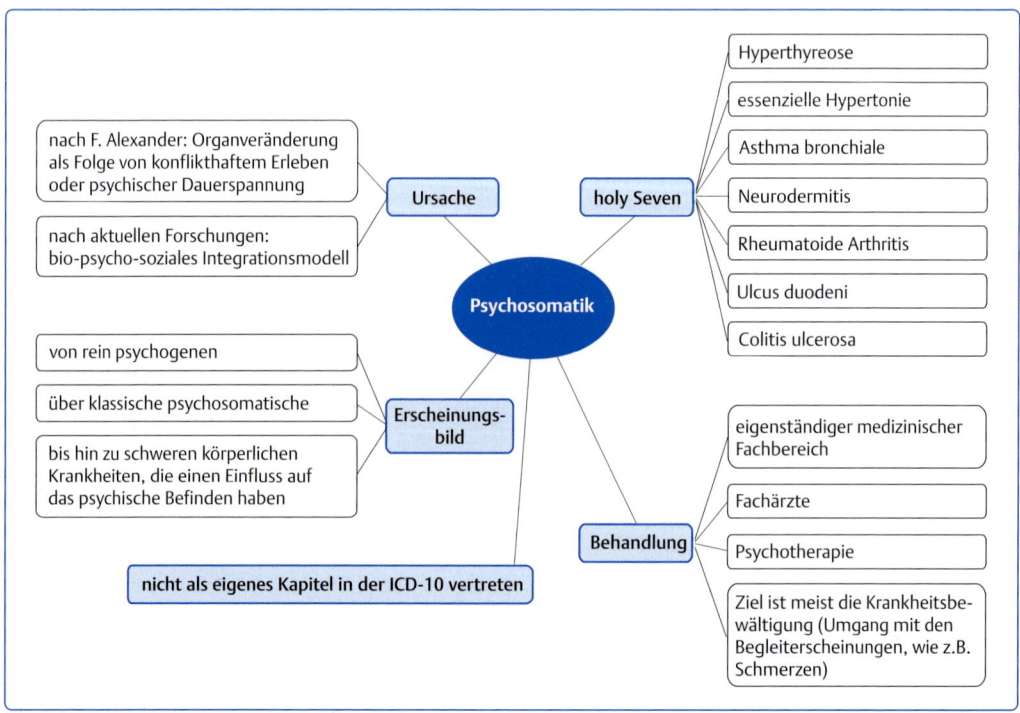

▶ **Abb. 15.1** Mind-Map® zu psychosomatischen Störungen.

Fallbeispiel 28

Volker W. wird durch einen befreundeten Heilpraktiker an Sie überwiesen. Bereits seit vielen Jahren leide er unter Hypertonie, und er sei deswegen auch bis vor Kurzem in Behandlung bei einem Allgemeinmediziner gewesen. Die Blutwerte seien hervorragend und auch organisch könne keine Abweichung gefunden werden. Trotzdem habe Volker W. fast täglich starke Kopfschmerzen und immer wieder kürzere Phasen mit Herzrasen. Der Heilpraktiker, bei dem er in Behandlung gewesen sei, vermutet einen Zusammenhang zwischen den Symptomen und der beruflichen Belastung von Herrn W. Deshalb habe er ihn zu Ihnen geschickt. Volker W. sei stellvertretender Niederlassungsleiter einer Zeitarbeitsfirma, was viel Arbeit mit sich bringe. Doch damit könne er gut umgehen, wenn nicht die ständigen Konflikte zwischen den Leiharbeitern und den Kollegen der Fremdfirma wären. Mehrmals in der Woche müsse Herr W. zu einem Kunden fahren und vor Ort die Streitigkeiten schlichten. Er befinde sich in einer permanenten Alarmbereitschaft, und manchmal habe er das Bedürfnis, alles hinzuwerfen. Doch das könne er natürlich nicht tun, da er weder den Kunden verlieren noch pausenlos neue Mitarbeiter einarbeiten könne. Außerdem verließen sich die Kunden auf seine Fähigkeit zur Konfliktlösung durch sein ruhiges und harmonisches Wesen, und auch seine Mitarbeiter zählten auf ihn. Offensichtlich sei es sein Schicksal, ständig den Schlichter zu spielen, gibt er mit trockenem Humor an. Schon vom Elternhaus kenne er die ständigen Streitereien. Als Kind habe Volker W. dann immer versucht, sich möglichst unauffällig und ruhig zu verhalten, um ja keinen Anlass für neue Auseinandersetzungen zu liefern. Während der Klient spricht, wechselt er häufig die Sitzposition, knetet nervös seine Hände und zappelt unruhig mit den Füßen. Sie bemerken, dass seine Hände leicht zittern, wenn er sie gerade nicht bewegt.

P: Wie behandeln Sie diesen Klienten?
K: Eine Suizidgefährdung würde ich zunächst einmal ausschließen, da Herr W. keinerlei Anzeichen einer suizidalen Krise oder der zunehmenden Einengung zeigt. Er wurde durch einen Allgemeinmediziner eingehend untersucht, jedoch ohne organischen Befund. Der psychopathologische Befund zeigt derzeit keine Störungen in den Bereichen Bewusstsein, Orientierung, Gedächtnis, Intelligenz, Denken, Wahrnehmen, Ich-Erleben, Affekt und Antrieb. Jedoch ist der Klient sehr unruhig, rutscht auf dem Stuhl herum und knetet seine Hände, was auf eine psychomotorische Unruhe hindeuten könnte. Vor allem die somatischen Symptome sind auffällig. Herr W. zeigt deutliche vegetative Symptome wie Herzrasen, Zittern und Kopfschmerzen. Aufgrund dieser Symptome würde ich die Kriterien der psychosomatischen Störungen näher ansehen und prüfen.

P: Was ist „Psychosomatik"?
K: Die **Psychosomatik** ist ein Fachbereich der Medizin, der sich mit dem Zusammenhang von körperlichen (somatischen) und seelischen (psychischen) Störungen beschäftigt. Es wird dabei berücksichtigt, dass geistig-seelische Fähigkeiten und Reaktionsweisen von Menschen in Gesundheit und Krankheit mit körperlichen Vorgängen und sozialen Lebensbedingungen in Wechselwirkung stehen. Der Mensch als Person steht im Mittelpunkt dieser medizinischen Lehre.

P: Wo werden die psychosomatischen Störungen in der ICD-10 repräsentiert?
K: Es gibt kein eigenes Kapitel in der ICD-10, welches die psychosomatischen Störungen beinhaltet. Stattdessen findet man die einzelnen Störungen unter den jeweiligen internistischen, neurologischen oder psychiatrischen Beschreibungen.

P: Wie sehen Sie die Hypertonie im vorliegenden Fall aus Sicht der Psychosomatik?
K: Der Psychoanalytiker und Arzt **Franz Alexander** fasste die klassischen psychosomatischen Krankheiten zusammen, die auch **„holy Seven"** genannt werden. Die Hypertonie gehört zu dieser Gruppe. Die anderen 6 sind Asthma bronchiale, Neurodermitis, rheumatoide Arthritis, Ulcus duodeni (Zwölffingerdarmgeschwür) und Ulcus ventriculi (Magengeschwür), Colitis ulcerosa (Dickdarmentzündung) und Hyperthyreose (Schilddrüsenüberfunktion).

Die **Hypertonie** wird nach essenzieller bzw. primärer und sekundärer Hypertonie unterschieden. Bei der sekundären Hypertonie liegt eine organische Grunderkrankung vor, wie zum Beispiel Nierenerkrankung, Hormonstörung oder Arteriosklerose. Bei der essenziellen oder primären Hypertonie liegt dagegen keine Grunderkrankung vor. Um die primäre Hypertonie geht es auch im vorliegenden Fall von Herrn W.

Franz Alexander gibt als Erklärungsmodell an, das die betroffenen Personen meist unfähig sind, aggressive Impulse zum Ausdruck zu bringen. Sie sind überangepasst, fühlen sich ständig von allen

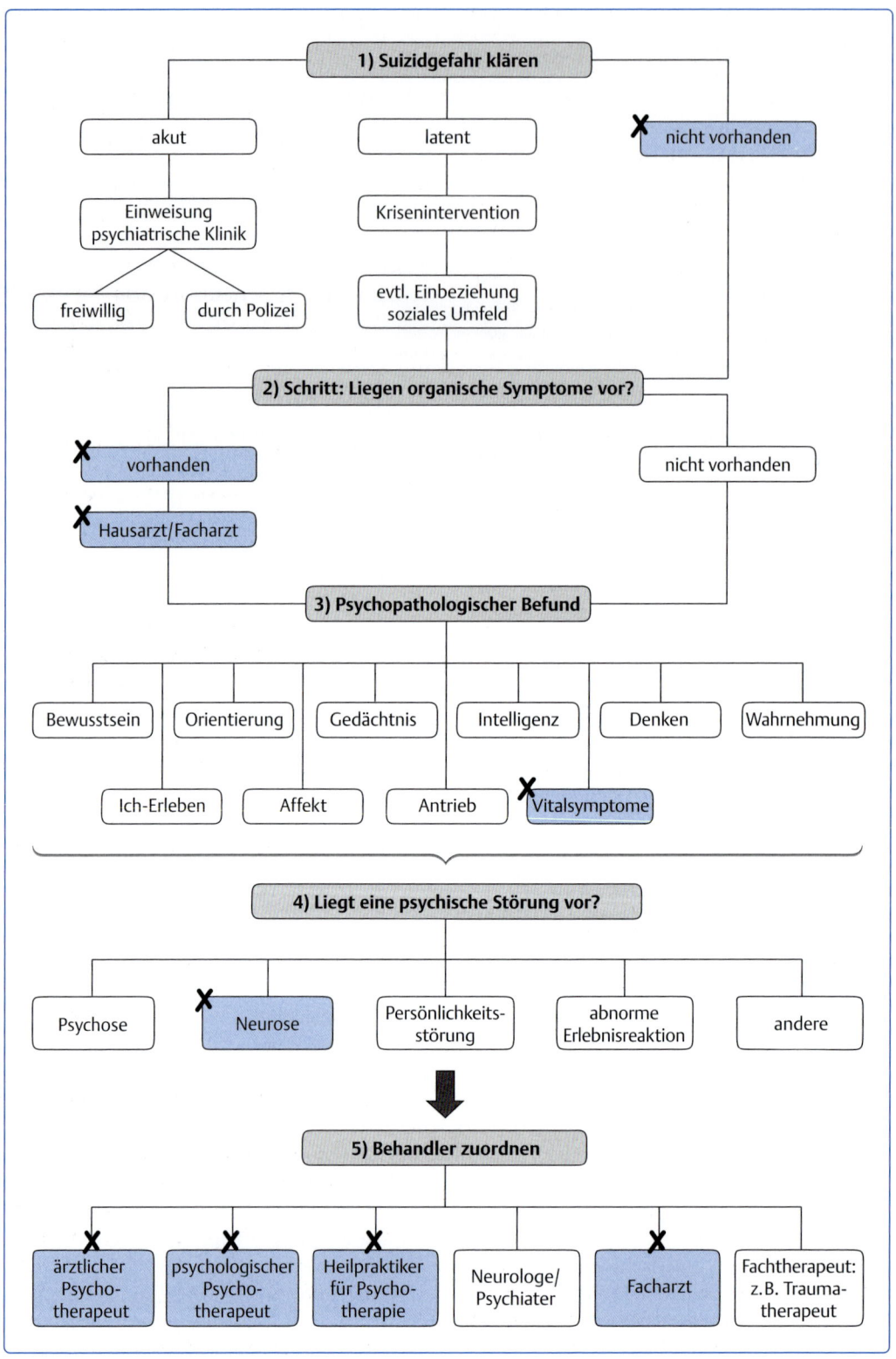

▶ **Abb. 15.2** Diagnosefilter zu Fallbeispiel 28.

Seiten bedroht, möchten sich gern wehren, können aber nicht. Volker W. beschreibt genau diese Symptomatik: Er würde gern alles hinwerfen, doch kann diesem Gefühl nicht Ausdruck verleihen. Er steht in ständiger Alarmbereitschaft und sieht sich selbst immer wieder als Streitschlichter zwischen den Fronten zweier Konfliktparteien. Um die Konflikte nicht weiter zu schüren, passt er sich der Situation an, unter Vernachlässigung eigener Impulse. Diese permanente Unterdrückung von Ärger und Wut führt zu einer chronischen Erregung des Sympathikus und kann sich in einer dauerhaften Hypertonie äußern.

P: Was gibt es für Entstehungsmodelle für eine psychosomatische Störung?

K: Franz Alexander definierte die **Entstehung** von psychosomatischen Störungen und die Organveränderung als Folge eines konflikthaften Erlebens oder einer psychischen Dauerspannung. Eine neuere Sichtweise vertritt jedoch den Standpunkt, dass die Entstehung durch bio-psycho-soziale Vorgänge bestimmt wird. Dieses Erklärungsmodell besagt, dass psychologische Erscheinungen und biologische Abläufe über vegetative, endokrine und neuronale Funktionskreise miteinander in Beziehung stehen und über äußere Faktoren beeinflusst werden.

Fallbeispiel 29

Ihre Praxis befindet sich im 2. Stock eines Münchner Altbaus. Ihr neuer Klient ist ein ca. 50-jähriger Mann, der in diesem Augenblick Ihre Räume betritt. Er atmet schwer und hat eine sehr blasse Hautfarbe. Noch bevor er grüßt, stößt er atemlos hervor, dass man wohl für alles seinen Preis zahlen müsse und alte Häuser eben noch ohne Aufzug gebaut wurden. Nachdem er sich einigermaßen erholt hat, beginnen Sie Ihr Gespräch. Dabei erzählt Ihnen der Mann, dass er in letzter Zeit häufig unter stechenden Magenschmerzen leide. Die Beschwerden habe er vor einigen Jahren schon mal recht heftig gehabt, und er sei deshalb auch auf Kur gewesen. Dort habe man ihm geraten, einen Psychotherapeuten aufzusuchen, was er allerdings nicht getan habe, weil der Zusammenhang für ihn nicht erkennbar gewesen sei. Jetzt seien die Schmerzen allerdings wieder so stark geworden, dass er es kaum aushalten könne. Da müsse er wohl mal über seinen Schatten springen und etwas tun. Er habe den Eindruck, dass innerlich alles in Aufruhr sei. Sein Darm sorge für Beschwerden, und sein Stuhl

▼

▼

sei seit einiger Zeit sehr dunkel, fast schwarz. Außerdem sei ihm oft schwindelig. Während seines Kuraufenthalts habe er gelernt, sich selbst zu beobachten, und daher könne er auch genau sagen, was mit ihm los sei. Er habe in seinem Leben immer viel Ärger und Stress gehabt. Gerade erst sei ihm ein junger Kollege bei der Beförderung vorgezogen worden, was er als grobe Benachteiligung, ja fast Beleidigung, sehe. Während er davon erzählt, spüren Sie seinen Neid und Ärger. Er betont nachdrücklich, dass er sein ganzes Leben lang um Anerkennung hat kämpfen müssen und sich vom Leben benachteiligt fühle. Schon als Kind sei sein älterer Bruder von seinem Vater vorgezogen worden. Sein Vater habe übrigens auch ständig Probleme mit seinem Magen, dass habe er wohl vererbt bekommen. Über die Schulmediziner sei er auch stark enttäuscht, da sie ihm nicht helfen könnten und aus Verlegenheit nur Tabletten verschrieben hätten. Deshalb sei er auch schon lange nicht mehr bei einem Arzt gewesen.

P: Wie ist Ihre Vorgehensweise?

K: Wie bei jedem neuen Fall würde ich zunächst prüfen, ob der Klient suizidgefährdet ist. Dafür kann ich jedoch keine Anzeichen erkennen. Als nächstes wäre seine körperliche Verfassung eingehend zu untersuchen, was ich aufgrund seiner Schilderungen auch für dringend notwendig halte. Seine Magenschmerzen, der schwarze Stuhl und der Schwindel sollten umgehend durch einen Facharzt untersucht werden. Es könnte sich durchaus um eine bösartige Erkrankung handeln. Darüber hinaus war er schon lange nicht mehr beim Arzt.

P: Um welches Krankheitsbild könnte es sich bei diesem Klienten handeln?

K: Es könnte sich um eine **Gastritis** handeln oder eine **Ulkuserkrankung**, vermutlich um eine psychosomatischen Krankheit. Durch Stress oder psychische Belastungen kann verstärkt Histamin ausgeschüttet werden, was zu einer Überproduktion von Magensäure führt und den Zwölffingerdarm reizen kann. Dieser Klient leidet offensichtlich sehr unter Stress und psychischer Belastung, was in den Aussagen „alles sei in Aufruhr, Stress mit dem Kollegen, viel Ärger, lebenslanges Kämpfen" deutlich wird. Außerdem ist es möglich, dass eine genetisch bedingte Prädisposition vorliegt, da bereits sein Vater Magenprobleme hatte.

P: Wie sehen Sie die Psychodynamik und die psychosomatischen Aspekte bei dieser Krankheit?

K: In diesem Fall liegt eine typische **Konfliktkonstellation** aus Neid und Ärger vor. Er sagt, dass er sein Leben lang um Anerkennung hat kämpfen müssen. Bereits in der Kindheit hat sein Vater Anerkennung und Zuwendung eher zu seinem Bruder gezeigt und diesen bevorzugt. Im aktuellen Berufsleben wurde nun wieder eine andere Person ihm vorgezogen und eine erhoffte Anerkennung durch die Beförderung blieb aus. Franz Alexander nennt als Ursache für Ulkuserkrankungen den Konflikt zwischen infantilem Abhängigkeitswunsch und gleichzeitigem Autonomiestreben.

P: Was raten Sie dem Klienten nach diesem Gespräch?

K: Ich rate ihm dringend zu einer fachärztlichen Untersuchung. Zusätzlich sehe ich eine psychotherapeutische Behandlung als sinnvoll und notwendig an, was ihm ja auch bereits während der Kur geraten wurde. Am ehesten würde ich ein tiefenpsychologisch orientiertes Therapieverfahren empfehlen. Eventuell wäre auch ein Aufenthalt in einer psychosomatischen Klinik notwendig. Doch das wird der Facharzt entscheiden.

P: Wie können Sie psychosomatische Krankheitsbilder von Konversionsneurosen abgrenzen?

K: Aus psychodynamischer Sicht ist die **Konversionsneurose** das Ergebnis von fehlgeleiteten Versuchen, eine aktuelle Konfliktsituation innerhalb einer bestimmten Persönlichkeitsstruktur lösen zu können. Eine organische Veränderung kann jedoch nicht diagnostiziert werden.

Die Ursachen einer **psychosomatischen Störung** gehen von einer chronischen Dauerbelastung aus, die meist bis weit in die Kindheit zurückverfolgt werden kann. Es ist eine körperliche Konfliktlösung, um unerwünschte Ängste und Gefühle zu vermeiden und äußert sich auch durch eine organische Veränderung.

P: Was ist eine Hyperthyreose und welche Ursachen kennen Sie?

K: Die **Hyperthyreose** ist eine Schilddrüsenüberfunktion und gehört ebenfalls zu den „Holy Seven" nach Franz Alexander. Dabei wird der gesamte Stoffwechsel gesteigert. Der Herzschlag ist beschleunigt, ebenso wie die Atmung, die Verbrennungsvorgänge von Kohlenhydraten, Eiweißen und Fetten. Die Körpertemperatur ist erhöht, die Nervenanspannung gesteigert, der Gedankenablauf nimmt zu und die Aufmerksamkeit ist erhöht. Der gesteigerte Stoffwechsel wirkt sich also auf den unterschiedlichsten Ebenen aus. Es gibt jedoch keine äußeren oder inneren Erfordernisse, wodurch eine solche körperliche Anpassung sinnvoll wäre.

Die Ursache aus psychodynamischer Sicht ist ein ständiger innerer Drang, Leistung erbringen zu müssen. Häufig musste die betroffene Person schon früh Verantwortung übernehmen, zum Beispiel indem für jüngere Geschwister gesorgt oder im elterlichen Betrieb mitgearbeitet wurde.

P: Welche Arten von Asthma gibt es und wie erklären Sie seine Entstehung?

K: Beim **Asthma** unterscheidet man verschiedene Formen wie allergisches Asthma, berufsbedingtes Asthma, Infektasthma, Arzneimittelasthma und Belastungsasthma. Franz Alexander benennt als Ursache eine ungelöste Mutterbindung, hervorgerufen durch einen überfürsorglichen oder sehr vernachlässigenden Erziehungsstil. Es besteht ein Nähe-Distanz-Konflikt, wobei die Betroffenen schwanken zwischen Anklammerungstendenzen zu der Bezugsperson und gleichzeitiger Angst, von der Nähe erdrückt zu werden.

P: Welche Ursachen der Neurodermitis kennen Sie?

K: Die genauen Ursachen von **Neurodermitis** sind nicht bekannt, es wird jedoch eine genetische Veranlagung vermutet. Des Weiteren sind Umweltfaktoren, Persönlichkeitsstruktur, Luftverschmutzung und Infekte zu berücksichtigen. Als weitere Auslöser gelten Lebensmittel, Tierhaare oder Federn, mechanische Hautirritationen sowie psychische Faktoren.

P: Welches sind die physiologischen Bedingungen, die eine **Ulkuserkrankung** wie Ulcus ventriculi oder Ulcus duodeni begünstigen?

K: Die Belegzellen und Hauptzellen sind für die Produktion von Magensaft zuständig. Bei einer Überproduktion kann der Zwölffingerdarm gereizt werden. Personen, die einen erhöhten Anteil an

Beleg- und Hauptzellen haben, sind daher stärker gefährdet. Untersuchungen haben ergeben, dass Ulkuspatienten doppelt so viele Belegzellen haben, wie der Durchschnitt.

P: Nach aktuellem Stand der Wissenschaft gehört ein Patient mit Magenulkus eher in eine somatische Therapie als in psychologische Behandlung. Erklären Sie bitte, warum das so ist.

K: Die Therapie eines **Magenulkus** erfolgt in der Regel durch die Gabe von Medikamenten, welche die Produktion von Magensäure drosseln und den Schleimhautschutz verstärken. Hinzu kommt teilweise eine Behandlung mit Antibiotika, um eine bakterielle Besiedelung der Schleimhaut zu behandeln. Die Therapie erfolgt über einen internistischen Facharzt oder Allgemeinmediziner und da sich das Magengeschwür mit dieser Behandlung meist wieder zurückbildet, kommt eine Psychotherapie kaum mehr zum Tragen.

8 Zusammenfassung

- Behandlung durch einen Facharzt
- Entstehung durch bio-psycho-soziale Vorgänge
- „holy Seven": Hyperthyreose, essenzielle Hypertonie, Asthma bronchiale, Neurodermitis, rheumatoide Arthritis, Ulcus duodeni, Colitis ulcerosa
- Franz Alexander sah die Störungen als Folge von Konflikten oder psychischen Dauerspannungen

Psychosomatische Störungen

16 Essstörungen

Eine Essstörung bezeichnet ein krankhaft verändertes Essverhalten, das durch eine Störung der Körperwahrnehmung (**Körperschemastörung**) und einem reduzierten Selbstwertgefühl charakterisiert ist. Die betroffenen Patienten leiden unter der ständigen Sorge, zu dick zu sein. Diese verzerrte subjektive Wahrnehmung des eigenen Körpergewichts ist eine entscheidende Bedingung für die Auslösung einer Essstörung. Die Essstörungen können einhergehen mit einem erniedrigten, erhöhten oder sogar einem normalen Körperge-

wicht. Ein normales Körpergewicht ist in der Regel für Alter und Körpergröße angemessen. Mithilfe des **Body-Mass-Index** (**BMI**) kann errechnet werden, inwieweit das Körpergewicht eines an Essstörung leidenden Patienten von einem gesunden Körpergewicht abweicht. Die Formel des BMI lautet Körpergewicht (kg) geteilt durch die quadrierte Körpergröße (m^2). Der Richtwert für ein gesundes Gewicht liegt zwischen 19 und 25; ein Wert unter 19 wird als Untergewicht und ein Wert über 25 als Übergewicht kategorisiert.

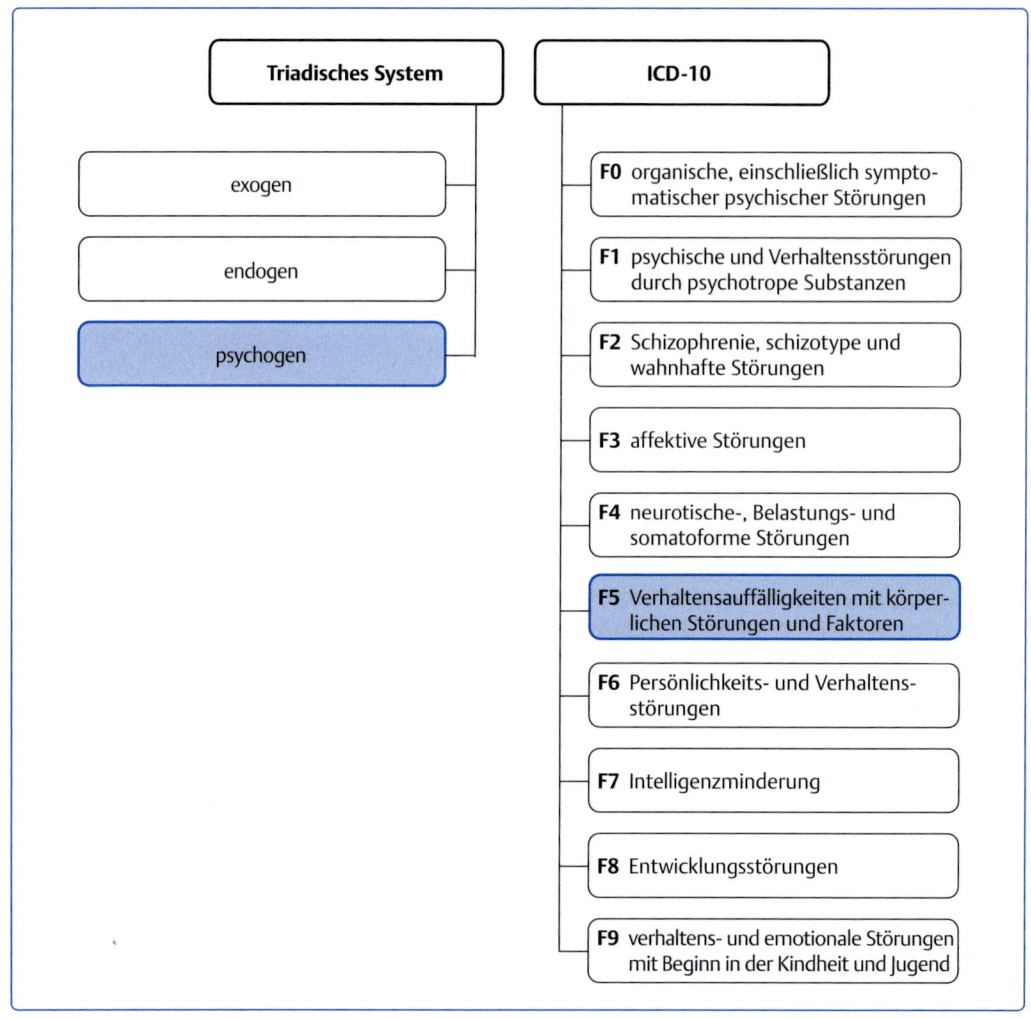

▶ **Abb. 16.1** Klassifizierung nach dem triadischen System und nach der ICD-10.

Im klinischen Alltag dominieren 5 Essstörungen als klassische Krankheitsbilder (▶ **Abb. 16.2**): die Anorexia nervosa, die Bulimia nervosa, die Adipositas, das Binge-Eating und (neuerdings auch) die Orthorexie. Bei der **Anorexie** steht das willentliche stark restriktive Essverhalten bei einer gestörten Körperwahrnehmung im Vordergrund der Erkrankung; bei der **Bulimie** sind es „Ess-Brech-Anfälle", die unbeobachtet stattfinden; bei der **Adipositas** die unkontrollierte, übermäßige Nahrungsaufnahme; beim **Binge-Eating** geht es um Essanfälle ohne regelmäßige Gegenmaßnahmen und bei der **Orthorexie** handelt es sich um einen Zwang, sich besonders gesund ernähren zu müssen. Von der Anorexie und Bulimie

sind hauptsächlich Frauen betroffen. Bei den Essstörungen geht man von psychischen, genetischen und soziokulturellen Ursachen aus.

Die Schlankheit ist zum Schönheitsideal der westlichen Welt geworden und wird mit Attributen wie Erfolg und Willensstärke verknüpft; ausgezehrte, extrem dünne Models in der Werbung unterstreichen diese Vorstellung. Die Diskrepanz zwischen vermehrtem Nahrungsangebot und Körperideal führt bei vielen Mädchen bereits in der Jugend zum Gefühl, zu dick zu sein. Die Folge sind Überbesorgtheit wegen des Körpergewichts, häufiges Denken an Essen und Nahrungsmittel, ständige Kontrolle des Essverhaltens und häufig wiederholte Diäten, Maßnahmen zur Verhinderung

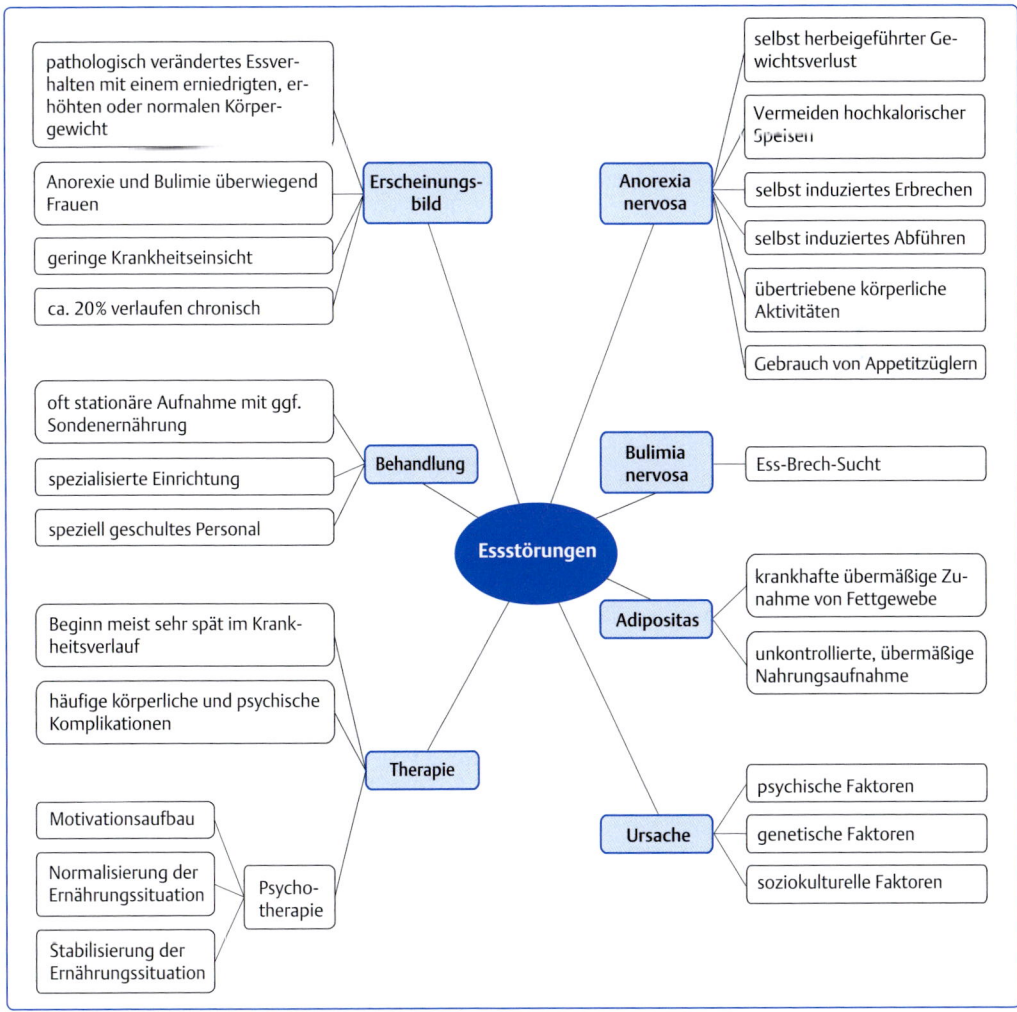

▶ **Abb. 16.2** Mind-Map® zu Essstörungen.

der Gewichtszunahme sowie Sport, um einer Gewichtszunahme entgegenzuwirken. Eine entscheidende Bedeutung ist auch in der Familienstruktur und in dem Umgang mit Essen in der Familie bei der Genese der einzelnen Essstörungen zu sehen.

Die Krankheitseinsicht ist bei Patienten mit einer Essstörungen der Regel sehr gering und eine entsprechende Therapie erfolgt meist erst sehr spät im Krankheitsverlauf und oftmals erst aufgrund des Drängens von Angehörigen. Die Folgen sind physische und psychische Komplikationen, die u. a. große sozialmedizinische Relevanz haben. Lebensbedrohliche Komplikationen machen eine stationäre Aufnahme mit ggf. Sondenernährung auch gegen den Willen der Patienten erforderlich. Die **Therapie der Essstörungen** umfasst mehrere Phasen: Motivationsaufbau, Normalisierung und Stabilisierung der Ernährungssituation und eine begleitende supportive Psychotherapie. Zur Behandlung von Essstörungen gibt es in Deutschland spezialisierte Einrichtungen mit entsprechend geschultem Personal. Trotz dieser therapeutischen Möglichkeiten verlaufen bis zu 20 % der Essstörungen chronisch; die Anorexie ist mit einer hohen Mortalitätsrate belastet.

Fallbeispiel 30

Ihre Klientin ist eine junge Frau von 17 Jahren, die gemeinsam mit ihrer Mutter zum Termin erscheint. Das Gespräch wird von der Mutter eröffnet, die Ihnen erzählt, dass sie den Termin vereinbart habe, da ihr Mann und sie sich seit einiger Zeit große Sorgen um den Zustand ihrer Tochter machten. Das Mädchen sei schon immer sportlich aktiv gewesen, doch seit einigen Monaten übertreibe sie es völlig. Sie sei wie besessen von ihrem Training, gönne sich kaum Ruhe, außerdem ernähre sie sich immer weniger, und das, obwohl sie sich selbst zu immer größeren, sportlichen Leistungen antreibe. Sie erfahren, dass die Tochter dadurch rapide an Gewicht verloren hat und mittlerweile nur noch 45 kg bei einer Größe von 165 cm wiegt. Die Tochter reagiert zunächst desinteressiert und ablehnend. Sie sehe da kein Problem und wisse nicht, worüber sich ihre Eltern Sorgen machten. Sie achte eben auf eine kalorienbewusste Ernährung und treibe gern Sport. Doch nach einer Weile wird die Tochter etwas offener und gibt zu, dass sie jetzt soviel trainiere und diszipliniert esse, weil sie sich für viel zu dick halte. Obwohl sie seit mindestens 5 Jahren auf eine stark diätische Ernährung

▼

▼

achte, brächte es nicht den erwünschten Erfolg. Ihre Freundinnen hätten schon alle einen festen Partner, nur sie sei übrig geblieben. Sie sei eben zu dick, als dass einer Interesse an ihr haben könne. Daher habe sie etwas dagegen tun wollen und sich einen Trainings- und Ernährungsplan aufgestellt, um endlich ihre Wunschfigur zu erreichen. Auch wenn sie noch keinen Freund habe, fühle sie sich damit zumindest deutlich selbstsicherer, und sie sei auch sehr stolz darauf, soviel Disziplin aufwenden zu können. Sie äußert sich enttäuscht darüber, dass ihre Eltern das nicht anerkennen und ständig so „stressen", schließlich sei sie immer noch recht „moppelig".

P: Welche Verdachtsdiagnose haben Sei bei dieser Klientin?

K: Das geringe Körpergewicht, die Essgewohnheiten gepaart mit extremen sportlichen Aktivitäten lassen mich an eine **Magersucht** bzw. **Anorexia nervosa** denken. Dennoch würde ich zunächst meine innere Checkliste, wie bei jeder Anamnese, durchgehen, um sicherzustellen, dass ich nichts übersehen habe.

Bei einer Essstörung, wie der Anorexia nervosa, treten häufig depressive Symptome sowie Angst- oder Zwangsstörungen auf. Das Thema Suizid ist daher für mich sehr präsent. Auch die extreme Nahrungsverweigerung und rapide Gewichtsabnahme können sehr schnell einen lebensbedrohlichen Zustand erreichen. Von allen Erkrankten, die stationär aufgenommen werden, versterben leider fast 10 %.

P: Wie lauten die **Diagnosekriterien** für eine Anorexia nervosa?

K: Das tatsächliche Körpergewicht muss mindestens 15 % unter dem normalen Gewicht liegen. Bei der jungen Frau wäre das Normalgewicht bei 165 cm 55 kg (165–100–15 %) oder der BMI liegt bei 17,5 oder weniger. Der Gewichtsverlust muss selbst herbeigeführt worden sein und die Betroffene leidet an einer Körperschema-Störung. Die Klientin legt eine sehr niedrige Gewichtsschwelle für sich selbst fest und nimmt sich selbst als „moppelig" wahr. Endokrine Störungen treten auf, wie zum Beispiel eine Amenorrhö, das ist das Ausbleiben der Menstruation, über mindestens 3 Monaten. Häufig ist auch die körperliche Veränderung der Pubertät gehemmt oder verzögert, wie die Entwicklung der Brust.

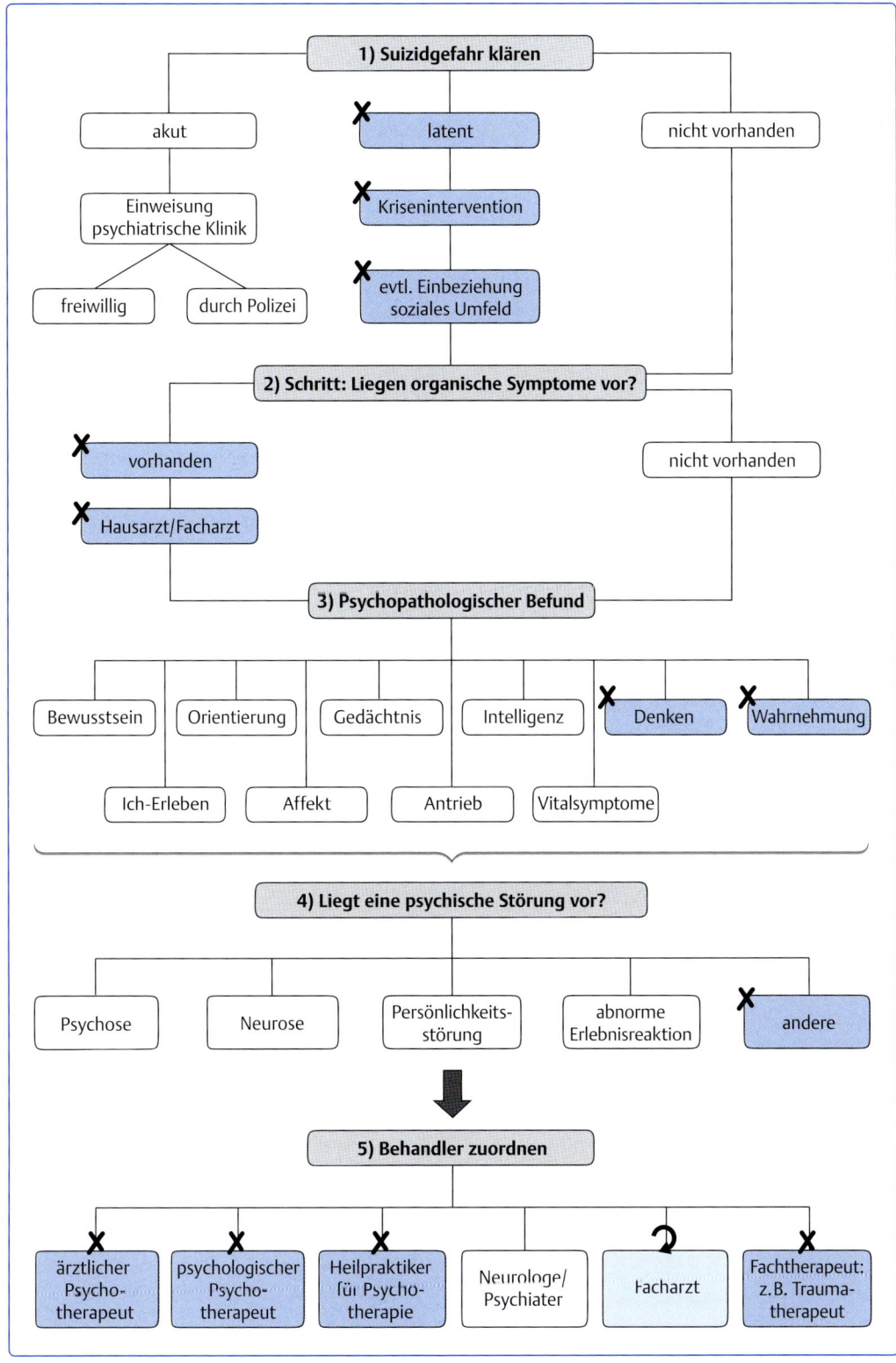

▶ **Abb. 16.3** Diagnosefilter zu Fallbeispiel 30.

P: Wie errechnet sich der BMI?

K: Man nimmt das Körpergewicht in Kilogramm und dividiert es durch das Quadrat der Körpergröße in Metern. In diesem Fall ist der BMI: $45\,kg : (1{,}65)^2 = 16{,}53$.

P: Welche Essstörungen außer der Anorexia nervosa kennen Sie noch?

K: Darüber hinaus gibt es die **Bulimia nervosa**. Sie ist gekennzeichnet durch wiederholte Anfälle von Heißhunger mit Essattacken, während derer die Betroffenen große Mengen an hochkalorischen Lebensmitteln zu sich nehmen. Dabei können teilweise bis zu 10000 kcal verzehrt werden. Da sich diese Personen übertrieben stark mit der Kontrolle ihres Körpergewichts beschäftigen und Angst davor haben, zu dick zu werden, werden drastische Maßnahmen ergriffen, um eine Gewichtszunahme zu verhindern. Dies geschieht durch selbstinduziertes Erbrechen, Missbrauch von Abführmitteln und Appetitzüglern, Gebrauch von Schilddrüsenpräparaten und zeitweiligen Hungerperioden. Obwohl die Betroffenen in der Regel Normalgewicht haben, besteht eine panische Angst davor, dick zu werden. Den Heißhungeranfällen wird meist im Verborgenen nachgegeben und es folgen Scham- und Schuldgefühle.

P: Wie unterscheidet sich die Bulimie von der Anorexie?

K: Anorektische Klienten haben in der Regel Untergewicht und nehmen extrem geringe Mengen an Nahrung zu sich oder verweigern die Nahrungsaufnahme gänzlich. Bei der Bulimie haben die Betroffenen meist Normalgewicht und werden von wiederkehrenden Heißhungerattacken gequält, denen sie dann auch nachgeben. Das selbst herbeigeführte Erbrechen kann bei beiden Störungen vorkommen.

P: Welche **körperlichen Folgeerscheinungen** können bei der Bulimie auftreten?

K: Durch den Missbrauch von Abführmitteln ist die normale Verdauungsfunktion häufig extrem gestört. Durch das Erbrechen treten zusätzlich Komplikationen auf wie Herzrhythmusstörungen, Nierenversagen, Schwellung der Speicheldrüse, Erosion der Zähne und Zahnverfall.

P: Was können Sie mir zur Epidemiologie und zur Prognose der Anorexie und Bulimie sagen?

K: Die Anorexie beginnt meist in der Pubertät und die **Lebenszeitprävalenz** liegt bei Frauen bei 0,5–3,7 %, die Bulimie beginnt meist etwas später, im 18./19. Lebensjahr, mit einer Lebenszeitprävalenz von ca. 1 %. Die **Prognose** einer Bulimie ist günstiger als bei der Anorexie. Zirka 60 % der Fälle verlaufen günstig, während bei der Anorexie nur ungefähr ⅓ geheilt werden können.

P: Welches Verhalten und welche Gedanken können auf eine Essstörung hinweisen?

K: Es gibt auffällige Verhaltensweisen und Gedankenmuster von betroffenen Personen. Sie sorgen sich ständig um ihre Figur und lehnen den eigenen Körper ab, weil er nach ihrem Empfinden zu dick ist. Daraus folgt eine permanente Beschäftigung mit Essen, wann gegessen werden darf und wann nicht, welche Lebensmittel verboten sind und welche erlaubt. Das Gewicht wird streng kontrolliert und wenn gegessen wird, dann eher heimlich. Essgestörte Mädchen und Frauen leiden häufig an depressiver Stimmung und ziehen sich von ihren sozialen Kontakten zurück. In der Regel ist das Selbstwertgefühl eher gering ausgebildet.

P: Personen mit Essstörungen, wie Anorexie oder Bulimie, zeigen meist keine oder nur wenig Krankheitseinsicht. Wann begeben sich diese Patienten in ärztliche Behandlung?

K: Häufig werden sie von besorgten Angehörigen gebracht, wie dies auch im vorliegenden Fall ist. Oder sie gehen aufgrund der körperlichen Folgeerscheinungen einer Essstörung zum Arzt und werden von diesem überwiesen. Teilweise begeben sie sich aufgrund der depressiven Verstimmung in Behandlung.

Fallbeispiel 31

Klara J. ist 40 Jahre alt und arbeitet als Verkäuferin in einem Modegeschäft. Aufgeregt erzählt sie Ihnen, dass sie vermutlich an Magersucht leide, da sie seit einem halben Jahr rapide an Gewicht verlöre und langsam nur noch aus Haut und Knochen bestünde. Sie habe gar keinen Appetit mehr, leide unter Verdauungsproblemen und habe ständig so ein komisches Gefühl in der Magengegend, als sei etwas nicht in Ordnung. Eigentlich sei das auch gar kein Wunder, da sie momentan

▼

▼
sehr viel Stress habe. Auch in ihrer langjährigen Partnerschaft krisele es gerade heftig, und ihr Partner habe sich vielleicht sogar von ihr getrennt. Das sei wohl auch der Grund für ihre Magenprobleme. Sie habe sich heute früh mal wieder gewogen und sei schockiert gewesen, dass sie mittlerweile schon 20 kg abgenommen habe. Erst wollte sie zu ihrem Hausarzt gehen, doch dann habe sie in der Zeitung einen Bericht über die Krankheit Magersucht gelesen, und dass diese Krankheit psychisch bedingt sei. Sie wolle daher gern eine Psychotherapie bei Ihnen beginnen, damit „diese Sache" bald wieder in Ordnung komme.

P: Wie würden sie einen Therapieplan für diese Klientin aufbauen?
K: Nach den ersten Erzählungen der Klientin fallen mir mehrere Punkte auf, die für eine Anorexie eher untypisch wären. Schon das Alter der Frau für die Erstmanifestation weicht von den üblichen Fällen ab, welche in der Regel während der Pubertät auftreten.

P: Heißt das, Sie schicken die Klientin wieder nach Hause, weil sie nicht in das Standardmodell passt?
K: Selbstverständlich nicht. Jedoch ist es erforderlich, alle differenzialdiagnostischen Möglichkeiten zu betrachten, um eine richtige Diagnose stellen zu können und die richtige Behandlung für die Klientin zu finden.

P: Na gut. Was ist Ihnen noch aufgefallen?
K: Anorektische Klienten betrachten sich meist nicht als krank und haben auch nicht das Gefühl, abgemagert zu sein. Ganz im Gegenteil, obwohl sie bereits stark untergewichtig sind, empfinden sie sich selbst als noch viel zu dick. Wenn sie ihre Konturen an einer Tafel zeichnen sollen, werden meist sehr dicke Personen dargestellt, die nichts mit dem Körperumfang der Betroffenen zu tun haben. Das nennt man eine Körperschema-Störung. Klara J. dagegen ist sich ihrer Gewichtsabnahme durchaus bewusst und scheint eine realitätsgerechte Körperschema-Wahrnehmung zu haben. Darüber hinaus haben Personen mit Anorexie durchaus Hungergefühle sogar mit starken Hungerattacken. Die Nahrungsaufnahme wird durch eiserne Disziplin verweigert, die Appetitlosigkeit erzwungen und der Gewichtsverlust zum Teil auch mit aktiven Maßnahmen gefördert, zum

Beispiel durch selbstinduziertes Erbrechen oder Einnahme von Abführmitteln und starke körperliche Aktivität wie Leistungssport. Auch diese Kriterien treffen nicht auf Klara J. zu.

P: Welchen Therapieplan schlagen Sie also vor?
K: Ich möchte gar keinen **Therapieplan** vorschlagen. Der große Gewichtsverlust in relativ kurzer Zeit, nämlich 20 kg in nur 6 Monaten könnten Symptome einer malignen Erkrankung sein. Damit wird eine Erkrankung oder ein Krankheitsverlauf bezeichnet, der fortschreitend zerstörerisch wirkt und möglicherweise auch zum Tod des Patienten führen kann. Daher würde ich die Klientin umgehend an einen Facharzt, einen Internisten, überweisen und selbst gar nicht mit ihr arbeiten.

P: Gibt es noch weitere Essstörungen außer Anorexia nervosa und Bulimia nervosa?
K: Ja, da gibt es noch die Adipositas und Binge Eating Disorder. **Adipositas** wird auch **Fettleibigkeit** genannt, die ab einem BMI von 30 als behandlungsbedürftig gilt. In der ICD-10 wird sie unter E66 – endokrine, Ernährungs- und Stoffwechselerkrankungen geführt. **Binge Eating Disorder** ist eine Essstörung, die bisher nur im amerikanischen DSM-IV klassifiziert wird, allerdings noch nicht in der ICD-10, obwohl zu diesem Störungsbild auch im europäischen Raum schon Studien vorliegen. Ähnlich wie bei der Bulimie werden bei der Binge Eating Disorder große Mengen an Nahrungsmitteln während wiederkehrender Essattacken verzehrt. Allerdings werden in diesem Fall keine Maßnahmen ergriffen, um eine Gewichtszunahme zu verhindern, also kein selbstherbeigeführtes Erbrechen oder Einnahme von Abführmitteln. Daher haben Patienten mit Binge Eating Disorder meist starkes Übergewicht.

P: Welche körperlichen und psychosozialen **Folgeerscheinungen** sind bei adipösen Patienten häufig zu beobachten?
K: Vor allem die extremen Fetteinlagerungen im Bauchbereich führen zu vielerlei Gesundheitsschäden, wie Herz-Kreislauf-Erkrankungen und Störungen des Zuckerstoffwechsels, was zu Diabetes führen kann. Häufig treten auch Gelenkserkrankungen und Schäden an der Wirbelsäule auf. Die Betroffenen leiden meist an depressiver

Verstimmung, die Einstellung zum eigenen Körper ist negativ und das Selbstwertgefühl eher gering. Hinzu kommt, dass adipöse Menschen häufig von der Gesellschaft ausgeschlossen oder gehänselt werden, wodurch sich diese noch mehr zurückziehen, inaktiver werden und an Lebensfreude verlieren. Aus Frust und/oder als Liebesersatz wird noch mehr gegessen, was zu einer weiteren Gewichtszunahme führt und auch die Folgen verstärkt – es beginnt ein Teufelskreis.

P: Welche Ursachen sind Ihrer Meinung nach verantwortlich für das Zustandekommen von Essstörungen?

K: Es gibt keine eindeutige Klärung der **Ursache**, man geht von mehreren Faktoren aus. Genetische Veranlagung ist ein Punkt davon, aber auch die soziokulturelle Entwicklung spielt dabei eine Rolle. Sitzende Tätigkeiten nehmen immer mehr zu, ob im Beruf oder auch in der Freizeit. Technische Hilfsmittel wie Autos, Rolltreppen, Transportbänder und Fahrstühle sorgen für ein bequemes Vorankommen, ohne sich selbst bewegen zu müssen. Hinzu kommt ein verstärkter Konsum von Nahrungsmitteln als Fertigprodukte und fett- und kalorienhaltiges Fast Food. Gleichzeitig wird aber das gesellschaftliche Schönheitsideal immer dünner und gaukelt ein verfälschtes Bild der Realität vor. Um dieses Schönheitsideal erreichen zu können, gibt es ein gigantisches Angebot an Diätprogrammen, womit allerdings meist nur ein sogenannter Jo-Jo-Effekt erreicht wird. Ein familiäres Umfeld, das die eigenen Bedürfnisse unterdrückt und in dem Gefühle nicht offen gezeigt werden dürfen, kann eine Fehlentwicklung von Körperwahrnehmung und Selbstwertgefühl begünstigen. Weiterhin ist die Rolle der Nahrungsaufnahme für den Betroffenen ein wichtiger Faktor. Wenn Essen oder Süßigkeiten in der Familie als Trostpflaster für das weinende Kind genutzt wurden, wird die erwachsene Person bei Frust oder Stress auf die erlernte Bewältigungsart zurückgreifen. Häufig wird Essen auch als Machtinstrument missbraucht, indem das Kind erst vom Tisch aufstehen darf, wenn der Teller leer gegessen wurde. Wenn zum Beispiel die Mutter ständig von Diäten und Abnehmenwollen besessen ist, lernt das Kind, dass das wohl zum Leben einer erwachsenen Frau dazugehört. Denkstrukturen die Erfolg, Zuneigung und Ansehen mit Essen verknüpfen, fördern ebenfalls die Entwicklung einer Essstörung, vor allem wenn das Selbstwertgefühl nur gering ist.

P: Welche Therapieoptionen kennen Sie bei essgestörten Klienten?

K: Da meist eine Krankheitseinsicht fehlt, beginnt die **Therapie** zunächst mit dem Aufbau der Motivation. Schwere oder lebensbedrohliche Folgeerscheinungen der Essstörung, wie extremes Untergewicht oder Niereninsuffizienz, müssen sofort behoben werden. Darüber hinaus wird am Essverhalten gearbeitet und es wird versucht, ein normales Verhältnis zu Nahrung aufzubauen und zu stabilisieren. Ein weiteres Ziel ist die Normalisierung des Gewichts, entweder durch Zunahme bei Anorexie oder Reduktion bei Adipositas. Dabei wird häufig mit Ernährungsprotokollen gearbeitet, in welche die Klientin eintragen muss, wann sie was gegessen hat und welche Gefühle dabei von Bedeutung waren. Durch Verhaltenstherapie soll den Klienten dabei geholfen werden, wieder eine realistische Wahrnehmung ihres Körpers zu entwickeln. Eine Psychotherapie begleitet den gesamten Prozess und zum Teil kann auch eine stationäre Behandlung erfolgen. Weitere Therapiemöglichkeiten sind die Familientherapie, medikamentöse Therapie und Kunsttherapie.

P: Wie muss ich mir eine Kunsttherapie bei Essstörungen vorstellen?

K: Bei der **Kunsttherapie** wird mit Farbe und Ton gestaltet. Die dabei entstehenden Bilder sind Botschaften des Unterbewusstseins und können auf die auslösenden Konflikte hinweisen. Durch diese nonverbale Ausdrucksweise können Konflikte Form gewinnen, die durch Sprache vielleicht nicht ausgedrückt werden können. Gleichzeitig werden diese Konflikte visualisiert und der Prozess anschaubar. Durch die kreative Arbeit wird das Selbstbewusstsein gestärkt und die kreativen Potenziale freigesetzt.

P: Wann ist eine stationäre Unterbringung und eine Sondenernährung erforderlich?

K: Wenn durch den Gewichtsverlust ein lebensbedrohliches Niveau erreicht wird oder bei körperlichen oder psychischen Komplikationen, wie Niereninsuffizienz oder Suizidabsicht.

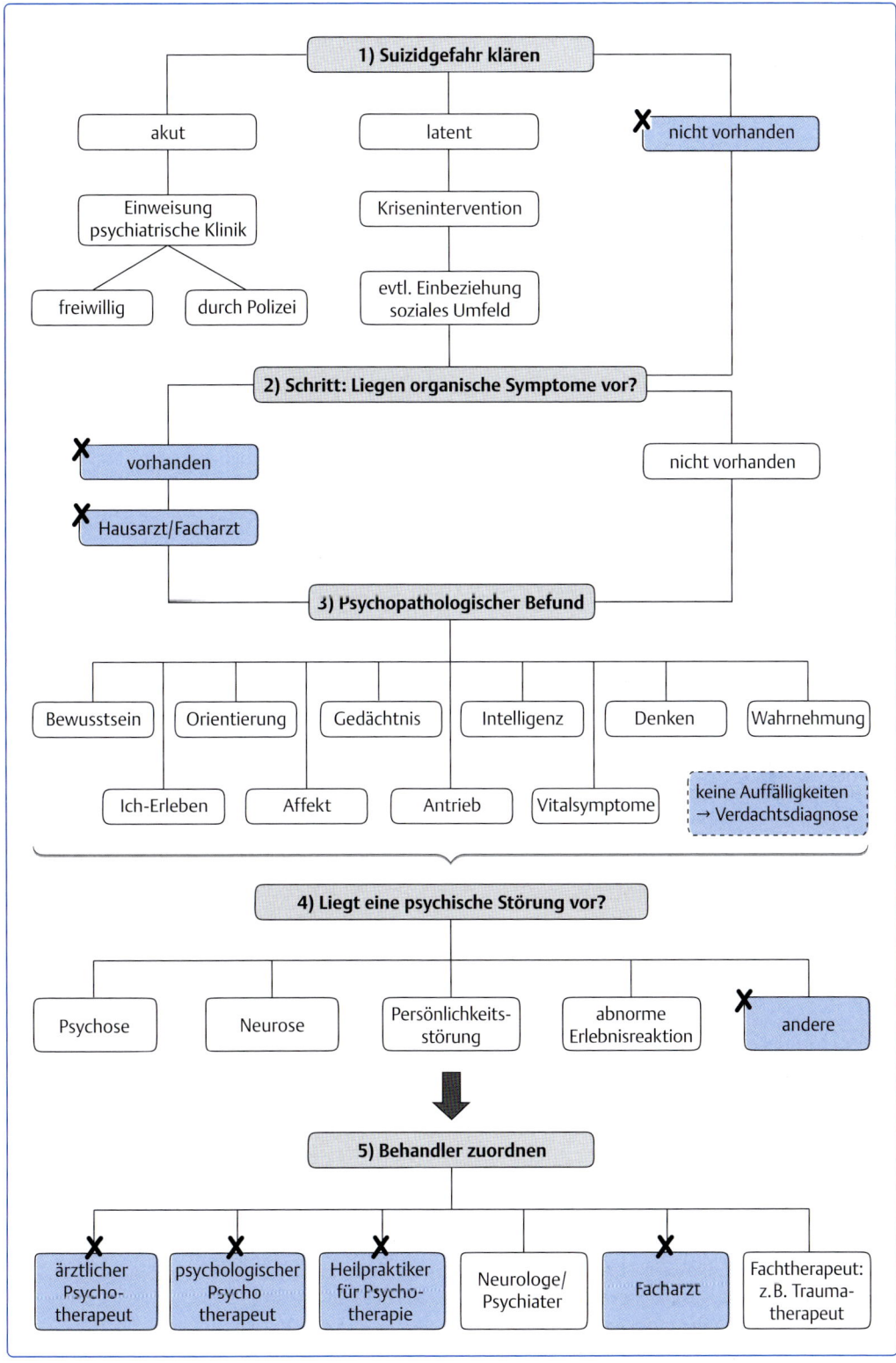

▶ **Abb. 16.4** Diagnosefilter zu Fallbeispiel 31.

P: Welche Voraussetzungen müssen erfüllt sein, damit ein essgestörter Klient vom Heilpraktiker für Psychotherapie behandelt werden darf?
K: Der Heilpraktiker sollte über ausreichend Erfahrung auf diesem Gebiet verfügen. Natürlich müssen körperliche Ursachen vorher ausgeschlossen sein beziehungsweise körperliche Symptome müssen vom Facharzt behandelt werden. Gerade bei Anorexie ist eine gesundheitsschädlich Gewichtsabnahme zu beachten und bei einer schweren Störung kann eine stationäre Therapie sinnvoller sein.

Fallbeispiel 32

Die 47-jährige Krankenschwester Ursula S. leidet unter starkem Übergewicht. Vor 12 Jahren hatte sie einen Bandscheibenvorfall, der auch nach einer Operation nicht vollständig ausheilte. Frau S. hatte so starke Schmerzen, dass sie schließlich ihren Beruf als Krankenschwester aufgeben musste. Zu ihrer Kindheit befragt, erzählt sie, dass ihr Elternhaus eher problematisch gewesen sei, da ihr Vater ein Alkoholproblem habe und in betrunkenem Zustand sehr aggressiv geworden sei. Er habe sie damals auch oft geschlagen. Ihre Mutter habe selbst so viele Probleme gehabt, dass sie ihr nicht zur Hilfe habe kommen können und sich daher eigentlich kaum um sie gekümmert habe. Oft habe sie sich da allein gelassen und vernachlässigt gefühlt. Heute habe sie selbst 3 Kinder, die sie allerdings allein erziehe. Von ihrem Mann habe sie sich vor einem Jahr scheiden lassen, da auch er ein Problem mit Alkohol habe, und sie wiederholt von ihm geschlagen worden sei. Jetzt ist sie zu Ihnen gekommen, da sie vermutet, dass ihre starken Rückenschmerzen eine psychische Ursache haben könnten.

P: Welche Gedanken gehen Ihnen beim Erstgespräch mit der Klientin durch den Kopf?
K: Als Erstes möchte ich eine eventuelle **Suizidgefährdung** einschätzen können.

P: Wie kommen Sie denn darauf? Sie hat doch nichts verlauten lassen, was darauf hinweist.
K: Dennoch gehört sie zur **Risikogruppe**: Sie musste ihren Beruf aufgeben, hat gerade eine Trennung hinter sich und leidet unter permanenten körperlichen Schmerzen. Hinzu könnte eine mögliche Überlastung als alleinerziehende Mutter von 3 Kindern kommen, und fraglich ist auch die finanzielle und emotionale Unterstützung durch den Vater der Kinder, der Alkoholiker zu sein

scheint. Möglicherweise leidet die Klientin ebenfalls unter einer Suchterkrankung. Ihr Vater hatte ein Problem mit Alkohol und später zieht sie einen Partner an, der die gleiche Problematik aufweist. Ich möchte einfach sicher sein, dass keine akute oder latente Gefährdung vorliegt, auch wenn Frau S. dazu bisher keine eindeutigen Hinweise gibt.

P: Gut. Nehmen wir an, es besteht keine Suizidgefährdung. Wie gehen Sie weiter vor?
K: Im nächsten Schritt wären körperliche Untersuchungen sinnvoll. Die Probleme mit den Bandscheiben könnten durch das Übergewicht verursacht worden sein. Auf jeden Fall sollte sie medizinische Hilfe für ihre Rückenprobleme in Anspruch nehmen, zum Beispiel durch physiotherapeutische Maßnahmen zur Stärkung der Rückenmuskulatur, Massagen, Bäder oder auch eine Kur.

P: Was könnte die Ursache für das Übergewicht sein? Einfach nur falsche Ernährung?
K: Falsche Ernährung ist dabei fast immer mit im Spiel. Die Frage ist eher, wodurch diese falsche Ernährung entstanden ist. Ein **Protokoll des Essverhaltens** könnte hier Aufschluss geben. Welche Nahrungsmittel werden verzehrt, in welcher Menge und zu welchen Zeiten und Gelegenheiten und in welcher Stimmungslage greift die Klientin gern zum Essen.

P: In welcher Entwicklungsphase entstehen Essstörungen und warum?
K: Essstörungen entstehen in der **oralen Phase**. In dieser Phase steht die Nahrungsaufnahme im Mittelpunkt der Aufmerksamkeit, gekoppelt mit den ersten Erlebnissen zu Bindung, Abhängigkeit und Angenommenwerden. Die Hauptangst in dieser Entwicklungsphase ist die Angst vor dem Objektverlust, meist der Verlust der Mutter, Trennung und Liebesverlust. Durch eine Unterversorgung des Kindes in Form von Entbehrung oder Vernachlässigung oder durch eine Überversorgung durch Verwöhnung kann die Grundlage für die Entstehung von Essstörungen gelegt werden. Eine Über- oder Unterversorgung wird für das Kind als bedrohlich erlebt, da es von der Bezugsperson abhängig ist und in der eigenen Ich-Entwicklung durch eine überfürsorgliche Mutter behindert wird. Daraus können sich Minderwer-

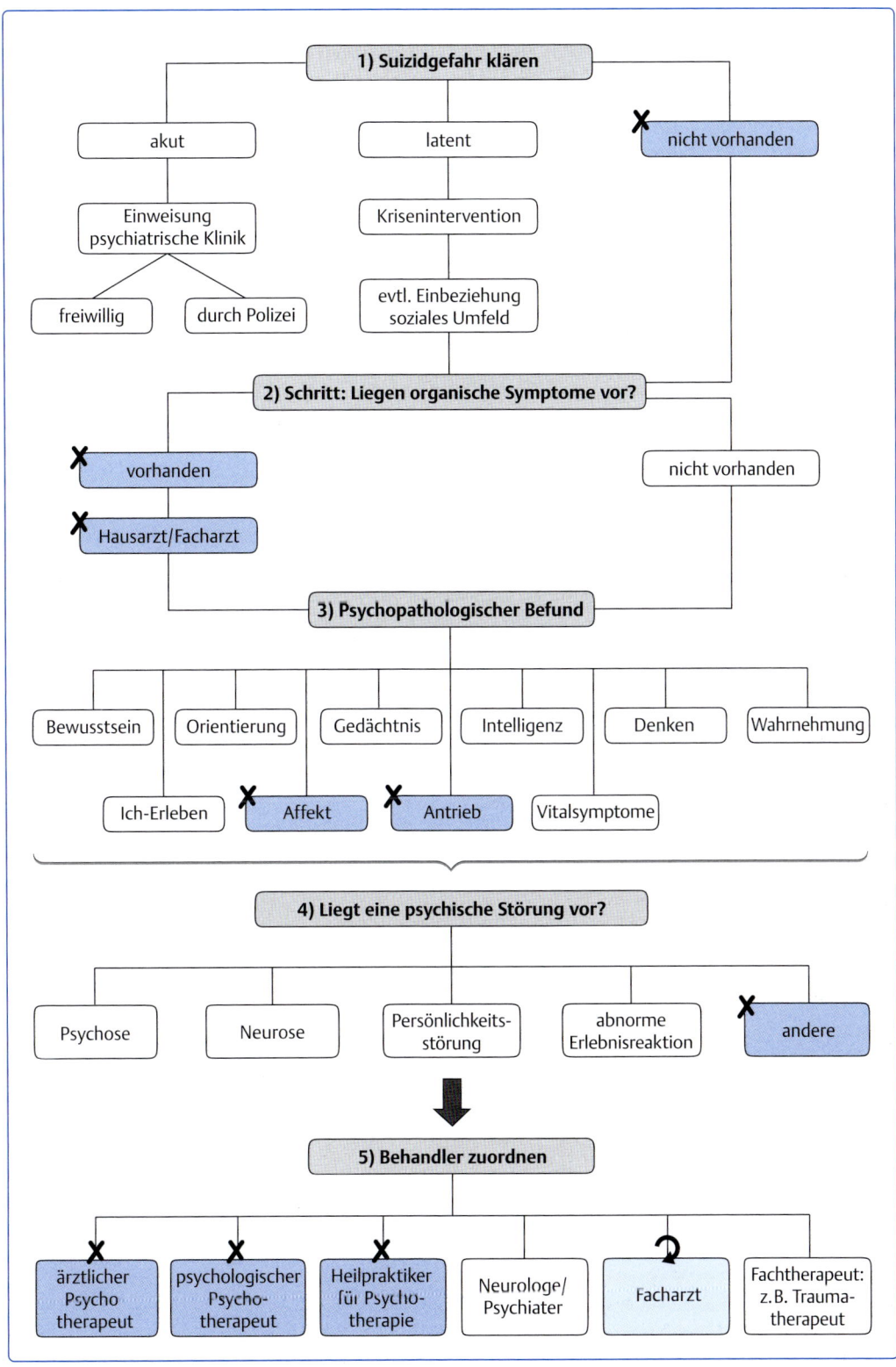

▶ **Abb. 16.5** Diagnosefilter zu Fallbeispiel 32.

tigkeits- und Schuldgefühle manifestieren, die sich im späteren Essverhalten widerspiegeln in Form von Essen und Sündigen. Essen wird nicht nur zur Nahrungsaufnahme genutzt, sondern zunehmend zum Spannungsabbau und zur Vermeidung von Unlustgefühlen. Essen dient dabei als Mittel, um den Wunsch nach Stabilität, Schutz und emotionaler Zuwendung zu befriedigen.

P: Welche Faktoren spielen zusätzlich eine Rolle für die Entstehung von Essstörungen?
K: Die **Erziehung** durch die Eltern spielt ebenfalls eine Rolle. Das spätere Essverhalten des Kindes wird dabei durch Sätze geprägt wie, „es muss gegessen werden, was auf den Tisch kommt", „der Teller muss leer gegessen werden" oder „wenn du aufhörst zu weinen, gibt es ein Stück Schokolade".

P: Welche therapeutischen Ansätze kommen bei Adipositas zum Tragen?
K: Zum einen Ansätze aus der **Psychotherapie** durch Bildung eines Vertrauensverhältnisses, durch das sich die Klientin angenommen und gewertschätzt fühlt. Darüber hinaus verhaltenstherapeutische Maßnahmen wie das bereits angesprochene Protokoll, um die Wahrnehmung des Essverhaltens zu schärfen und kleinschrittige Veränderungen des Essverhaltens, um Beispiel durch Visualisierung von Konflikt- oder Verlustsituationen oder durch Selbsthilfegruppen.

8 Zusammenfassung

- Behandlung in spezialisierten Einrichtungen durch geschultes Personal
- pathologisch verändertes Essverhalten
- Anorexia nervosa: selbst herbeigeführter Gewichtsverlust
- Bulimia nervosa: Ess-Brech-Anfälle
- Adipositas: krankhaft übermäßige Zunahme von Fettgewebe
- 20 % der Essstörungen verlaufen chronisch

17 Sexuelle Störungen

Sexualität gehört entscheidend zum Menschsein dazu und bestimmt wesentlich das psychische und körperliche Befinden. Das Sexualverhalten ist sehr individuell, wird aber von äußeren Einflüssen geprägt (▶ Abb. 17.2). Der Übergang von „normalem" zum gestörten sexuellen Verhalten ist gleitend und muss daher stets vor dem Hintergrund der Persönlichkeit, ihrem Alter und ihrer Entwicklung, den soziokulturellen und den historischen Bedingungen mit den jeweiligen Erziehungs- und gesellschaftlichen Normen betrachtet

werden. Bei der **Sexualanamnese** sollte neben der individuellen Anamnese auch die partnerschaftliche Beziehung berücksichtigt werden, um das sexuelle Verhalten adäquat beurteilen zu können. Partnerschaftliche Probleme sind ein wesentlicher Faktor bei der Entstehung und Aufrechterhaltung von Sexualstörungen. Ätiopathogenetisch sind zudem Ängste, Probleme, die sich aus der eigenen Persönlichkeit ergeben, sexueller Leistungsdruck, berufliche Belastungen, negative sexuelle Vorerfahrungen, die frühkindliche Sexualentwick-

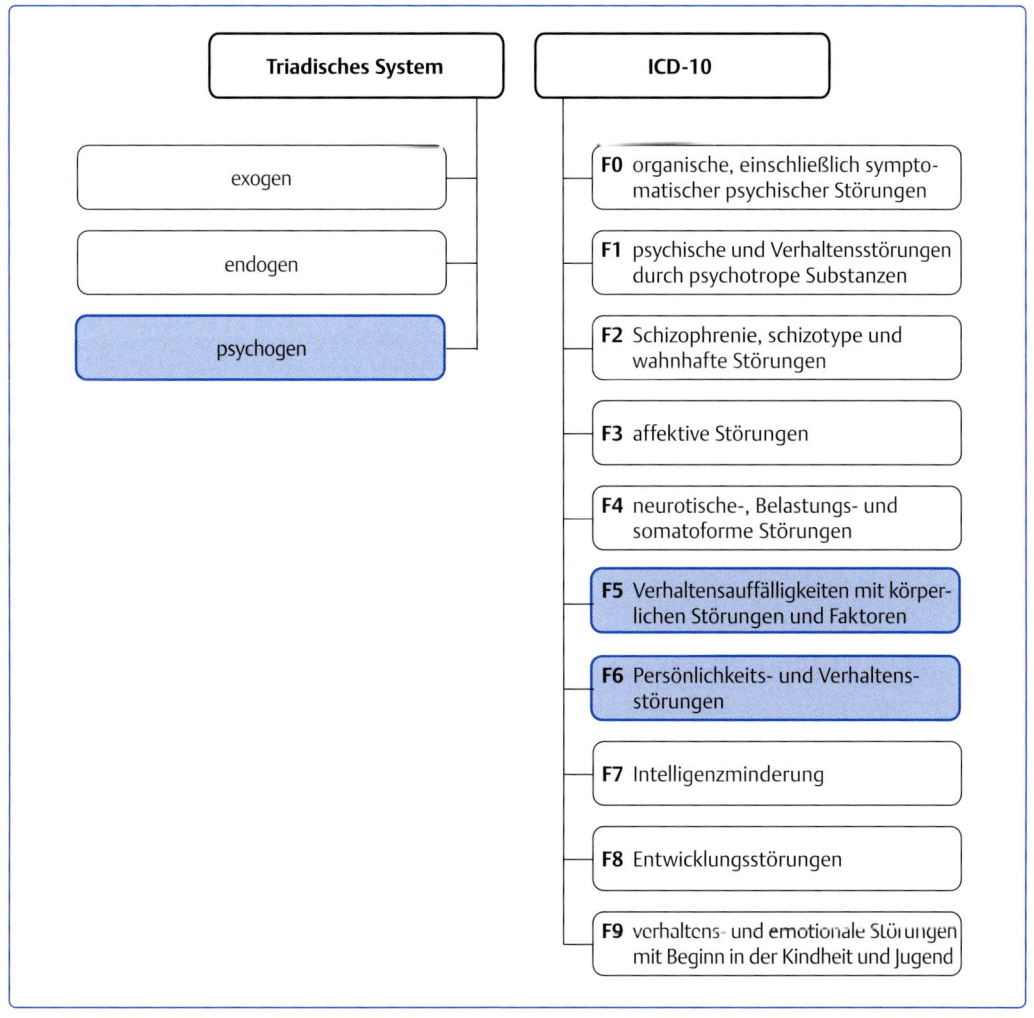

▶ **Abb. 17.1** Klassifizierung nach dem triadischen System und nach der ICD-10.

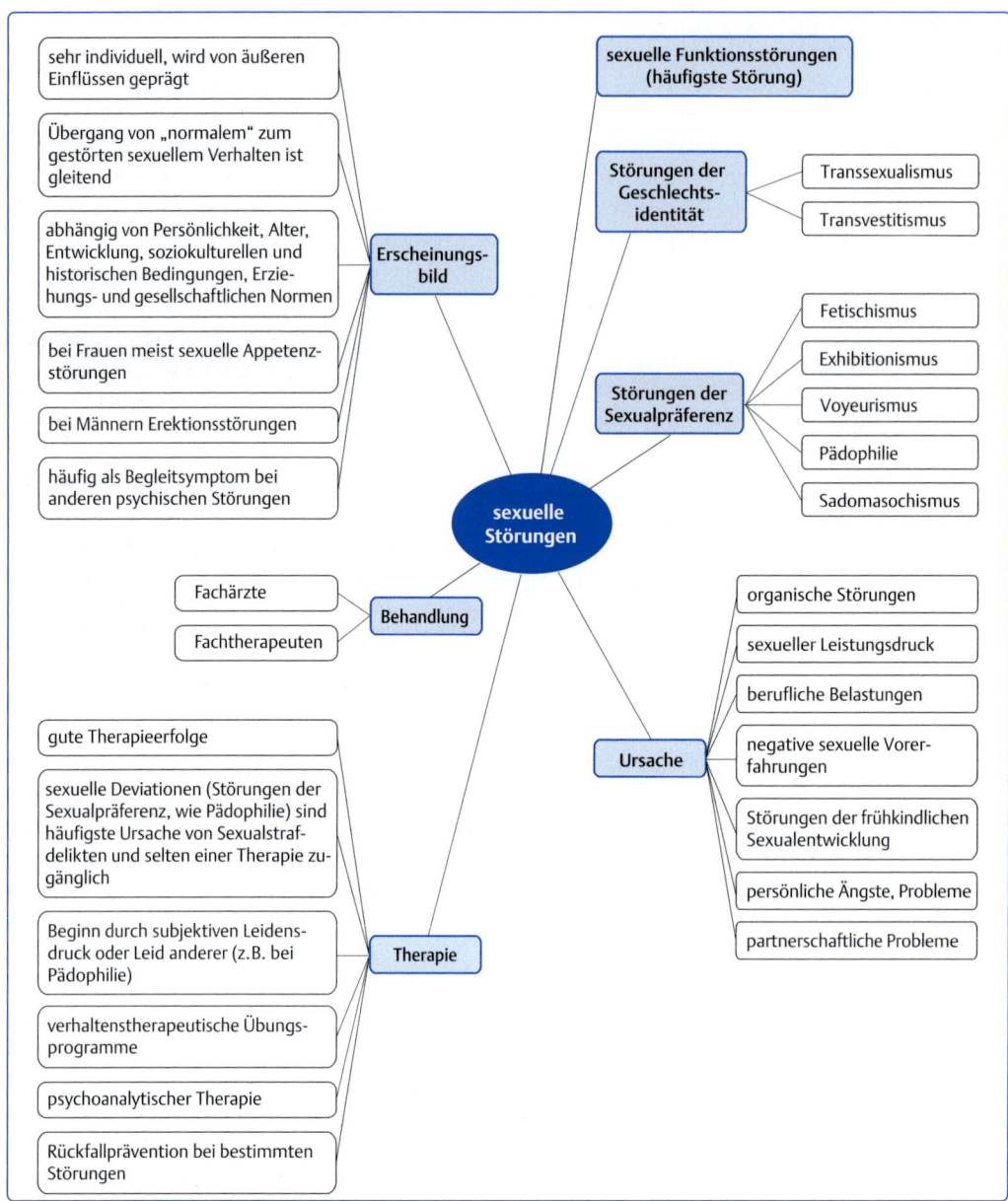

Abb. 17.2 Mind-Map® zu sexuellen Störungen.

lung, aber auch organische Störungen mit zu berücksichtigen.

Zu den sexuellen Störungen zählen die sexuelle Funktionsstörungen, die Störungen der Geschlechtsidentität und die Störungen der Sexualpräferenz. Die **sexuellen Funktionsstörungen** sind die häufigsten Störungen des Sexualverhaltens. Hierbei geht es um Störungen im Ablauf des sexuellen Funktionsgeschehens wie die Funktionsstörung der Lust und der Appetenz sowie der Erregungs-, der Orgasmus- oder der Refraktärphase. Eine gezielte Behandlung dieser Störungen kann gute Therapieerfolge vorweisen. **Transsexualismus** und **Travestitismus** sind Formen der **gestörten Geschlechtsidentität** und erfordern für die Diagnostik und Therapie besonders ausgebildete Fachärzte und -therapeuten. Sexuelle Abweichungen bzw. Deviationen, die auch als **Störungen der Sexual-**

präferenz bezeichnet werden, umfassen alle Erlebens- und Verhaltensweisen zur Erlangung der sexuellen Befriedigung durch suchtartige, zwanghafte, ritualisierte Praktiken.

Abnorme sexuelle Präferenzen sind jene Formen sexuellen Handelns zwischen Menschen, die die Merkmale der Zwangsausübung, Ausnutzung, Erniedrigung, Einschränkung von Freiheitsrechten und Verletzung der Personenwürde anderer beinhalten. Man spricht dann von Sexualdelinquenz (Sexualstraftat), Paraphilie, sexuellpsychischer Störung, sexueller Perversion und sexueller Deviation (Abweichung). Im Allgemeinen sollte die **Paraphilie** über einen Mindestzeitraum von 6 Monaten aufgetreten sein und dabei wiederkehrende dranghafte und intensive sexuell erregende Phantasien, sexuell dranghafte Bedürfnisse oder Verhaltensweisen umfassen, die sich beziehen auf nichtmenschliche Objekte und/oder auf das Leiden oder die Demütigung seiner selbst oder eines Partners und/oder auf Kinder oder andere nicht einwilligende Personen und/oder auf zwischenmenschliche Schwierigkeiten, die zu Beeinträchtigungen in sozialen, beruflichen oder anderen wichtigen Funktionsbereichen führen. Beispiele für gängige Paraphilien sind Fetischismus, Voyeurismus, Exhibitionismus, Frotteurismus, sexueller Masochismus, sexueller Sadismus, Pädophilie, Zoophilie, sexuelle Gewalt gegen Kinder bzw. gegen Frauen oder gegen Männer, sexuell bedingtes Stalking.

Entscheidendes Kriterium für die Behandlungsbedürftigkeit von Sexualstörungen ist der subjektive Leidensdruck oder das Leid anderer, das durch die Störung entsteht, wie z.B. bei der Pädophilie. Zur sorgfältigen Diagnostik gehören immer eine organische Abklärung und eine differenzierte Sexualanamnese. Sexuelle Störungen treten auch häufig komorbid bei anderen psychischen Störungen als Begleitsymptome auf. Die **Therapie** erstreckt sich von fundierter Beratung, über verhaltenstherapeutische Übungsprogramme oder psychoanalytischer Therapie bis hin zur Rückfallprävention bei bestimmten Störungen der Sexualpräferenz. Die Therapie der Sexualstörungen sollte spezialisierten Therapeuten vorbehalten bleiben.

Fallbeispiel 33

Ihr Klient ist 45 Jahre alt und heiß Stefan T. Er möchte eine Psychotherapie bei Ihnen beginnen, da er Probleme in der Partnerschaft hat und glaubt, die Ursache dafür liegt hauptsächlich bei ihm. Er sei mit seiner Freundin jetzt seit 1,5 Jahren zusammen, und in den ersten Monaten seien sie auch sehr glücklich gewesen. Doch seit einiger Zeit träten immer mehr Reibereien auf, und auch im Bett liefe es nicht mehr so richtig. Daran sei hauptsächlich er schuld, denn oft bekomme er keine Erektion, oder wenn er eine bekäme, dann ist er meist viel zu schnell. Seine Partnerin fühle sich dann übergangen. Mittlerweile bliebe er freiwillig länger im Büro und mache Überstunden, obwohl er dies gar nicht müsse, nur, um möglichst spät nach Hause zu kommen. Das Sexualleben sei beinahe ganz zum Erliegen gekommen, da er als Ausrede angibt, durch den Stress in der Arbeit sei er im Moment zu müde. Er vermutet, dass seine Erektionsprobleme eher psychischer Natur seien, da er keine Probleme damit habe, wenn er mit sich allein sei. Auch in früheren Beziehungen seien nach einer glücklichen Anfangsphase die gleichen Schwierigkeiten aufgetreten. Seine Freundin sei übrigens 10 Jahre jünger als er, und seit einer Weile setze sie ihn mit dem Wunsch unter Druck, eine Familie gründen zu wollen.

P: Wie gehen Sie mit diesem Klienten um.

K: Es scheint sich bei Stefan T. um eine **sexuelle Funktionsstörung** zu handeln. Natürlich muss eine organische Ursache zuvor ausgeschlossen sein. Ebenfalls würde ich erfragen, ob er Medikamente einnimmt, die dafür verantwortlich sein könnten, wie das zum Beispiel bei vielen Antidepressiva der Fall ist.

P: Was ist eine sexuelle Funktionsstörung und wo finde ich sie in der ICD-10?

K: Sie finden die sexuellen Funktionsstörungen im Kapitel F5, bei Verhaltensauffälligkeiten mit körperlichen Störungen und Faktoren. Durch diese Störung wird die gewünschte sexuelle Beziehung des Betroffenen verhindert. Dazu gehört der Mangel an sexuellem Verlangen, sexuelle Aversion, das Versagen genitaler Reaktionen, Orgasmusstörungen, Ejaculatio praecox, Vaginismus, Dyspareunie und ein gesteigertes sexuelles Verlangen.

P: Wie grenzen sich die einzelnen Formen voneinander ab?

K: Ein **Mangel an sexuellem Verlangen** ist eine Appetenz- beziehungsweise Libidostörung, die Funktion wäre gegeben, doch der Wunsch nach sexuellen Aktivitäten ist gering bis nicht vorhanden. Bei der **sexuellen Aversion** wird aufgrund von Ängsten, Scham oder sonstigen Ursachen eine sexuelle Aktivität vermieden. Zum **Versagen genitaler Reaktionen** gehört die Erektionsstörung sowie fehlendes Lustempfinden. Bei der **Orgasmusstörung** kommt es stark verzögert oder gar nicht zum Orgasmus, **Ejaculatio praecox** dagegen ist der vorzeitige Samenerguss. Beim **Vaginismus** handelt es sich um einen Spasmus der Beckenbodenmuskulatur, die die Vagina umgibt. Treten Schmerzen beim Geschlechtsverkehr auf, die keine somatische Ursache haben, bezeichnet man dies als **Dyspareunie** und das **gesteigerte sexuelle Verlangen** bei der Frau nennt man Nymphomanie und beim Mann Satyriasis.

P: Wie würden Sie bei der Anamnese vorgehen und was ist dabei zu berücksichtigen?
K: Der Klient zeigt durch seine Schilderung bereits eine sehr große Offenheit, was nicht unbedingt üblich ist. Meist liegt die Hemmschwelle sehr hoch, wenn es darum geht, über den persönlichsten Bereich zu erzählen. Ein offener Umgang und der Aufbau einer vertrauensvollen Beziehung ist die entscheidende Basis für den weiteren Verlauf der Zusammenarbeit. Zu einer **Sexualanamnese** gehört neben der Schilderung des Problems über Art, Dauer und Häufigkeit auch die Entwicklung der Sexualität, angefangen von frühkindlichen Erfahrungen, der Umgang mit diesem Thema durch die Eltern, der erste sexuelle Kontakt und Masturbationserfahrungen sowie Informationen zu bisherigen Partnerschaften und der aktuellen Partnerschaft.

P: Welche differenzialdiagnostischen Überlegungen müssen Sie bei einer sexuellen Funktionsstörung beachten? Wann darf ein Heilpraktiker für Psychotherapie einen Klienten mit einer sexuellen Funktionsstörung behandeln?
K: **Differenzialdiagnostisch** muss eine organische Ursache ausgeschlossen werden. Das wären beispielsweise kardiovaskuläre Erkrankungen, Stoffwechsel- oder Hormonstörungen, der Zustand nach einer Operation oder Alkohol-, Drogen- oder Medikamentenmissbrauch. Ebenso sollte die sexuelle Funktionsstörung als Nebenwirkung eines Medikamentes ausgeschlossen werden. Häufig erfolgt die Therapie von Sexualstörungen durch eine Paartherapie, welche nur durch Therapeuten mit

entsprechender Fachausbildung durchgeführt werden sollte. Oft ist jedoch gar keine spezielle Therapie notwendig und die Spannungen können durch ein offenes und vertrauensvolles Gespräch abgebaut werden. Aufklärung und die Beseitigung von Mythen spielen dabei eine große Rolle.

P: Erklären Sie das Beratungsmodell „PLISSIT".
K: Das Modell wurde von dem amerikanischen Psychologen Jack Annon entwickelt. **PLISSIT** ist die Abkürzung für 4 Stufen der Therapie:
- „P" steht für „Permission", also Erlaubnis, was Angst und Schuldgefühle abbauen und eine offene Kommunikation ermöglichen soll.
- „LI" steht für „Limited Information", begrenzte Information und beinhaltet die Aufklärung des Klienten.
- „SS" – „Specific Suggestions", spezifische Anregungen oder Vorschläge beinhaltet praktische Hinweise oder Übungen, die auf ein besonderes Problem zugeschnitten sind. Sie können vom Patienten oder dem Patientenpaar selbst durchgeführt werden.
- Die letzte Stufe „IT" – „Intensive Therapy", intensive Therapie, bezieht sich auf eine fachspezifische Therapie.

P: Nennen Sie bitte die Ursache sexueller Funktionsstörungen.
K: Ich gehe jetzt von den sexuellen Störung im Kapitel F5 der ICD-10 aus, die nicht organisch bedingt sind, sondern psychosomatisch. Meist sind mehrere Faktoren als **Ursache** verantwortlich. Möglich sind frühkindliche Störung, verletzende Erfahrung, Beziehungsprobleme in der Partnerschaft, berufliche Probleme, sexueller Druck, geringes Selbstwertgefühl oder sexuelle Unreife. Aus Sicht des lerntheoretischen Ansatzes ist eine mögliche Ursache das Modelllernen, also wie die Eltern mit dem Thema Sexualität umgegangen sind sowie die klassische Konditionierung. Versagensängste können ebenfalls eine Ursache für sexuelle Funktionsstörungen sein.

P: Welche Störungen zählen zu den sexuellen Störungen?
K: Neben den sexuellen Funktionsstörungen, die ich bereits genannt habe, gehören noch Störungen der Geschlechtsidentität, der Sexualpräferenz sowie sexuelle Entwicklungs- und Orientierungsstörun-

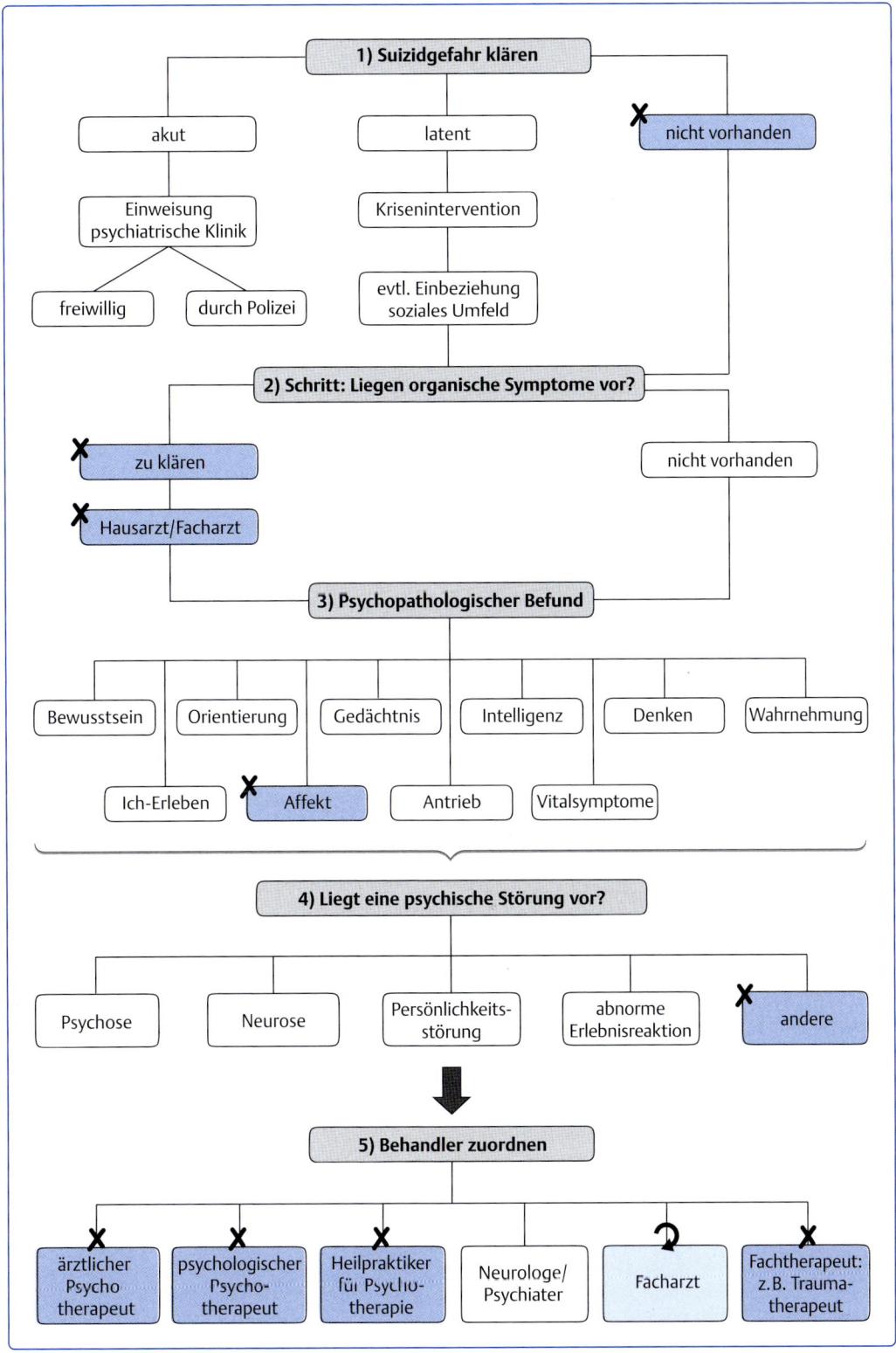

▶ **Abb. 17.3** Diagnosefilter zu Fallbeispiel 33.

gen. Die letztgenannten sind in der ICD-10 im Kapitel F6 „Persönlichkeits- und Verhaltensstörungen" klassifiziert.

P: Was bedeutet Transsexualismus? Wie unterscheidet er sich vom Transvestitismus?

K: Beide Formen gehören zu den Störungen der Geschlechtsidentität und sind verbunden mit einer tiefen Unzufriedenheit mit dem eigenen Geschlecht. Bei der **Transsexualität** besteht ein mindestens 2-jähriger stabiler Wunsch, als Angehöriger des anderen Geschlechts zu leben und als solcher anerkannt zu werden. Dieser Wunsch beinhaltet auch eine Angleichung des eigenen Körpers durch die Einnahme von Hormonpräparaten bis hin zur chirurgischen Korrektur. Beim **Transvestitismus** dagegen besteht das Verlangen, zum anderen Geschlecht zu gehören, nur zeitweilig. Das wird erreicht durch das Tragen von gegengeschlechtlicher Kleidung. Es werden beide Rollen beibehalten und der Wunsch einer dauerhaften Anpassung ist nicht vorhanden. Transvestitismus kommt fast nur bei Männern vor, Transsexualität dagegen bei Männern und Frauen.

P: Wie wird Transsexualität therapiert?

K: Beratung und Therapie sollte nur durch spezialisierte Therapeuten erfolgen, denn am Ende einer Therapie kann eine völlige **Geschlechtsumwandlung** stehen. Bevor es zu diesem Eingriff kommt, werden mehrere psychiatrische Fachgutachten verlangt, die diesen Schritt befürworten. Auch vor Beginn einer hormonellen Therapie muss mindestens 1 Jahr Psychotherapie liegen. Auch im Anschluss an die Operation ist eine psychotherapeutische Begleitung dringend erforderlich.

P: Führt **Exhibitionismus** eigentlich immer zu schwerem aggressivem Verhalten in sexueller Hinsicht?

K: Nein, in der Regel ist ein aggressives Verhalten überhaupt nicht vorhanden. Der Drang besteht lediglich darin, die eigenen Genitalien vor meist gegengeschlechtlichen Fremden in der Öffentlichkeit zu zeigen, oft begleitet durch Masturbation. Es besteht jedoch kein Wunsch nach einem näheren Kontakt.

P: Was halten Sie von der Aussage, dass Exhibitionismus als sexuelle Perversion oft schwierig zu behandeln ist, weil Exhibitionisten praktisch nie

ein Gefühl der Scham hinsichtlich ihrer Handlungen haben.

K: Die **Therapie** gestaltet sich als sehr schwierig, da Exhibitionisten selten aus eigenem Antrieb kommen, sondern eher aus Zwang, zum Beispiel durch einen richterlichen Beschluss. Für den Erfolg einer Therapie wäre die persönliche Motivation jedoch dringend erforderlich. Berichte über erfolgreiche Therapien sind eher selten zu finden.

P: Was versteht man unter Pädophilie?

K: **Pädophilie** tritt hauptsächlich bei Männern auf und bezieht sich auf den sexuellen Kontakt zwischen einem Erwachsenen und Kindern, die nicht älter als 13 sind, also sich in der Vorpubertät befinden oder noch jünger sind. Viele Menschen mit pädophilen Neigungen leben ihre Störung jedoch nicht in der Realität aus.

P: Schildern Sie bitte die Entstehung von Sexualstörungen aus Sicht der Psychodynamik.

K: Nach dem **Phasen-Modell** von Siegmund Freud entwickelt sich die Libido bereits ab dem Säuglingsalter. Zunächst wird der primäre Wunsch nach körperlicher Befriedigung und Wohlbefinden gestillt durch das Saugen an der mütterlichen Brust. Im weiteren Verlauf der Entwicklung lernt das Kind das lustvolle Erleben der Ausscheidungsfunktion, der eigenen Geschlechtsorgane, es lernt die Unterschiede der Geschlechter kennen sowie das unterschiedliche Verhalten zwischen Mann und Frau, Mädchen und Jungen.

Wenn eine dieser Phasen nicht voll ausgelebt oder ungehindert erlebt werden konnte, können sich daraus sexuelle Störungen entwickeln. Vor allem das Verhalten und die Einstellung der Eltern zum Thema Sexualität und der daraus resultierende Erziehungsstil beeinflussen das kindliche Erleben dieser Phasen.

🅱 Zusammenfassung

- Behandlung durch spezialisierte Fachärzte und -therapeuten
- Dazu gehören:
  - sexuelle Funktionsstörungen (häufigste Störung)
  - Störungen der Geschlechtsidentität (Transsexualismus und Transvestitismus)
  - Störungen der Sexualpräferenz
- sexuelle Deviationen wie Pädophilie sind häufigste Ursache von Sexualstrafdelikten und selten einer Therapie zugänglich

18 Persönlichkeitsstörungen

Bei den Persönlichkeitsstörungen liegt eine schwere Störung der charakterlichen Konstitution und des Verhaltens einer Person vor (▶ Abb. 18.2). Oftmals geht diese Störung mit persönlichen und sozialen Beeinträchtigungen einher. Persönlichkeitsstörungen beginnen immer in der Kindheit bzw. in der Jugend und persistieren im Erwachsenenalter. Aus diesem Grund sollte die Diagnose einer Persönlichkeitsstörung erst ab einem Alter von 16 oder 17 Jahren erfolgen. Menschen mit einer Persönlichkeitsstörung sind deutlich unausgeglichen in den Einstellungen und im Verhalten, und zwar in mehreren Funktionsbereichen wie Affektivität, Antrieb, Impulskontrolle, Wahrnehmung, Denken und in sozialen Beziehungen. Das auffällige und abweichende Verhalten tritt nicht episodisch oder vorübergehend auf, sondern ist persistierend vorhanden. Als solches ist dieses abweichende Verhalten tief greifend und in vielen persönlichen und sozialen Situationen eindeutig inakzeptabel. Persönlichkeitsstörungen erschweren oder machen den Umgang mit neuen Lebenssituationen unmög-

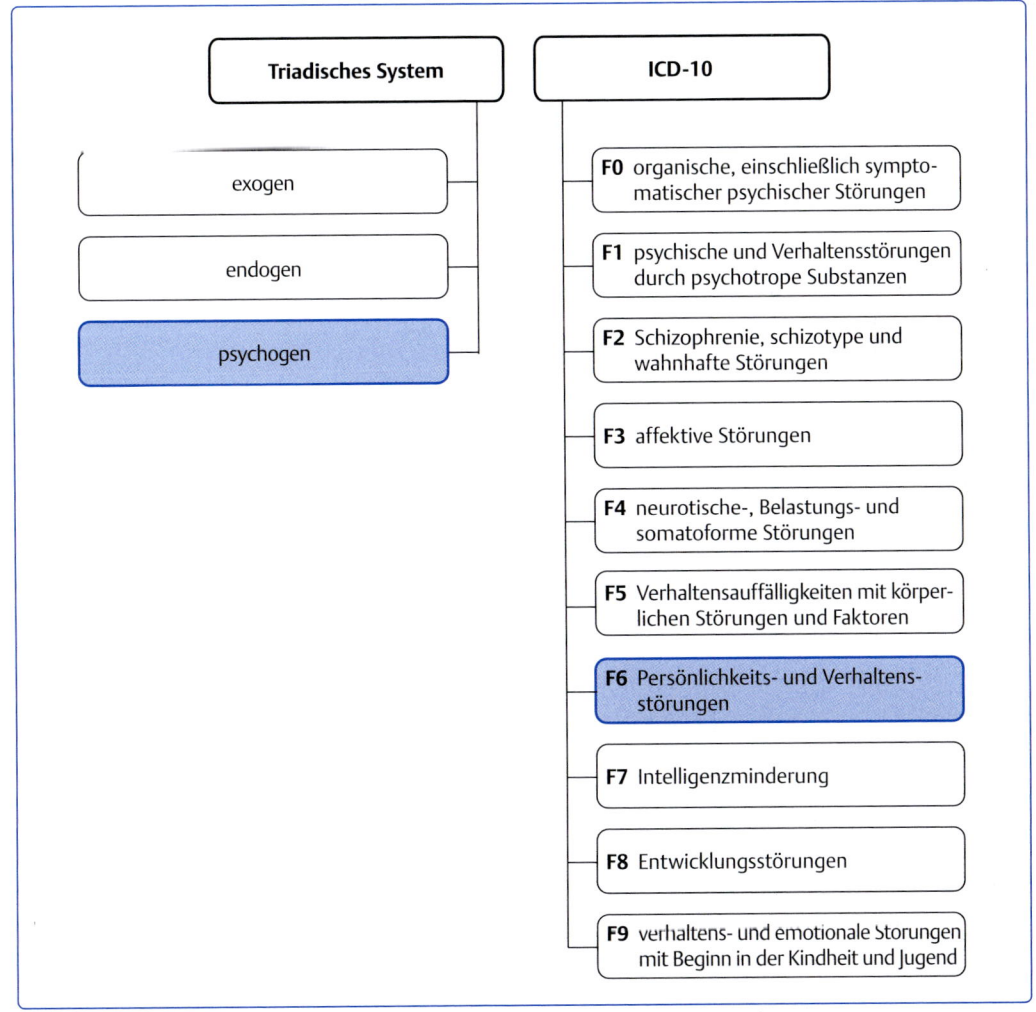

▶ **Abb. 18.1** Klassifizierung nach dem triadischen System und nach der ICD-10.

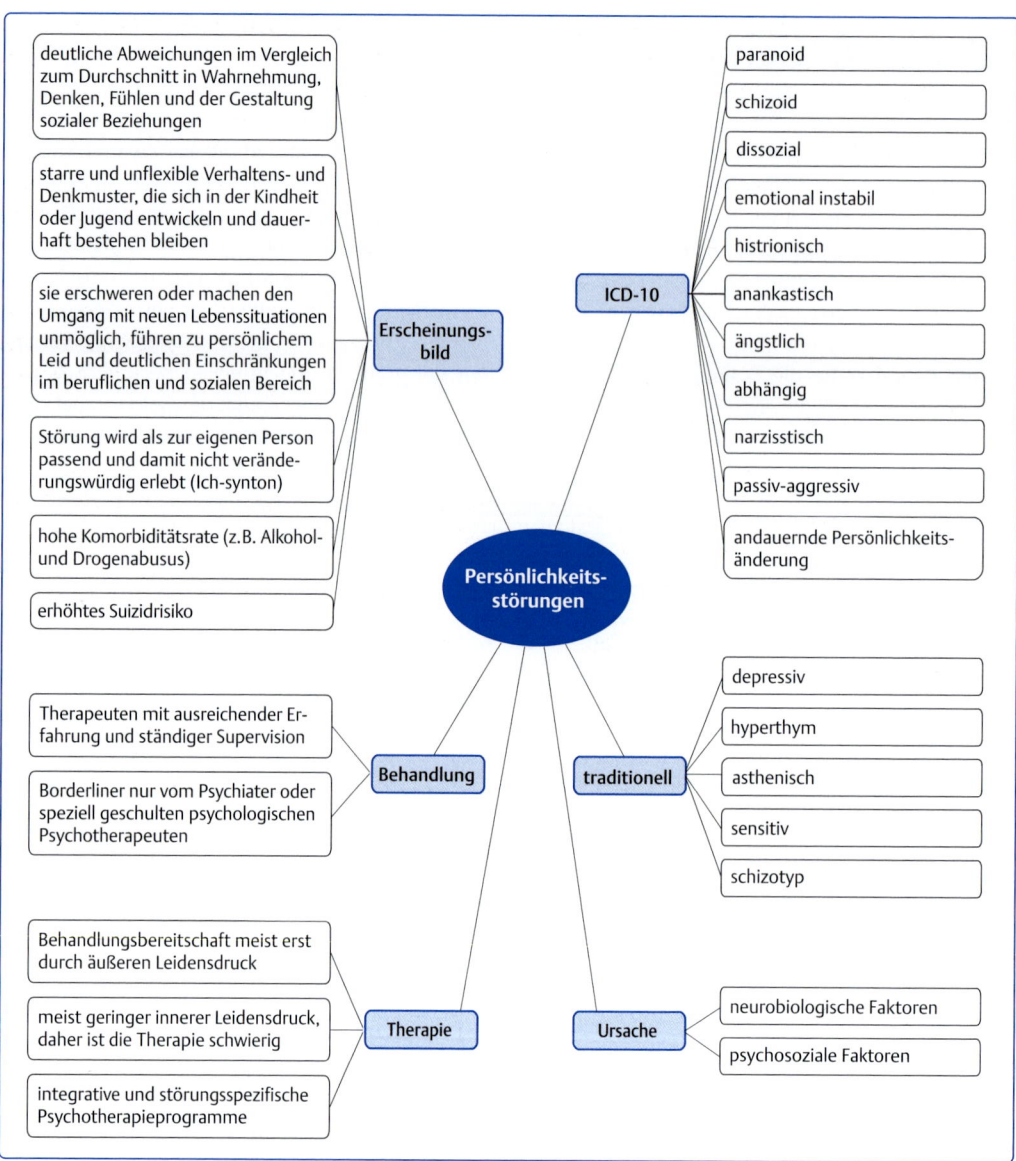

deutliche Abweichungen im Vergleich zum Durchschnitt in Wahrnehmung, Denken, Fühlen und der Gestaltung sozialer Beziehungen

starre und unflexible Verhaltens- und Denkmuster, die sich in der Kindheit oder Jugend entwickeln und dauerhaft bestehen bleiben

sie erschweren oder machen den Umgang mit neuen Lebenssituationen unmöglich, führen zu persönlichem Leid und deutlichen Einschränkungen im beruflichen und sozialen Bereich

Störung wird als zur eigenen Person passend und damit nicht veränderungswürdig erlebt (Ich-synton)

hohe Komorbiditätsrate (z.B. Alkohol- und Drogenabusus)

erhöhtes Suizidrisiko

Erscheinungs-bild

Therapeuten mit ausreichender Erfahrung und ständiger Supervision

Borderliner nur vom Psychiater oder speziell geschulten psychologischen Psychotherapeuten

Behandlung

Behandlungsbereitschaft meist erst durch äußeren Leidensdruck

meist geringer innerer Leidensdruck, daher ist die Therapie schwierig

integrative und störungsspezifische Psychotherapieprogramme

Therapie

Persönlichkeits-störungen

ICD-10

paranoid

schizoid

dissozial

emotional instabil

histrionisch

anankastisch

ängstlich

abhängig

narzisstisch

passiv-aggressiv

andauernde Persönlichkeits-änderung

traditionell

depressiv

hyperthym

asthenisch

sensitiv

schizotyp

Ursache

neurobiologische Faktoren

psychosoziale Faktoren

▶ **Abb. 18.2** Mind-Map® zu Persönlichkeitsstörungen.

lich und führen zu persönlichem Leid und deutlichen Einschränkungen im beruflichen und sozialen Bereich.

Je nach charakterlicher Konstitution werden verschiedene Persönlichkeitsstörungen differenziert (z.B. paranoide, schizoide, dissoziale, emotional instabile, histrionische, anankastische, ängstliche, asthenische, narzisstische, passiv-aggressive bzw. sonstige andere spezifische Persönlichkeitsstörungen). Menschen mit einer Persönlichkeitsstörung erleben ihre Störung meist als **ich-synton**,

d.h. das eigenen Erleben und Verhalten wird als zur eigenen Person zugehörig und damit nicht veränderungswürdig betrachtet. Erst der äußere Leidensdruck, wie Probleme im zwischenmenschlichen oder beruflichen Bereich oder das energische Drängen der sozialen Umgebung auf eine Therapie, bringt den Betroffenen in die Behandlung. Die **Therapie** von Persönlichkeitsstörungen steht vor einer besonderen Herausforderung aufgrund der starren, verzerrten Denk- und Verhaltensmuster, der hohen Komorbiditätsrate (z.B. Alkohol- und

Drogenabusus), des erhöhten Suizidrisikos, des meist geringen inneren Leidensdrucks verbunden mit der Schwierigkeit, ein Gleichgewicht zwischen wertschätzender, akzeptierender Therapeutenhaltung und gleichzeitiger Motivation zur Veränderung herzustellen. Aus diesem Grund sollten nur Fachtherapeuten mit ausreichender Erfahrung und ständiger Supervision Persönlichkeitsstörungen behandeln.

Fallbeispiel 34

Die 51-jährige Doris H. kommt auf Empfehlung ihrer Freundin zu Ihnen in die Praxis. Sie ist sehr modisch und eher jugendlich freizügig gekleidet. Ihr Make-up und ihr Schmuck sind entsprechend. Ehrlich gesagt leide sie schon seit vielen Jahren unter Angstzuständen und Panikattacken, die sie schrecklich belasteten. Sie traue sich nicht einmal mehr zum Supermarkt zu gehen oder gar die öffentlichen Verkehrsmittel zu benutzen, aus Angst, dass sie die nächste Panikattacke ereile. Auch im Urlaub sei sie schon seit Jahren nicht mehr gewesen, und sie komme immer weniger unter Menschen. Ihr größter Wunsch sei es, endlich wieder ein normales Leben führen zu können, und sie wisse vor Verzweiflung einfach nicht mehr weiter. Zwischendurch beginnt Frau H. theatralisch zu schluchzen und bittet sie mit flehender Gestik und Mimik eindringlich um Hilfe. Als Sie verständnisvoll der Klientin zunicken, lächelt sie plötzlich und sagt, dass ihre Freundin recht gehabt habe, was Ihre Qualifikationen beträfe, dass sie sich jetzt schon viel besser fühle und sicher sei, dass Sie Ihr helfen können. Auf Ihre Anfrage nach Dauer und Häufigkeit der Panikattacken sagt Doris H. Ihnen, dass sie fast täglich aufträten und teilweise bis zu einer halben Stunde andauerten. Ihr sei dann schwindelig und grauenhaft übel, das Herz schlage ihr bis zum Hals, sie habe dann regelrechte Beklemmungsgefühle und gelegentlich sogar flüssigen Stuhlgang. Trotz mehrfacher Untersuchung durch ihren Hausarzt und unterschiedliche Fachärzte sei keine organische Ursache festgestellt worden. Obwohl sie die Klientin mehrfach darauf hinweisen, dass sie die erste Stunde gern beenden würden, da die Zeit abgelaufen ist und sie bereits Folgetermine haben, lässt sie sich in ihrem Redefluss kaum bremsen und schildert ihre Symptome mit ausladenden Gesten und einer sehr lebendigen Ausdrucksweise. Als sie dann mit 45 Minuten Überziehung ihre Praxis verlässt, wirkt sie sehr gelöst und zuversichtlich.

P: Was sind Ihre Vermutungen zu diesem Fall?
K: Zunächst einmal scheint eine Suizidgefährdung ausgeschlossen zu sein. Auch organisch wurde sie mehrfach ohne Befund untersucht. Die Klientin berichtet über wiederkehrende Panikattacken, welche auch die Kriterien der ICD-10 als solche erfüllen. Das heißt, sie treten häufig auf, sind an keine bestimmte Situation gekoppelt, es besteht keine objektive Gefahr und die Erwartungsangst vor der nächsten Attacke ist hoch.

P: Würden Sie also eine Panikstörung nach ICD-10 diagnostizieren?
K: Die Kriterien wären erfüllt, allerdings sind da noch einige Verhaltensauffälligkeiten bei der Klientin, die ich gerne näher explorieren möchte.

P: Welche sind das?
K: Da wäre zum einen ihre dramatische Ausdrucksweise wie „grauenhaft", „Verzweiflung" oder „schrecklich". Dann die verzerrte Mimik und das theatralische Schluchzen. Auch das äußere Erscheinungsbild ist auffällig und dem Alter nicht angemessen. Des Weiteren wechselt ihre Stimmungslage von tiefer Verzweiflung zu Hoffnung und Zuversicht sehr schnell, was typisch für einen labilen, schwankenden Affekt ist und an der Tiefe der Emotionen zweifeln lässt. Dann habe ich die Klientin eben erst kennengelernt und sie bringt mir ein Vertrauen entgegen, welches mir zu früh und nicht richtig passend erscheint. Auch ihr Verlangen nach Aufmerksamkeit und die überzogene Zeit, obwohl sie weiß, dass andere Klienten warten, sind auffällig.

P: An welche Verdachtsdiagnose denken Sie aufgrund dieser Beobachtungen?
K: Neben der Panikstörung denke ich noch an eine Persönlichkeitsstörung. Im vorliegenden Fall an eine **histrionische Persönlichkeitsstörung**.

P: Wie lauten die Diagnosekriterien für die histrionische Persönlichkeitsstörung?
K: Ich möchte zunächst die **allgemeinen Kriterien** einer **Persönlichkeitsstörung** laut ICD-10 nennen. Dazu gehört, dass das Verhalten, Erleben, Denken, Fühlen und die Gestaltung sozialer Beziehungen deutlich von der Norm abweicht und unangepasst ist. Diese Abweichung muss stabil sein, sie beginnt meist in der Pubertät und manifestiert sich auf Dauer im Erwachsenenleben. Sie wird als störend empfunden und führt zu subjektivem Leiden, meist verbunden mit deutlichen Einschränkungen der beruflichen und sozialen

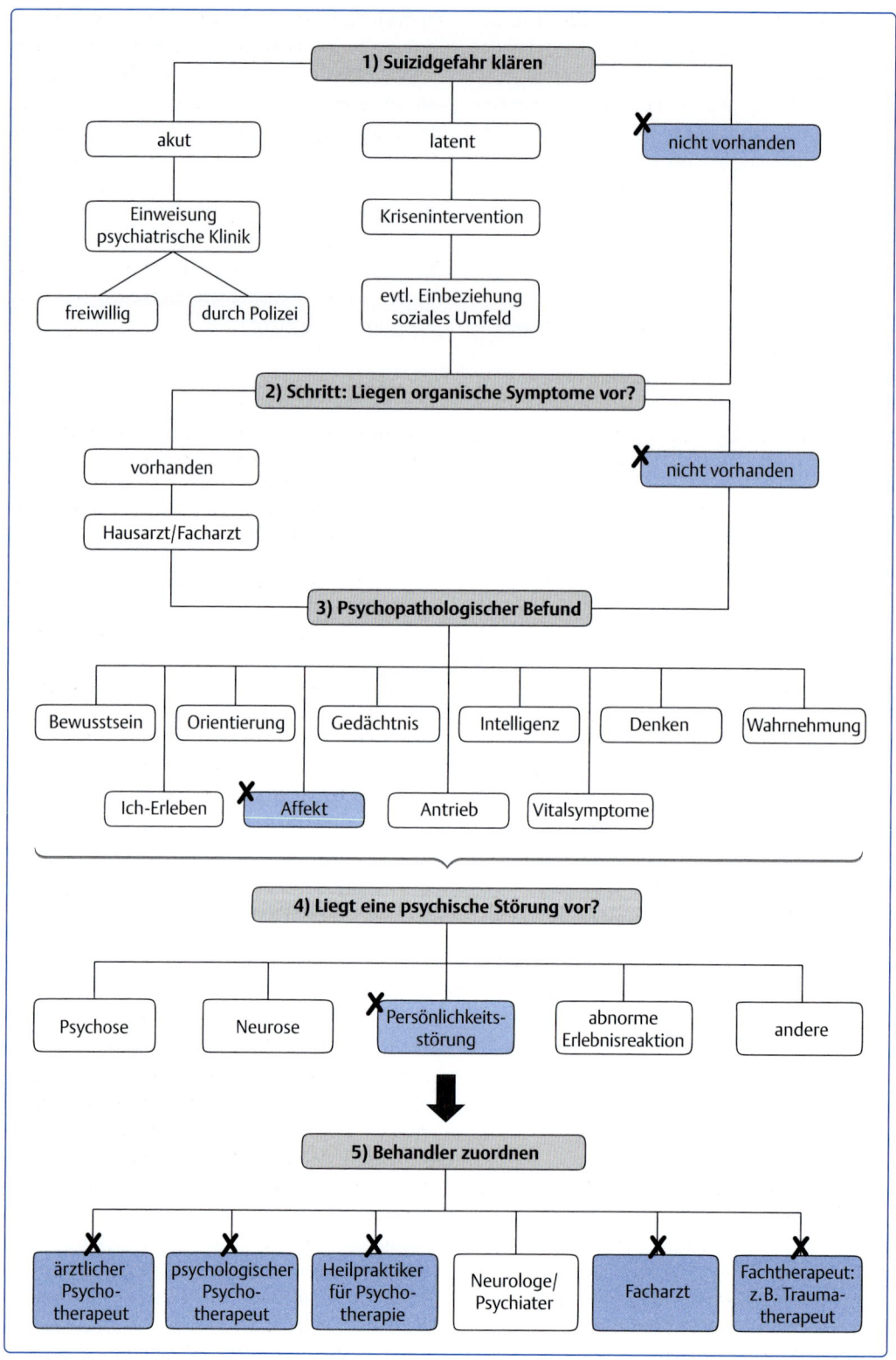

1) Suizidgefahr klären

akut — latent — **✗ nicht vorhanden**

Einweisung psychiatrische Klinik — Kriseninvervention

freiwillig — durch Polizei

evtl. Einbeziehung soziales Umfeld

2) Schritt: Liegen organische Symptome vor?

vorhanden — **✗ nicht vorhanden**

Hausarzt/Facharzt

3) Psychopathologischer Befund

Bewusstsein — Orientierung — Gedächtnis — Intelligenz — Denken — Wahrnehmung

Ich-Erleben — **✗ Affekt** — Antrieb — Vitalsymptome

4) Liegt eine psychische Störung vor?

Psychose — Neurose — **✗ Persönlichkeits-störung** — abnorme Erlebnisreaktion — andere

5) Behandler zuordnen

✗ ärztlicher Psycho-therapeut — **✗ psychologischer Psycho-therapeut** — **✗ Heilpraktiker für Psycho-therapie** — Neurologe/Psychiater — **✗ Facharzt** — **✗ Fachtherapeut: z.B. Trauma-therapeut**

▶ **Abb. 18.3** Diagnosefilter zu Fallbeispiel 34.

Leistungsfähigkeit. Außerdem ist die Ursache weder organisch noch handelt es sich um eine andere psychische Störung.

Für die **histrionische Persönlichkeitsstörung** im Besonderen gelten noch zusätzliche Kriterien. Der Betroffene zeigt eine Selbstdramatisierung, theatralisches Verhalten und übertriebenen Ausdruck von Gefühlen. Er ist leicht beeinflussbar durch andere Personen oder Umstände, was man Suggestibilität nennt. Die Affektivität ist oberflächlich und labil und die Betroffenen haben ein ständiges Verlangen nach Aufregung, Anerkennung durch andere und Aktivitäten, bei der sie im Mittelpunkt stehen. Häufig sind sie unangemessen verführerisch in Erscheinung und Verhalten und zeigen ein übermäßiges Interesse an körperlicher Attraktivität.

P: Demnach würden Sie eine histrionische Persönlichkeitsstörung diagnostizieren?
K: Die Symptome sind vorhanden. Für eine eindeutige Diagnose wäre es allerdings noch etwas früh. Ich kann zum jetzigen Zeitpunkt noch nicht sagen, ob dieses Verhalten tatsächlich permanent oder nur durch die aktuelle Situation bedingt ist. Daher ist es nur eine Verdachtsdiagnose.

P: Wie würden Sie das genau feststellen können?
K: Im weiteren Verlauf würde ich eine genaue psychiatrische Anamnese erheben, vielleicht auch eine Fremdanamnese. Kriterien, die ich bisher noch nicht an Frau H. feststellen konnte, können möglicherweise später auftreten und würden meinen Verdacht erhärten. Wenn Frau H. zuvor schon in psychotherapeutischer Behandlung war, könnte ich Kontakt zu diesem Therapeuten aufnehmen. Vorausgesetzt meine Klientin ist damit einverstanden.

P: Was müssen Sie bei einer weiteren Behandlung beachten?
K: Persönlichkeitsstörungen sind meist nur **schwer therapierbar**, da häufig die Krankheitseinsicht fehlt. Es kann jedoch eine Linderung des empfundenen Leidens angestrebt und die Lebensqualität somit gehoben werden. Für histrionische Persönlichkeitsstörungen gibt es keine störungsspezifischen Verfahren. Womit jedoch zu rechnen ist, ist der weiterhin bestehende Wunsch der

Betroffenen, immer im Mittelpunkt zu stehen. Durch die Inanspruchnahme der Therapie wird das ermöglicht. Es ist auch denkbar, dass sie woanders eine zusätzliche Therapie beginnt. Bei der Gestaltung der Therapeuten-Klienten-Beziehung sollte auf professionelle Distanz geachtet werden. Es kommt häufig vor, dass vom Klienten eine engere Beziehung gewünscht wird, was jedoch wenig hilfreich wäre. Es sollten regelmäßig Zielvereinbarungen getroffen werden und streng auf deren Einhaltung geachtet werden.

Fallbeispiel 35

Eine 19-jährige Frau sitzt in Ihrer Praxis. Sie sei vor einem Jahr von Hamburg nach Rosenheim gezogen und arbeite dort als Krankenschwester in einer Privatklinik. Bei den Patienten der Klinik sei sie gern gesehen, da sie sich immer viel Zeit nehme und mit ihnen rede. Vor 2 Monaten habe sie einen Mann kennengelernt, mit dem sie eine sehr intensive Beziehung eingegangen sei. Doch plötzlich vor 3 Wochen habe er sie verlassen, wodurch sie in ein tiefes Loch gefallen sei. Vor 2 Wochen habe die junge Frau ihren vierten Suizidversuch durch Ritzen unternommen. Auch in der Vergangenheit hätten Phasen dazu gehört, in denen sie sich ritzte. Seit ungefähr 5 Jahren sei es immer wieder vorgekommen, dass sie in ähnliche Löcher gefallen sei wie jetzt nach der Trennung. Eigentlich seien die tiefsten Stürze immer genau nach einer Trennung, wobei sie kein Problem habe, neue Partner kennenzulernen. Ihre Eltern hätten sich vor einigen Jahren scheiden lassen und ihr Vater gäbe ihr die Schuld am Scheitern der Ehe. Das habe bei ihr zu tiefen Schuldgefühlen geführt, die sie sehr belasteten. Am Wochenende gehe sie gern auf Partys und fahre dafür immer nach München rein, dort seien eben die besten Clubs zum tanzen.

P: Was sind Ihre Gedanken zu diesem Fall?
K: Die Suizidversuche lassen mich natürlich sofort aufhorchen. Möglicherweise ist hier ein stationärer Aufenthalt in einer Klinik notwendig. Auch die Anzahl der Suizidversuche ist bemerkenswert und scheint auf eine extreme Angst vor dem Verlassenwerden hinzuweisen, da diese tiefen Löcher überwiegend nach einer Trennung auftreten.

P: Was schließen Sie daraus?
K: Es ist für mich noch zu früh, um daraus konkrete Schlüsse zu ziehen, daher möchte ich noch etwas weiter überlegen. Welche Auffälligkeiten liegen noch vor? Sie fällt immer wieder in soge-

nannte „Löcher", geht aber fast jedes Wochenende zum Tanzen. Möglicherweise liegt ein Wechsel zwischen Zuständen mit gehobener Stimmung und depressiver Stimmung vor.

P: Reden Sie von einer bipolaren affektiven Störung?

K: Nein, dafür sind die Zeitabstände zu kurz. Ich möchte noch einige Auffälligkeiten ergänzen: Die Schuldgefühle deuten auf ein geringes Selbstwertgefühl hin, trotz intensiver Beziehung denkt sie schon an die nächste Partnerschaft, und es fällt ihr auch leicht, neue Partner schnell kennenzulernen. Scheinbar hat sie große Angst davor, allein oder einsam zu sein. Dann immer wieder die Selbstverletzungen durch Ritzen, die Suizidversuche und die regelmäßigen Löcher im Wechsel mit dem Wunsch nach Party und Kontakten. Das Ritzen scheint mir auch eine Folge des Depersonalisationserlebens und damit ein Anzeichen für eine **Ich-Störung** zu sein, d.h. sie ist unfähig, sich selbst zu spüren, und darum fügt sie sich selbst Schmerzen zu, indem sie sich selbst verletzt und ritzt.

P: Wie ordnen Sie diese Auffälligkeiten zu?

K: Die Symptome lassen auf eine Borderline-Störung schließen.

P: Was ist eine Borderline-Störung?

K: Die **Borderline-Störung** gehört zu den Persönlichkeitsstörungen, genau gesagt zu der **emotional instabilen Persönlichkeitsstörung**. Ihre Merkmale sind eine deutliche Tendenz, impulsiv zu handeln ohne Berücksichtigung von Konsequenzen. Die Stimmung ist wechselhaft und instabil, die betroffene Person ist unfähig vorauszuplanen und neigt zu Ausbrüchen mit häufig gewalttätigem und explosivem Verhalten. Die emotional instabile Persönlichkeitsstörung wird in 2 Ausprägungen untergliedert. In den impulsive Typ und eben den Borderline-Typ.

Der **impulsive Typ** neigt zu starker Aggressivität und streitsüchtigem Verhalten. Die Affekte sind instabil, die Impulskontrolle mangelhaft und Handlungen sind oft spontan, ohne Berücksichtigung von Konsequenzen. Das Durchhaltevermögen ist ebenfalls mangelhaft.

Beim **Borderline-Typ** kommen noch diverse Merkmale hinzu, wie sie auch im vorliegenden Fall zu finden sind

- Identitätsstörungen, die das Selbstbild, das Selbstwertgefühl, die Geschlechtsidentität und die Sexualität betreffen;
- extreme Angst vorm Alleinsein und vor Einsamkeit;
- intensive, aber instabile Beziehungen und
- ein chronisches Gefühl der inneren Leere oder Langeweile, was hier durch die tiefen Löcher beschrieben wird.
- Außerdem gehören Suiziddrohungen oder selbstschädigende Handlungen, zum Beispiel Ritzen dazu.

P: Wie würden Sie diese Klientin behandeln, wenn es sich tatsächlich um eine Borderline-Störung handelt?

K: Ich würde sie gar nicht behandeln. Eine Borderline-Störung wird auch als Grenzpsychose bezeichnet, da sie von der Ausprägung zwischen einer Neurose und einer Psychose liegt. Wegen der Nähe zu psychotischen Symptomen sollte eine Behandlung immer durch einen Psychiater erfolgen. Sie gehört damit nicht in die Hände eines Heilpraktikers für Psychotherapie.

P: Würden Sie eine Gesprächspsychotherapie empfehlen? Das kann doch eigentlich nicht schaden, oder? Gespräche sind doch immer gut.

K: Eine **Gesprächspsychotherapie** könnte den Krankheitsverlauf sogar negativ beeinflussen. Es wird bei diesem Verfahren nicht „nur geredet", sondern es werden Methoden eingesetzt, die verdrängte Gefühle und damit verbundene Konflikte aufdecken und wieder ins Bewusstsein bringen. Für viele psychische Störungen ist die Gesprächspsychotherapie sehr hilfreich, bei einer ausgeprägten Persönlichkeitsstörung und bei Störungen mit psychotischen Symptomen würde ich andere Verfahren wählen.

P: Welche Persönlichkeitsstörungen kennen Sie darüber hinaus?

K: In der ICD-10 sind 6 weitere Persönlichkeitsstörungen klassifiziert. Die paranoide Persönlichkeitsstörung, schizoide Persönlichkeitsstörung, dissoziale Persönlichkeitsstörung, anankastische (zwanghafte) Persönlichkeitsstörung, ängstliche (vermeidende) Persönlichkeitsstörung und die abhängige (asthenische) Persönlichkeitsstörung.

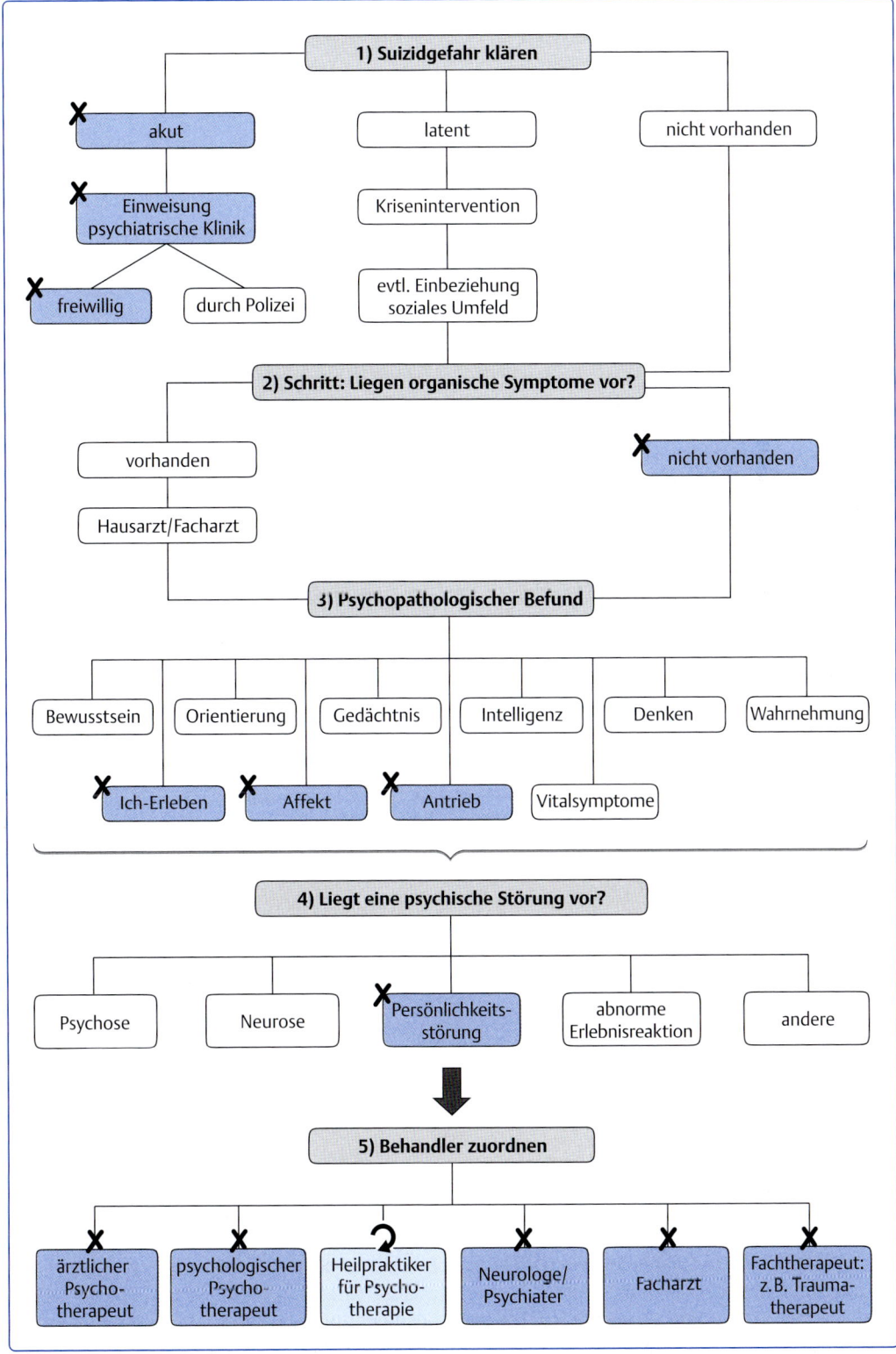

▶ **Abb. 18.4** Diagnosefilter zu Fallbeispiel 35.

P: Wie grenzen sich diese gegeneinander ab?

K: Die **paranoide Persönlichkeitsstörung** ist gekennzeichnet durch ausgeprägtes Misstrauen, Argwohn, ständigen Groll, streitsüchtiges, starres Beharren auf vermeintlich eigenem Recht. Die betroffene Person ist leicht kränkbar, empfindlich gegenüber Ablehnung, Rückschlägen und Misserfolg und übertrieben eifersüchtig. Sie neigt zu überhöhtem Selbstwertgefühl und ständiger Selbstbezogenheit.

Bei der **schizoide Persönlichkeitsstörung** dagegen sind die Merkmale eine starke emotionale Verletzbarkeit und Empfindlichkeit, soziale Distanziertheit und emotionale Kühle, Anhedonie, das ist eine Unfähigkeit, Freude zu empfinden, Vorliebe für Fantasie und einzelgängerisches Verhalten sowie mangelndes Interesse an sexuellen Erfahrungen mit anderen. Die Person ist scheinbar gleichgültig gegenüber Lob oder Kritik und kann anderen gegenüber nur wenige Gefühle zeigen. Enge Freunde oder Beziehungen sind kaum vorhanden, es besteht auch kein Wunsch danach.

Personen mit einer **dissoziale Persönlichkeitsstörung** neigen zur Missachtung von sozialen Regeln und zur Verantwortungslosigkeit, die Schwelle für gewalttätiges Verhalten ist niedrig. Sie zeigen sich unfähig, auf die Gefühle anderer Menschen eingehen zu können und längere Beziehungen aufrechtzuerhalten. Ein Erleben von Schuldbewusstsein oder Lernen aus Erfahrung oder Bestrafung ist nicht möglich. Stattdessen ist die Neigung ausgeprägt, andere zu beschuldigen und das eigene, teilweise strafbare, Verhalten zu rechtfertigen und zu rationalisieren. Diese Störung beginnt meist schon vor dem 15. Lebensjahr und zeigt sich bereits in der Kindheit durch gehäuftes Lügen, Stehlen, Fortlaufen und Schuleschwänzen. Der Missbrauch von Alkohol, Drogen und Nikotin beginnt in der Regel sehr früh.

P: Gegen welche Störung ist die paranoide Persönlichkeitsstörung abzugrenzen?

K: Zum Beispiel sollte eine wahnhafte Störung, wie Schizophrenie, ausgeschlossen sein. Das starke Misstrauen sowie das Empfinden einer potenziellen Bedrohung durch andere, können leicht zu Fehldiagnosen führen. Hier ist besonderes Augenmerk auf den Verlauf der Symptome zu richten, seit wann sie bestehen, ob es ein auslösendes Ereignis gab oder ob sich das Verhalten bereits seit

der Adoleszenz zeigt. Auch die Art der Bedrohung und des Misstrauens sind genau zu explorieren.

P: Vielen Dank. Bitte nennen Sie die Kriterien einer anankastischen Persönlichkeitsstörung.

K: Die Diagnosekriterien für die **anankastische (zwanghafte) Persönlichkeitsstörung** sind Starrheit im Denken und Handeln, Pedanterie und Anpassung an soziale Normen und Regeln, starker Zweifel und übertriebene Vorsicht, Unentschlossenheit, übertriebene Gewissenhaftigkeit und Perfektionismus. Diese Personen sind ständig am Planen und Ordnen, sie zweigen eine unverhältnismäßige Leistungsbezogenheit unter Vernachlässigung von Vergnügen und zwischenmenschlichen Beziehungen. Es wird darauf bestanden, dass andere sich den eigenen Gewohnheiten unterordnen, auch wenn dies unbegründet ist.

P: Was sind die Merkmale einer ängstlichen Persönlichkeitsstörung?

K: Die **ängstliche (vermeidende) Persönlichkeitsstörung** zeigt sich durch starke Minderwertigkeitsgefühle und die Person empfindet sich selbst als sozial unbeholfen und unattraktiv. Es treten häufig, länger andauernde Gefühle von Angst, Anspannung und Besorgtheit auf sowie andauernde Sehnsucht nach Zuneigung und Akzeptanz. Kritik oder Ablehnung führen schnell zu Verletzungen und potenzielle Gefahren und Risiken alltäglicher Situationen werden überbetont. Personen mit dieser Persönlichkeitsstörung lassen sich nur auf engere Kontakte ein, wenn sie auch sicher sind, gemocht zu werden. Aus Furcht vor Kritik, Missbilligung oder Ablehnung werden soziale Aktivitäten häufig gemieden.

P: Als Letztes nannten Sie noch die abhängige Persönlichkeitsstörung. Bitte erklären Sie auch diese Erscheinungsform.

K: Eine weitere Bezeichnung für die **abhängige (asthenische) Persönlichkeitsstörung** ist dependente Persönlichkeitsstörung. Die Selbsteinschätzung ist: „Ich bin hilflos und schwach"; die Person ist unfähig, zu eigenen Entscheidungen, und überlässt diese lieber anderen und hat eine geringe Bereitschaft zur Übernahme von Selbstverantwortung. Es bestehen ausgeprägte Ängste vor dem Verlassenwerden und eine Beendigung von einer engen Beziehung wird erlebt als innere

Zerstörtheit und Hilflosigkeit. Gegenüber den Wünschen anderer Personen sind sie übertrieben nachgiebig und neigen dazu, bei Missgeschicken die Verantwortung anderen zuzuschieben. Eigene Ansprüche gegenüber Personen, zu denen eine Abhängigkeit besteht, werden nicht geäußert.

P: In der ICD-10 gibt es noch die Klassifizierung sonstige spezifische Persönlichkeitsstörungen. Sie haben ja nun bereits sehr viele Erscheinungsformen genannt, welche fallen denn in diese Kategorie?

K: Zu dieser Kategorie gehört zum Beispiel die **narzisstische Persönlichkeitsstörung** mit dem Bedürfnis nach Bewunderung und Mangel an Einfühlungsvermögen in andere, dem übertriebenen Gefühl der eigenen Wichtigkeit und der Erwartung, durch andere bevorzugt behandelt zu werden. Das Verhalten ist arrogant und überheblich, andere Personen werden häufig ausgenutzt und es besteht eine Tendenz zur Schwarz-Weiß-Malerei.

Des Weiteren gehört die **passiv-aggressive (negativistische) Persönlichkeitsstörung** dazu. Sie ist gekennzeichnet durch die Verschleppung von Routineaufgaben, ungerechtfertigten Protest gegen gerechtfertigte Forderungen, Trotz, Reizbarkeit und Streitlust bei unwillkommenen Bitten, Kritik oder Verachtung von Autoritätspersonen, langsamer oder schlechter Arbeit bei unliebsamen Aufgaben, Nichtleisten eigener Anteile an gemeinsamen Aufgaben sowie dem „Vergessen" von Verpflichtungen.

P: Begeben sich Menschen mit Persönlichkeitsstörungen von sich aus häufig in therapeutische Behandlung? Welche Beschwerden stehen im Vordergrund?

K: Das Betroffene von sich aus eine Therapie beginnen, ist eher selten der Fall. Sie empfinden die Störung meist nicht als solche, sondern lediglich als ein **Charaktermerkmal** und als Bestandteil der Ich-Identifikation. Dadurch besteht meist auch keine Krankheitseinsicht. Häufig entsteht der Leidensdruck erst, wenn die störenden Eigenschaften vom sozialen Umfeld nicht mehr toleriert werden und Probleme gehäuft auftreten. Die Behandlungsaufnahme erfolgt also oft erst durch den Druck des sozialen Umfeldes. Anstehende Veränderungen im Leben, die eine gewisse Flexibilität erfordern, können auch die Ursache für stärkeren Leidensdruck sein, da die Betroffenen in ihren kognitiven Einstellungen zum Teil sehr festgefahren sind.

P: Welche Prinzipien bei der Therapie sollten beachtet werden und was sind die Ziele der Therapie? Was versteht man unter Hierarchisierung der Problemfelder?

K: Die Ausprägungen einer Persönlichkeitsstörung bestehen in der Regel schon seit der Kind- oder Jugendzeit und bilden eine geschichtlich gewachsene Struktur, die von der Person selbst nicht unbedingt als störend oder korrekturbedürftig empfunden wird. Daher ist die **Motivation** zur Therapie eher gering und die Behandlung kann schwierig sein. Eine vollständige Heilung kann voraussichtlich gar nicht erreicht werden, daher ist das Therapieziel eine Linderung der Ausprägungen sowie eine Verbesserung der Lebensqualität durch geringere Konflikte mit dem Umfeld. Es werden Strategien erlernt für den Umgang mit psychosozialen Herausforderungen. Die eigene Wahrnehmung soll gesteigert und das Selbstwertgefühl und Selbstbild verbessert werden. Da häufig die Therapie bei der ersten Irritation abgebrochen wird, kann das Ziel auch lediglich in der Weiterführung einer konstanten Behandlung bestehen.

Unter einer **Hierarchisierung der Problemfelder** versteht man, dass zunächst die Störungen behandelt werden, von denen die höchste Gefährdung für den Klienten ausgeht. Das sind zum Beispiel auftretende Suizidgedanken oder ein drohender Verlust des Arbeitsplatzes. Also alles, was den Klienten existenziell bedrohen kann.

P: Wie würden Sie Suizidäußerungen von Menschen mit Persönlichkeitsstörungen einschätzen?

K: Suizidäußerungen sind sehr ernst zu nehmen. Menschen mit Persönlichkeitsstörungen haben ein um ca. 2–6 % erhöhtes Suizidrisiko. Allein bei Borderline-Störungen sterben ca. 8–10 % der Betroffenen durch Suizid.

P: Was halten Sie von der Aussage: „Persönlichkeitsstörungen sind im Grunde leichte Psychosen, also kein eigenständiges Krankheitsbild"?

K: Diese Aussage kann ich nicht bestätigen. Persönlichkeitsstörungen zeigen zwar oft Parallelen zu psychotischen Störungen und liegen auch begrifflich nicht weit auseinander, sind jedoch ein eigenständiges Krankheitsbild. Es gibt eigene Kriterien zu Ausprägung, Dauer, Entstehung und Ursache von Persönlichkeitsstörungen, die sich gegen andere psychischen Störungen abgrenzen.

P: Was wissen Sie über den Verlauf von Persönlichkeitsstörungen? Welche komorbiden Störungen treten häufig auf?

K: Persönlichkeitsstörungen beginnen meist in der Pubertät und dauern bis ins Erwachsenenleben. Bei ungefähr einem Drittel der Fälle ist der **Verlauf** eher ungünstig mit starken privaten und beruflichen Einschränkungen. Beim zweiten Drittel ist die private und berufliche Leistungsfähigkeit nur zum Teil eingeschränkt. Beim letzten Drittel ist der Verlauf günstiger und die private und berufliche Leistungsfähigkeit bleibt erhalten.

Zu den häufigen **komorbiden Störungen** zählen depressive Störungen, Angststörungen, Zwangsstörungen, somatoforme Störungen und Abhängigkeit von psychotropen Substanzen.

P: Was versteht man unter dem Fünf-Faktoren-Modell der Persönlichkeit?

K: Man hat versucht, die Persönlichkeit in unterschiedliche Dimensionen aufzuteilen. Die **„Big Five"** umschreiben überdauernde Wesensmerkmale wie Extraversion/Introversion, soziale Verträglichkeit, Offenheit, Gewissenhaftigkeit und Neurotizismus. Extreme Abweichungen in diesen Dimensionen werden als Persönlichkeitsstörungen verstanden.

P: Was versteht man unter einer narzisstischen Krise und worin besteht ihre Gefahr?

K: Personen mit einer narzisstischen Persönlichkeitsstörung haben meist ein geringes Selbstwertgefühl. Sie sind daher sehr anfällig für Kritik und persönliche oder berufliche Rückschläge. Das kann die Betroffenen so erschüttern, dass es zu einer **narzisstischen Krise** führt. Die Gefahr besteht in dieser Situation durch ein erhöhtes Suizidrisiko.

P: Erklären Sie die Begriffe „Idealisierung" und „Entwertung" aus psychoanalytischer Sicht anhand einer Persönlichkeitsstörung.

K: Bei einigen Persönlichkeitsstörungen sind **Idealisierung** und **Entwertung** sehr charakteristisch. Vor allem bei der Borderline-Störung und

der narzisstischen Persönlichkeitsstörung. Auch bei unserem Fallbeispiel könnte die Klientin dazu neigen. Obwohl sie mich erst seit einigen Minuten kennt, ist sie vollständig davon überzeugt, dass ich ihr mit meiner hervorragenden Qualifikation helfen kann. Dadurch hebt sie mich gewissermaßen auf ein Podest. Es ist sehr wahrscheinlich, dass sie bei der ersten Irritation während der Therapie ihre Meinung schlagartig ändert und ins extreme Gegenteil umschlägt.

Aus **psychoanalytischer Sicht** sind frühkindliche Erfahrungen für diese extreme Bewertung verantwortlich. Das Selbstwertgefühl konnte sich nicht vollständig entwickeln, da das Kind sich von den Eltern nicht akzeptiert fühlt oder bestimmte Verhaltensweisen abgelehnt werden. Im Erwachsenenleben kann das kompensiert werden durch ein starkes Hervorheben der eigenen Person oder durch einen angesehenen Freundeskreis. Gleichzeitig werden andere Personen stark abgewertet. Durch dieses Verhalten soll das Selbstwertgefühl nach außen hin aufgewertet werden. Wenn die idealisierte Person jedoch nicht die Erwartungen erfüllt, führt das zu einer schweren Verletzung des eigenen Selbstwertes und starker Enttäuschung über diese Person.

P: Welches lerntheoretische Erklärungsmodell gibt es für die Entstehung von Persönlichkeitsstörungen?

K: Das **Lernen am Modell** sowie die **operante Konditionierung** stehen im Vordergrund. Dieser Mensch hatte vielleicht nie die Gelegenheit, selbstständig eine alternative Konfliktbewältigungsstrategie zu erlernen. Das kann zum Beispiel durch stark überfürsorgliche Eltern sein, die dem Kind alles abnahmen, oder auch durch das Gegenteil, wenn die Eltern das Kind stark vernachlässigt haben. Durch ein Vermeidungsverhalten nimmt sich die Person die Gelegenheit, eine positive Bewältigungsstrategie zu erlernen. Auch ein ähnliches Verhalten bei den Eltern kann durch Nachahmung die eigenen Verhaltensgrundlagen verstärkt haben.

P: Was ist das KZ-Syndrom? Zu welchem Krankheitsbild wird es nach der ICD-10 gerechnet?

K: Das **KZ-Syndrom** gehört zu den andauernden Persönlichkeitsänderungen nach Extrembelastungen, welche im Kapitel F6 der ICD-10 aufgeführt sind. Die extreme Belastung und sehr spezielle Erfahrung durch den Aufenthalt in einem Konzentrationslager führen zu einer dauerhaften Änderung der Persönlichkeit. Die Belastung ist dabei so hoch, dass sie nicht mehr durch die Vulnerabilität der einzelnen Person begründet werden kann und die Folgen sind meist chronisch und irreversibel.

Zusammenfassung

- Behandlung durch Therapeuten mit ausreichend Erfahrung
- Behandlung von schweren Borderline-Störungen durch Psychiater oder speziell geschulte psychologische Psychotherapeuten
- Abweichungen im Wahrnehmen, Denken und Fühlen und der Gestaltung sozialer Beziehungen im Vergleich zum Durchschnitt
- Entstehung in der Kindheit und Jugend, mit dauerhaftem Bestand
- deutliche Einschränkungen im beruflichen und sozialen Bereich
- Berühmte Persönlichkeiten:
  - paranoide Persönlichkeitsstörung: Josef Stalin
  - multiple Persönlichkeitsstörungen (paranoide, Borderline, narzisstische): Adolf Hitler
  - schizoide Persönlichkeitsstörung: Frederic Chopin
  - narzisstische Persönlichkeitsstörung: Napoleon Bonaparte

Persönlichkeitsstörungen

19 Kinder- und jugendpsychiatrische Störungen

Zu den kinder- und jugendpsychiatrischen Erkrankungen gehören 3 Gruppen heterogener Störungsbilder: **Intelligenzminderungen**, **Entwicklungsstörungen** sowie **Verhaltens- und emotionale Störungen mit Beginn in der Kindheit und Jugend** (▶ Abb. 19.2). Zu den häufigsten psychischen Störungen im Kindes- und Jugendalter zählen Legasthenie, Dyskalkulie, hyperkinetischen Störung sowie die emotionalen Störungen. Bei der Beurteilung von psychischen Störungen im Kindes- und Jugendalter ist eine genaue Berücksichtigung der familiären Lebensumstände der Betroffenen sowie deren Entwicklungsprozesse, genetischen Faktoren, Alter, Geschlecht und kultureller wie milieubedingter Einflüsse von entscheidender Relevanz. Für eine valide Diagnostik sind Eigen- und Fremdanamnese, genaue Verhaltensbeobachtung und testpsychologische Untersuchungen wichtig; nicht zu vergessen ist eine medizinische Abklärung potenzieller organischer Ursachen. Die Therapie und die Pharmakotherapie sollten Fachtherapeuten

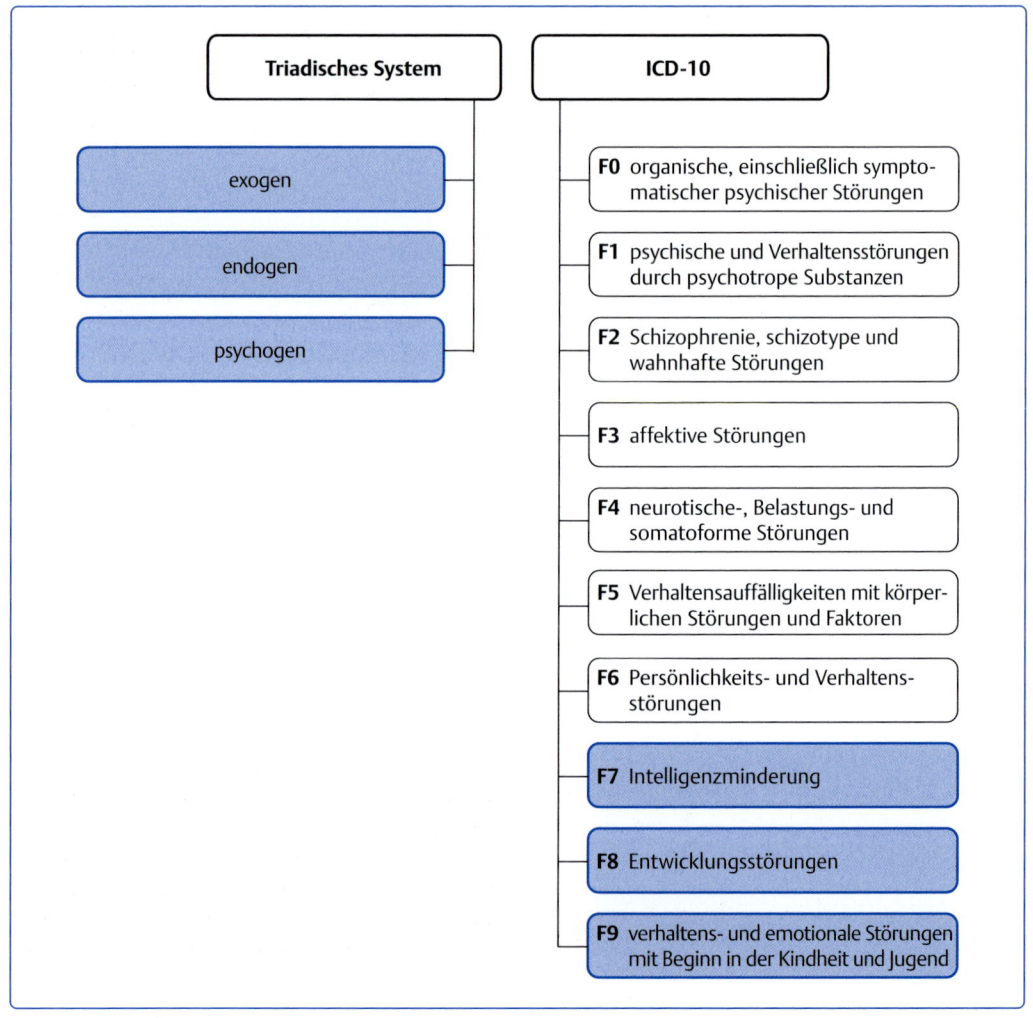

▶ **Abb. 19.1** Klassifizierung nach dem triadischen System und nach der ICD-10.

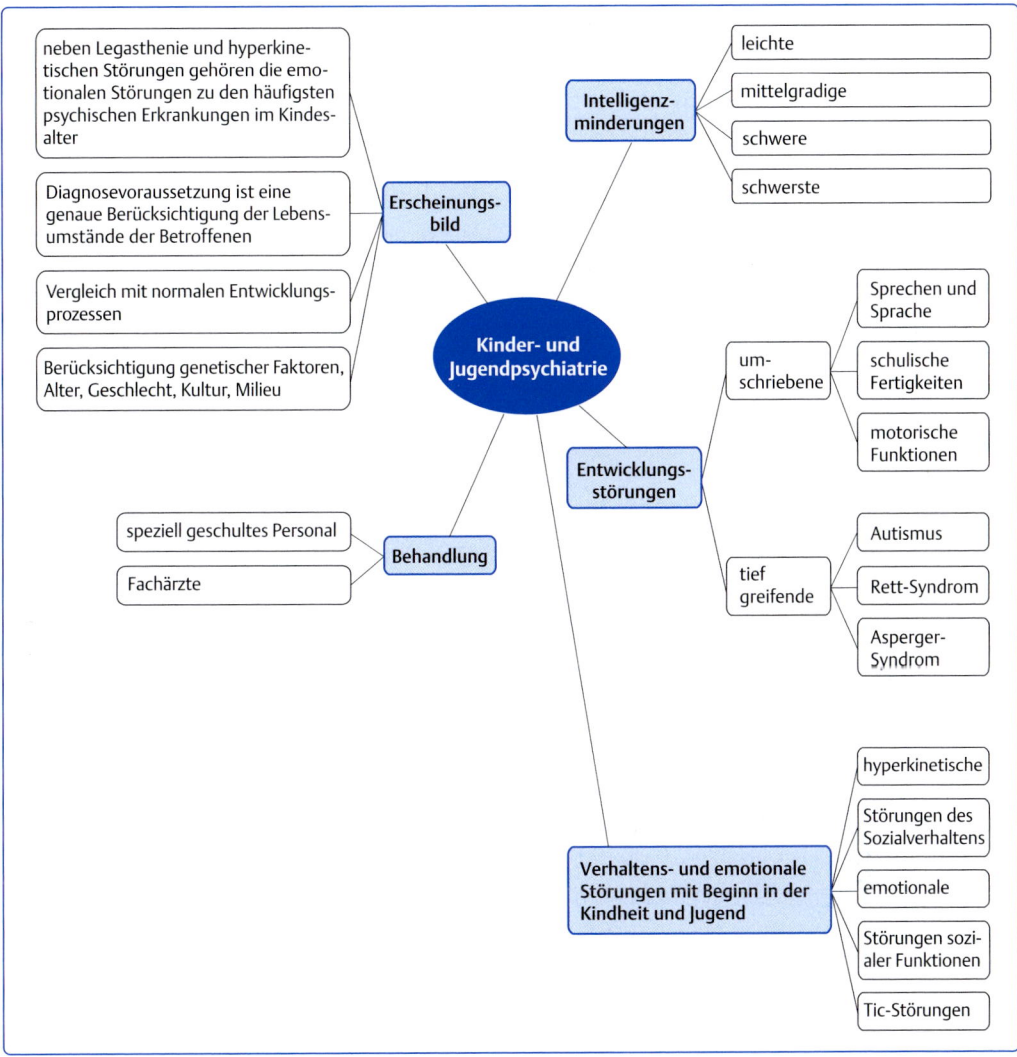

► **Abb. 19.2** Mind-Map® zu kinder- und jugendpsychiatrischen Störungen.

für Kinder- und Jugendpsychiatrie mit ausreichenden Erfahrungen vornehmen.

Fallbeispiel 36

Die Eltern der 6-jährigen Klara fühlen sich in der Erziehung des Kindes vollkommen überfordert. Am Anfang waren sie sehr stolz darauf, ein so aufgewecktes und intelligentes Kind zu haben. Klara konnte schon sehr früh laufen und begann auch schon früh zu sprechen. Bereits mit 2 Jahren hatte sie ein Vokabular, das zum Teil nicht einmal Erwachsene haben. Sie ist eine richtige Wissenschaftlerin, möchte alles untersuchen, alles wissen und ist ständig auf der Suche nach neuen Reizen.

▼

▼

Mittlerweile ist das für die Eltern aber zur regelrechten Belastung geworden. Da Klara auch nur wenig Schlaf benötige, sei sie schon morgens ab 6 Uhr hellwach und kaum zu bremsen. Sie stehe dann vor dem Bett der Eltern, hüpfe herum, singe und schreie dabei. Obwohl sie alles wissen wolle, halte sie es bei keiner Tätigkeit lange aus und springe sofort zur nächsten, was auch stets durch permanente Fragen und Quengelei begleitet werde. Wenn etwas nicht nach ihrem Willen laufe, werfe sie unkontrolliert Gegenstände durch die Wohnung, schreie und tobe, und sie lasse sich einfach durch nichts beruhigen.

▼

▼

Im Kindergarten habe es für Klara anfangs so viel Neues gegeben, dass zunächst alles gut lief, doch schon nach ein paar Wochen seien die Eltern zu einem Gespräch mit der Erzieherin eingeladen worden. Inhalt des Gespräches seien einige Verhaltensauffälligkeiten bei Klara. Die anderen Kinder haben mit ihr nicht mehr spielen wollen, da sie oft grob sei. Den Mädchen ziehe sie an den Haaren oder schubse sie herum. Mit den Jungen balge sie sich regelrecht oder werfe mit Spielzeug nach ihnen. Einen Jungen habe sie sogar vom Klettergerüst geschubst, was beinahe zu Verletzungen geführt hätte. Einfache Bastelaufgaben zögen sich bei Klara unendlich in die Länge, weil sie ständig wieder weglaufe und sich mit anderen Dingen beschäftigen wolle. Sie werde zudem sehr schnell wütend und schreie bei jeder Kleinigkeit herum.

Die Eltern sehen müde aus fragen, was sie bei der Erziehung ihrer Tochter denn falsch machten. Im Gespräch erwähnt der Vater, dass er sich manchmal an seine eigene Kindheit erinnert fühle, in der er selbst erhebliche Probleme im Kindergarten und in der Schule gehabt habe. Am Anfang hätte man gedacht, dass er nicht genug gefördert worden sei. Es habe sich schließlich herausgestellt, dass er hochintelligent sei und sei daher auf eine besondere Förderschule geschickt worden. Durch sein rebellisches Wesen und Aufbegehren gegen jede Art von Regeln sei er allerdings nach einem Jahr rausgeflogen. Mittlerweile habe er sich aber ganz gut im Griff, obwohl er immer noch etwas chaotisch sei, teilweise recht spontan und emotional reagiere.

P: Wie gehen Sie mit diesem Fall um?
K: Da es hier um die Verhaltensweise der Tochter geht, gehört dieser Fall zum Themenbereich Kinder- und Jugendpsychiatrie. Dieser Fachbereich umfasst die Entwicklungspsychologie und Entwicklungspathologie bei Kindern und Jugendlichen bis zum 18. Lebensjahr.

P: Also sprechen Sie von der Klassifikation F9 der ICD-10?
K: Nicht nur. Die Kapitel F7 Intelligenzminderung und F8 Entwicklungsstörungen gehören ebenso dazu wie F9 mit den Verhaltens- und emotionalen Störungen mit Beginn in der Kindheit und Jugend.

P: Welche Klassifikation würden Sie im vorliegenden Fall anwenden?
K: Intelligenzminderung kann ausgeschlossen werden, da sich Klara altersgemäß überdurch-

schnittlich gut entwickelt hat. Auch Entwicklungsstörungen, die das Sprechen und die Sprache betreffen, die schulischen Fertigkeiten oder motorische Funktionen, sind nicht erkennbar, auch wenn Bastelarbeiten etwas länger dauern. Auffällig ist jedoch ihr Verhalten, daher fällt Klaras Fall eher in die Klassifikation F9.

Die Kriterien der **hyperkinetischen Störungen**, oder besser bekannt als **ADHS**, treffen recht gut auf diesen Fall zu. Dazu gehört die kurze Dauer spontaner Aktivitäten, mangelnde Ausdauer beim Spielen, überhäufiges Wechseln zwischen verschiedenen Aktivitäten, stark beeinträchtigte Ausdauer bei der Bewältigung von Aufgaben, die von Erwachsenen gestellt werden, ungewöhnlich hohe Ablenkbarkeit während schulischer Arbeiten wie Hausaufgaben oder Lesen, ständige motorische Unruhe wie rennen, hüpfen oder Füße wippen, bemerkenswert ausgeprägte Zappeligkeit und Bewegungsunruhe, bemerkenswert ausgeprägte Aktivität in Situationen, die relative Ruhe verlangen, zum Beispiel bei Mahlzeiten, Reisen, Besuchen oder Gottesdiensten und die Schwierigkeit, sitzen zu bleiben, wenn es verlangt wird. Viele Kriterien treffen auf das Verhalten von Klara zu. Weiterhin sind die Aussagen des Vaters zu beachten, der ein ähnliches Verhaltensmuster hatte und auch teilweise noch hat. Die Zwillings- und Adoptionsforschung bei ADHS belegt, dass genetische Faktoren in fast 80 % der Fälle eine Rolle spielen.

P: Findet sich ADHS auch bei Erwachsenen?
K: Ja. Daher ist es sinnvoll, die Eltern von ADHS Kindern ebenfalls nach der entsprechenden Symptomatik zu befragen. Allerdings werden bei Erwachsenen die Symptome häufig nicht als Krankheit erlebt, da sie eben schon seit der Kindheit so waren. Die Hyperaktivität nimmt meist im Erwachsenenalter ab. Aufmerksamkeitsstörungen, Impulsivität, Stimmungsschwankungen und Vergesslichkeit dagegen bleiben bestehen.

P: Welche **Folgen** können durch eine unbehandelte hyperkinetische Störung für den Betroffenen entstehen?
K: Viele Kinder entwickeln dann soziale Auffälligkeiten oder werden sogar straffällig, durch die Missachtung von gesetzlichen Richtlinien. Die Tendenz zum Substanzmissbrauch ist deutlich erhöht. In Schule und Beruf sind sie nicht in der

Lage, ihr volles Potenzial zu entfalten. Im Erwachsenenalter zeigen sich die Folgen auch durch häufig wechselnde berufliche Tätigkeiten, wechselnde Partnerschaften, Überschuldung durch impulsive Investitionen oder Konflikte mit dem Gesetz.

P: Wie wird eine hyperkinetische Störung behandelt und wer darf sie behandeln?

K: Die **Therapie** erfolgt meist in Kombination mit Medikamenten, meist Methylphenidat, wie Ritalin, sowie einer begleitenden Psycho- und Soziotherapie. Die Psychoedukation nimmt einen hohen Stellenwert ein. Sie bezieht sich auf den Umgang mit der Erkrankung durch die Eltern, das betroffene Kind und andere Bezugspersonen. Die medikamentöse Behandlung erfolgt durch einen Facharzt und auch die begleitende Therapie sollten Therapeuten und Fachpersonal überlassen werden, die im Umgang mit Kindern über ausreichend Erfahrung verfügen.

P: Werden hyperkinetische Kinder mit Medikamenten, wie Methylphenidat, nur ruhiggestellt statt behandelt?

K: Diese Aussage kann man häufig von Laien hören, eine wissenschaftliche Grundlage dafür gibt es jedoch nicht. **Methylphenidat** gleicht einen Dopaminüberschuss aus. Es ist in keiner Weise ein Beruhigungsmittel und trübt auch nicht das Bewusstsein.

P: Ritalin ist momentan sehr stark in der Presse vertreten und wird als Neuro Enhancement bezeichnet. Was sagen Sie dazu?

K: Neuro Enhancement wird auch als „Gehirndoping" bezeichnet. Ritalin wirkt sich positiv auf das Konzentrationsvermögen aus und wird daher leider auch missbräuchlich verwendet. Zum Beispiel durch Geschäftsleute oder Schüler und Studenten, eben Personen die unter enormen Leistungsdruck stehen. Durch die missbräuchliche Verwendung über meist sehr lange Zeiträume, entstehen haufenweise Berichte über persönlichkeitsverändernde Folgen. Das ist natürlich ein Problem, dass dringend zu beachten ist. Jedoch kann ich nicht das Produkt an sich verurteilen. Es sollte auch nicht beim geringsten Verdacht auf ADHS sofort eingesetzt werden, sondern erst nach einer gründlichen Untersuchung, einer sicheren Diagnose und auch dann nur unter Aufsicht des

behandelnden Arztes. Um der missbräuchlichen Verwendung entgegenzusteuern, sind eher Maßnahmen sinnvoll, die sich auf die derzeit relativ leichte Zugänglichkeit des Produktes beziehen sowie auf eine mangelnde Aufklärung der Folgen bei Missbrauch.

P: Ist eine medikamentöse Behandlung bei ADHS ausreichend?

K: Eine kombinierte Behandlung durch Medikamente und Psychotherapie ist in der Regel immer Erfolg versprechender als die alleinige medikamentöse Behandlung. Verhaltenstherapeutische Maßnahmen werden mit den Eltern und den Kindern durchgeführt. Ungünstige familiäre Verhaltensweisen sollen dadurch reduziert werden, und die Kinder lernen den Umgang mit problematischem Verhalten. Tagesabläufe werden strukturiert und die Aufgaben in kleine Einheiten aufgeteilt, die für das Kind zu bewältigen sind. Darüber hinaus wird das Selbstbewusstsein des Kindes gestärkt, das zum Teil durch die ständigen Zurechtweisungen und die Ablehnung durch andere Kinder gelitten hat. Hilfreich ist auch das Erlernen von Entspannungsverfahren, wie zum Beispiel die progressive Muskelentspannung nach Jacobsen.

P: Sie erwähnten eingangs die Intelligenzminderung. Erklären Sie den Unterschied zwischen einer Intelligenzminderung und einer Demenz.

K: Die **Intelligenzminderung** beschreibt eine stehen gebliebene Entwicklung oder unvollständige Entwicklung geistiger Fähigkeiten. Sie ist kann angeboren sein oder durch Komplikationen bei der Geburt erworben. Bei einer **Demenz** erfolgt zunächst eine normale Entwicklung auf ein bestimmtes Intelligenzniveau, welches dann beeinträchtigt wird, wobei bereits erworbene Fähigkeiten wieder verloren gehen.

P: Welche Ursachen sind für die Intelligenzminderung verantwortlich? Findet sich immer eine Ursache?

K: Mögliche **Ursachen** sind eine Infektion des zentralen Nervensystems vor oder nach der Geburt, ein genetischer Defekt, Chromosomenschädigung, wie beim Down-Syndrom, toxische Schädigungen durch Alkohol, Medikamente oder Drogen, Geburtsschäden durch Komplikationen, Frühgeburten mit sehr niedrigem Gewicht, Schädigung durch Blutgruppenunverträglichkeit, Hirntumore, Epilepsien oder Schädel-Hirn-Trauma durch Unfälle. In fast 50 % der Fälle lässt sich allerdings keine Ursache finden.

P: Was versteht man unter frühkindlicher Hirnschädigung oder „Minimal Brain Dysfunction"?

K: Die **frühkindliche Hirnschädigung** ist der Sammelbegriff für eine exogene Schädigung des zentralen Nervensystems zwischen dem 6. Schwangerschaftsmonat und dem 3.–6. Lebensjahr. Die Schädigung ist nicht fortschreitend, sondern abgeschlossen und irreversibel. Sie ist eine Form des organischen Psychosyndroms. Minimal Brain Dysfunction ist ein Synonym dafür.

P: Welche Störungen zählen zu den Entwicklungsstörungen?

K: Die **Entwicklungsstörungen** werden unterteilt in umschriebene und tief greifende Entwicklungsstörungen. Bei den umschriebenen Entwicklungsstörungen liegen einzelnen Leistungsbereiche unter dem Durchschnittsniveau. Dazu gehören Entwicklungsstörungen des Sprechens und der Sprache, der schulischen Fertigkeiten und der motorischen Funktionen. Tief greifenden Entwicklungsstörungen greifen tief in die Persönlichkeit des Kindes ein und beeinträchtigen mehrere Entwicklungsbereiche. Dazu zählen der frühkindliche Autismus oder Kanner-Syndrom, das Rett-Syndrom und das Asperger-Syndrom.

P: Wie unterscheiden sich expressive und rezeptive Sprachstörung? Und wie unterscheidet sich eine rezeptive Sprachstörung vom Autismus?

K: Eine **expressive Sprachstörung** betrifft das Niveau des Gesprochenen, wie verwendeter Wortschatz und Grammatik. Die **rezeptive Sprachstörung** betrifft das Sprachverständnis, wobei das Kind nicht in der Lage ist, Satzstrukturen wie Fragen, Vergleiche und Verneinungen zu verstehen. In der Abgrenzung zum Autismus ist die nonverbale Kommunikation meist nicht gestört, die Interaktion mit den Eltern und dem sozialen Umfeld ist normal und betroffene Kinder spielen auch normale So-tun-als-ob-Spiele. Beim Autismus dagegen wird die Umwelt als störend empfunden und auch nonverbale Kommunikation findet kaum statt.

P: Was ist ein Sigmatismus?

K: **Sigmatismus** gehört zu den sonstigen Entwicklungsstörungen des Sprechens oder der Sprache und ist ein Synonym für das Lispeln.

P: Was sind Teilleistungsschwächen? Nennen Sie bitte Beispiele dafür.

K: Als **Teilleistungsschwächen** werden umschriebene Entwicklungsstörungen schulischer Fertigkeiten bezeichnet. Dazu gehört die Lese- und Rechtschreibstörung, auch Legasthenie genannt, und die Rechenstörung oder Dyskalkulie.

P: Wie erklärt man sich das Zustandekommen von Teilleistungsschwächen und wie werden sie behandelt?

K: Es wird vermutet, dass Beeinträchtigungen der kognitiven Informationsverarbeitung die Ursache sind. Teilleistungsschwächen werden durch spezielle Übungs- und Trainingsprogramme behandelt. Dazu gehören Trainings zur Besserung der Konzentration und Wahrnehmung, Rechenübungen sowie Lese- und Rechtschreibtrainings. Eine zusätzliche Elternberatung und Psychotherapie ist durchaus sinnvoll.

P: Sind Legasthenie und hyperkinetische Störungen bei Mädchen häufiger als bei Jungen?

K: Hyperkinetische Störungen treten bei Jungen deutlich häufiger auf als bei Mädchen, ca. 3–8-mal so oft. Auch die Legasthenie tritt bei Jungen häufiger auf.

P: Bei den tief greifenden Entwicklungsstörungen nannten Sie das Kanner- und Asperger-Syndrom. Wie unterscheiden sich diese Störungen?

K: Das **Kanner-Syndrom** wird auch frühkindlicher Autismus genannt und tritt vor dem 3. Lebensjahr auf. Das Verhältnis von Jungen zu Mädchen ist dabei 3 : 1. Die Intelligenz ist oft unterdurchschnittlich und die Sprachentwicklung gestört und verzögert. Von den betroffenen Kindern wird die Umgebung nicht wahrgenommen, als wäre sie nicht existent. Sie haben das Bedürfnis nach einem stabilen Rahmen und Isolation. Die Störung besteht ein Leben lang und zeigt stereotype Verhaltensmuster.

Das **Asperger-Syndrom** tritt erst im Kindergarten oder Schulalter auf. Das Verhältnis von Jungen zu Mädchen ist dabei 8 : 1. Die Intelligenz ist durchschnittlich bis überdurchschnittlich. Die Sprachentwicklung beginnt früh mit einem großen Wortschatz und kreativem Sprechen. Die Umgebung wird eher als störend empfunden und wenn gewohnte Abläufe gestört werden, reagieren die Betroffenen mit starker Irritation. Das Asperger-Syndrom wird auch „schizoide Störung im Kindesalter" genannt und ist nicht heilbar.

P: Was verstehen Sie unter dem Tourette-Syndrom?

K: Das **Tourette-Syndrom** ist eine Tic-Störung, bestehend aus mehreren motorischen Tics und einem oder mehreren vokalen Tics. Die vokalen Tics bestehen oft aus Räuspern, Grunzen oder dem Gebrauch von obszönen Wörtern oder Phrasen. Die Störung beginnt meist in der Kindheit oder Adoleszenz und dauert bis ins Erwachsenenleben.

P: Welche Prognose haben emotionale und dissoziale Störungen im Kindesalter?

K: Emotionale Störungen bilden sich sogar oft von allein wieder zurück. Kinder mit dissozialen Störungen dagegen kommen oft noch vor dem 18. Lebensjahr mit dem Gesetz in Konflikt. Die Prognose sieht hier eher schlechter aus.

P: Welche Störungen können das Sozialverhalten von Schulkindern beeinträchtigen?

K: Das könnte zum Beispiel eine Schulphobie oder Schulangst sein. Bei der **Schulphobie** hat das Kind Angst davor, dass der Bezugsperson während seiner Abwesenheit etwas zustößt; Schulphobie ist eher eine Trennungsangst. Bei der **Schulangst** fürchtet sich das Kind vor dem Verhalten der Lehrer und Schüler in der Schule.

P: Welche Störungen gibt es im Bereich der Ausscheidungsfunktionen bei Kindern?

K: Zu diesen Störungen gehört die **nicht organische Enuresis**, das ist ein unwillkürliches Einnässen und die **nicht organische Enkopresis**, damit wird ein unwillkürliches oder willkürliches Einkoten bezeichnet. Das Einnässen erfolgt überwiegend nachts, während das Einkoten eher am Tage vorkommt.

8 Zusammenfassung

- Behandlung durch Fachärzte und speziell geschultes Personal
- Intelligenzminderung
- Entwicklungsstörungen
- verhaltens- und emotionale Störungen

Kinder und Jugendliche

20 Neurologie

Die Neurologie beschäftigt sich mit den Erkrankungen des Nervensystems, bei denen psychische Symptome nicht im Vordergrund stehen (▶Abb. 20.1). Das Nervensystem ist für die Wahrnehmung von Sinnesreizen, die Verarbeitung und Integration des Wahrgenommenen und somit übergeordnet für das Denken und Fühlen sowie das Auslösen angemessener Verhaltensweisen verantwortlich. Das Nervensystem lässt sich einteilen in ein zentrales und in ein peripheres Nervensystems: Das **zentrales Nervensystem** besteht aus Gehirn und Rückenmark, die durch Schädelknochen und der Wirbelsäule geschützt und vom Nervenwasser (Liquor) umspült sind. Innerhalb des Gehirns gibt es ein Hohlraumsystem (Ventrikel). Das ZNS besteht aus einer grauen und einer weißen Substanz, wobei die weiße Substanz die Summe der Nervenzellkörper darstellt und die graue Substanz sich aus den Leitungsbahnen zusammensetzt.

Das **peripheres Nervensystem** ist unterteilt nach Funktionen, und zwar einerseits in das somatische, animalische Nervensystem, das die willkürlichen Funktionen des Organismus, z.B. Bewegungsabläufe, regelt, sowie andererseits in das vegetatives Nervensystem, das die nicht willentlich beeinflussbaren Vitalfunktionen wie Verdauung, Atmung, Stoffwechsel oder Drüsenfunktionen koordiniert. Das vegetative Nervensystem setzt sich zusammen aus dem Sympathikus (Aktion) und Parasympathikus (Ruhe). Der **Sympathikus** wird durch Ausschüttung von Adrenalin und Noradrenalin angeregt. Er ist zuständig für die Aktivierung von Körpervorgängen: Flucht und Kampf. Der **Parasympathikus** wird durch Acetylcholin angeregt und ist zuständig für die Ruhe, d.h. regelt die Ruhephasen.

Psychische Störungen gehen oft mit **vegetativen Störungen** einher: Störung der Herz-Kreislauf-Funktion (Herzrhythmusstörungen, Schwin-

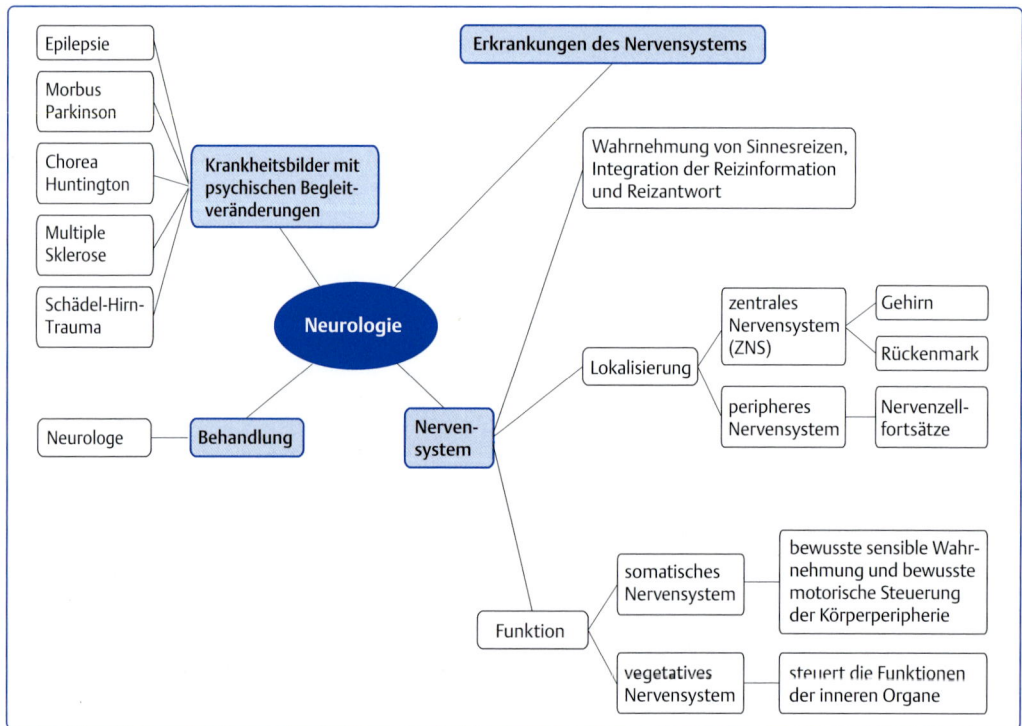

▶**Abb. 20.1** Mind-Map® zur Neurologie.

del, erhöhter Puls), Störung der Tränen-, Speichel- und Schweißdrüsenfunktion (Mundtrockenheit, Speichelfluss, Schwitzen, Tränenfluss), Störung der Verdauung (Appetitlosigkeit, Verstopfung, Durchfall, Übelkeit, Erbrechen), Störung des Schlaf-Wach-Rhythmus, Störung der Geschlechtsfunktion (Libido- oder Potenzverlust, Amenorrhö). Zu den häufigen neurologischen Erkrankungen, die mit psychischen Begleitveränderungen einhergehen, gehören Epilepsie, Morbus Parkinson, Multiple Sklerose, Schädel-Hirn-Traumen und Chorea Huntington. Dem Heilpraktiker für Psychotherapie sollten diese Krankheitsbilder bekannt sein, auch wenn er sie nicht behandeln darf, sondern die Therapie dem Neurologen oder dem Psychiater obliegt.

Fallbeispiel 37

Die 24-jährige Stefanie L. berichtet, dass sie seit einigen Monaten unter diversen Beschwerden leide. Nachts könne sie nur schlecht schlafen und tagsüber verfalle sie häufig in regelrechte Grübelattacken. Stefanie sei sehr gewissenhaft und bemühe sich im Beruf sowie im Privatleben alle Aufgaben und Anforderungen immer 100%ig korrekt zu erledigen. Dadurch fühle sie sich jedoch häufig überfordert und gestresst. Vor einigen Wochen seien dann auch noch häufige Magen- und Kopfschmerzen dazugekommen und immer wieder Ohnmachtsanfälle, die sie aber schon seit ihrer Teenagerzeit habe.

P: Was meinen Sie zu dem Fall?

K: Auf den ersten Blick kann ich eine akute oder latente Suizidgefährdung bei Stefanie L. nicht erkennen. Dennoch würde ich die Symptome Schlafstörung, Grübeln und Überforderung genauer hinterfragen und beobachten. Was mir mehr zu denken gibt, sind die körperlichen Symptome wie Magen- und Kopfschmerzen sowie die Ohnmachtsanfälle.

P: Was empfehlen Sie der Klientin?

K: Ich würde sie zunächst an ihren Hausarzt oder noch besser, an einen Neurologen verweisen, da ihre Beschwerden auch körperliche Ursachen haben können.

P: An was denken Sie? Haben Sie bereits einen Verdacht?

K: Einen konkreten Verdacht habe ich bisher noch nicht, lediglich differenzialdiagnostische An-

sätze und Vermutungen. Die immer wiederkehrenden Ohnmachtsanfälle und ihre Kopfschmerzen könnten durchaus auf einen Hirntumor hinweisen, daher die neurologische Untersuchung. Eine weitere Möglichkeit ist, dass es sich um epileptische Anfälle handelt, was ebenfalls neurologisch nachweisbar wäre.

P: Wodurch sind epileptische Anfälle gekennzeichnet?

K: Es gibt unterschiedliche Arten von **epileptischen Anfällen**. Eine Art wird als generalisierter tonisch-klonischer Anfall bezeichnet, früher auch als Grand Mal. Eine weitere Form sind kurze Absence-Anfälle, früher als Petit Mal bezeichnet. Darüber hinaus gibt es fokale Anfälle, die nur einzelne Körperteile oder Körperregionen betreffen und temporäre Anfälle beziehungsweise Gelegenheitsanfälle, welche situationsbezogen auftreten, zum Beispiel bei Vergiftung oder Stress.

P: Gibt es weitere Erscheinungsformen?

K: Eine weitere Erscheinungsform ist, dass der Betroffene plötzlich ein mulmiges Gefühl bekommt und ihm schwarz vor den Augen wird. Dann sackt er in sich zusammen und bleibt kurz ohnmächtig auf dem Boden liegen, ohne sich zu bewegen. Nach einigen Sekunden wacht er wieder auf, weiß auch sofort, wo er sich befindet und steht wieder auf. Hierbei handelt es sich am ehesten um eine Ohnmacht oder **Synkope**. Diese ist kreislaufbedingt und keine Erkrankung des Gehirns. Das Gehirn leidet unter einer momentanen Minderdurchblutung, zum Beispiel durch Blutdruckabfall, was zum Bewusstseinsverlust und zum Zusammensacken führt. Dabei können auch vereinzelt Zuckungen auftreten, was man eine konvulsive Synkope nennt. Ursache kann unter anderem eine Herzrhythmusstörung sein und sollte von einem Herzspezialisten untersucht werden. Synkopen, also Ohnmachten, vor allem die konvulsiven werden häufig mit Epilepsie verwechselt. Da die Betroffenen bei einem Anfall häufig bewusstseinsgestört sind und nichts über den Verlauf ihres Anfalles sagen können, wäre es von Vorteil, wenn es einen Augenzeugen bei einem der Anfälle gab, den man befragen kann.

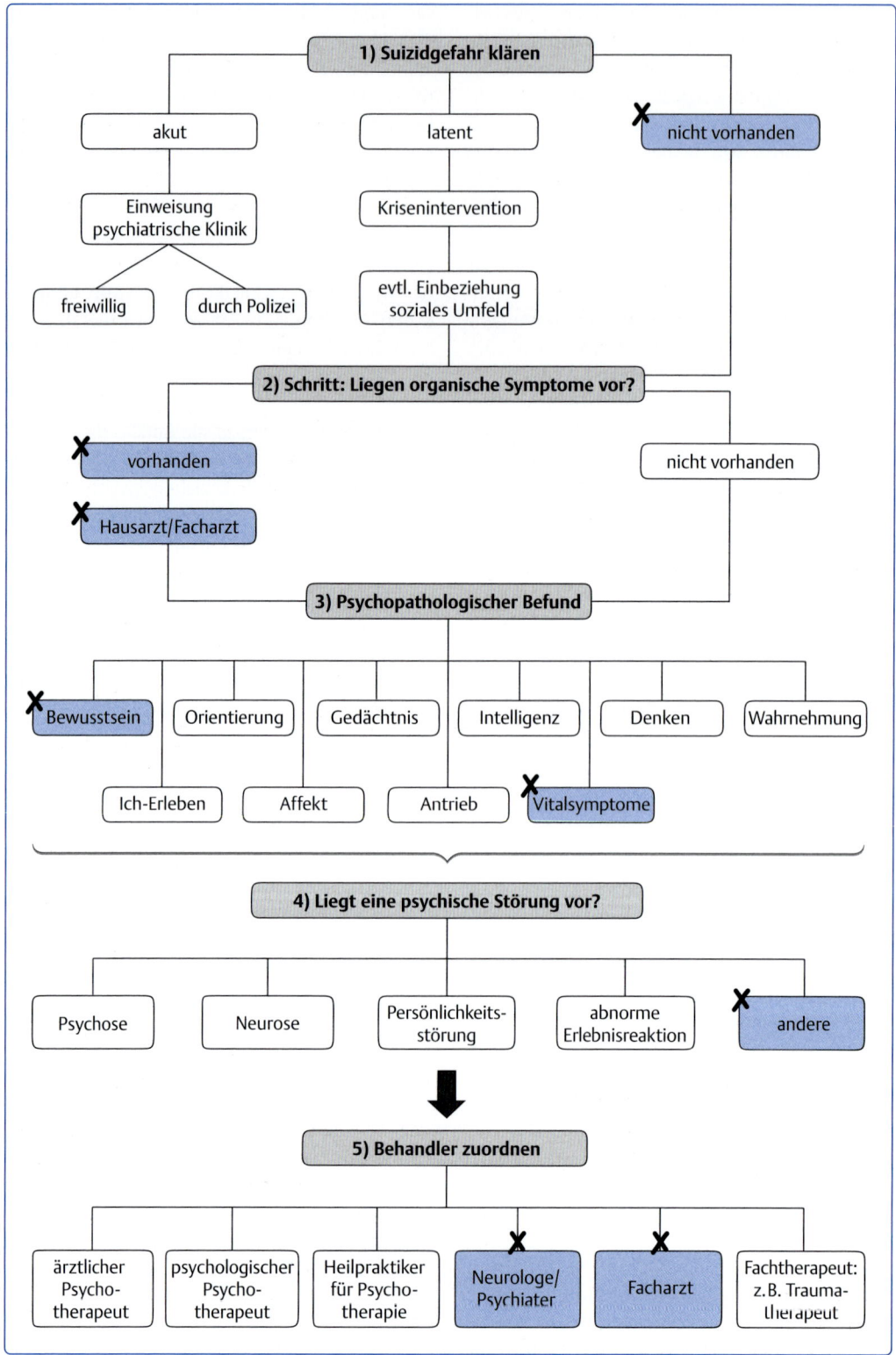

▶ **Abb. 20.2** Diagnosefilter zu Fallbeispiel 37.

P: Ist das im vorliegenden Fall so?

K: Das geht aus der Beschreibung des Falles leider nicht hervor, daher halte ich eine neurologische Untersuchung für dringend notwendig.

P: Wie verläuft ein generalisierter Anfall?

K: Oft kündigt sich ein **generalisierter Anfall** durch eine sogenannte Aura an. Diese entspricht dem Beginn des Anfalls im Gehirn. Die Betroffenen empfinden dabei häufig eine vom Magen aufsteigende Übelkeit, ein Kribbelgefühl am Körper, das sich ausbreitet, und nehmen unterschiedliche Dinge wahr. Sie sehen zum Beispiel Blitze oder Bilder, hören Worte oder Töne oder nehmen bestimmte Gerüche oder einen komischen Geschmack wahr. Meist verkrampfen sich nach der Aura die Muskeln und der Körper nimmt eine angespannte Streckhaltung ein, was oft durch einen Initial-Schrei oder Stöhnen eingeleitet wird. Die Personen verdrehen die Augen, fallen zu Boden und verlieren das Bewusstsein. Am Boden liegend setzen rhythmische Zuckungen und Krämpfe der Extremitäten ein, die Atmung ist heftig und derjenige bekommt Schaum vor dem Mund. Meist wird der Anfall begleitet von einem Zungenbiss und einer unwillkürlichen Harn- oder Stuhlentleerung. Nach einigen Minuten endet der Anfall in der Regel wieder. Nach einem Anfall fühlt sich der Betroffene müde und abgeschlagen, gelegentlich treten auch Sprachstörungen auf. Manchmal fällt derjenige in einen Terminalschlaf. Durch den Sturz und die Krämpfe kommt es häufig zu Prellungen und Hautabschürfungen, ebenso wie Muskelkater an den Folgetagen.

P: Welche psychische Wesensveränderung kann bei einem Epileptiker eintreten?

K: Als Langzeitfolge kann sich ein **chronisches organisches Psychosyndrom** entwickeln wie beispielsweise eine Demenz. Mögliche Veränderungen sind Verlangsamung des Denkens, Depression oder starke Affektivität. Es können auch schizophrenieartige Psychosen vorkommen.

P: Werden Sie häufig mit Epileptikern arbeiten?

K: Nein, in der Regel sind Epileptiker keine Klienten des Heilpraktikers für Psychotherapie. Es ist jedoch gut möglich, dass ich in eine Situation gerate, in der ich Zeuge eines epileptischen Anfalls bin und dann sollte ich die Sofortmaßnahmen bei einem epileptischen Anfall kennen.

P: Welche Sofortmaßnahmen sind denn zu ergreifen?

K: Die Person darf auf keinen Fall festgehalten oder irgendwie fixiert werden. Stattdessen sollten alle Gegenstände, an denen sie sich verletzen könnte, aus dem Weg geräumt werden. Beengende Kleidung, wie Krawatte oder Kragen sollten gelockert werden, um die Atmung zu verbessern. Anschließend wartet man bis die Person ausgekrampft hat und bringt sie nach dem Anfall in eine stabile Seitenlage.

P: In welchen Fällen ist es ratsam einen Arzt hinzu zurufen?

K: Wenn der Anfall länger als 5 Minuten dauert oder 2 Anfälle unmittelbar aufeinander folgen, sollte ein Notarzt gerufen werden. Das Gleiche gilt, wenn die Person blau wird oder der anschließende Verwirrtheitszustand länger als 30 Minuten andauert.

Fallbeispiel 38

Sie führen ein Erstgespräch mit einem 50-jährigen Mann, der seit 4 Wochen unter starken Kopfschmerzen leidet. Da er einen Artikel gelesen habe, dass Kopfschmerzen sehr häufig Ausdruck von seelischen Spannungen seien, sei er zu Ihnen gekommen. Er sehe sich tatsächlich als einen sehr verspannten Menschen und nehme viele Dinge äußerst genau, wenn nicht sogar übergenau. Auch beruflich habe er viel Stress, was seine Verspannung noch verstärke. Früher habe er zwar auch mal gelegentlich Kopfschmerzen gehabt, doch so massiv wie in den letzten Wochen seien sie nie gewesen. Es sei wie ein ständiger, dumpfer Druck. Das habe wohl dazu geführt, dass auch seine Konzentration nachgelassen habe. Er habe auch das Gefühl, dass auch seine Augen nicht mehr ganz in Ordnung seien. Mit schiefem Lächeln sagt er, dass er wohl einfach alt werde und auch seine Kraft nicht mehr so sei wie früher. Gestern sei ihm plötzlich die Kaffeetasse aus der Hand gefallen. Er mache sich natürlich Gedanken darüber, aber nachdem er diesen Artikel gelesen habe, sei er wieder etwas beruhigt. Ein Freund mache regelmäßig autogenes Training, vielleicht könne ihm das auch helfen, etwas von der inneren Spannung abzubauen.

P: Wie schätzen Sie diesen Fall diagnostisch ein und welche Therapie würden Sie vorschlagen bei diesem Klienten mit offensichtlich psychosomatischen Kopfschmerzen?

K: Ich bin mir nicht sicher, ob es sich hier tatsächlich um einen Fall mit psychosomatischer Störung handelt. Die Symptome, die der Mann beschreibt, sind eigentlich eher typische neurologische Erscheinungsbilder. Es sind ja nicht nur die Kopfschmerzen, sondern das Sehvermögen scheint beeinträchtigt zu sein, die Konzentration ist gestört und die Reizweiterleitung scheint auch Ausfallerscheinungen zu haben. Ich würde ihn daher lieber an einen **Neurologen überweisen**.

P: Aber Sie haben doch gehört, was der Klient Ihnen erzählt hat. Er hat momentan viel Stress und leidet auch schon seit langem an Verspannungen und scheinbar auch am Streben nach Perfektion. Vermutlich braucht er nur etwas Ruhe und Gelassenheit. Überlegen Sie doch, welchen Schrecken Sie Ihrem Klienten einjagen, wenn Sie gleich von einer neurologischen Erkrankung sprechen. Sie können es ja erst mal mit autogenem Training versuchen, die Überweisung können Sie später immer noch tätigen, wenn es nicht hilft.

K: Ich möchte lieber keine Zeit verlieren. Ich halte eine zeitnahe Abklärung der beschriebenen Symptome für absolut wichtig und unvermeidbar, denn es ist einfach nicht auszuschließen, dass der Klient unter einer schweren neurologischen Erkrankung wie zum Beispiel einem Hirntumor oder dergleichen leidet. Dieser Verdacht muss sich natürlich nicht bestätigen, darum würde ich meine Vermutung dem Klienten auch nicht direkt und unverblümt mitteilen. Denn dies könnte ihn unnötig in Unruhe oder Panik versetzen, und dazu führen, dass er versucht, der Abklärung der Symptome aus dem Weg zu gehen, beispielsweise indem er der Überweisung nicht folgt. Daher würde ich ihm zunächst nur erklären, dass es dringlich und wichtig ist, zunächst eine fachärztliche, neurologische Untersuchung durchzuführen, bevor ich psychotherapeutisch tätig werden möchte und im besten Fall mit ihm gemeinsam gleich einen Termin bei einem Neurologen veranlassen.

P: Nun gut. Da Sie von Ihrem Vorgehen sehr überzeugt zu sein scheinen, kann ich dem nur zustimmen. – Ich möchte Ihnen nun gerne noch einige ergänzende Fragen zur Neurologie stellen. Bitte erklären Sie mir das Funktionsprinzip des Nervensystems.

K: Durch das **Nervensystem** werden Sinnesreize wahrgenommen. Die peripheren sensiblen beziehungsweise sensorischen Nervenzellen neh-

men einen Reiz durch die Rezeptoren auf und leiten diesen an das zentrale Nervensystem weiter. Die ankommenden Signale werden dort durch Neuronenkreise verarbeitet und gespeichert. Wenn auf diesen Sinnesreiz reagiert werden soll, schickt das zentrale Nervensystem Signale über die motorischen Nervenfasern wieder zurück an die Peripherie. Als Ergebnis werden bestimmte Bewegungen ausgeführt oder Hormone ausgeschüttet.

P: Wie ist das Nervensystem topografisch und funktionell eingeteilt?

K: Die topografische Einteilung erfolgt in das zentrale Nervensystem, kurz ZNS, welches aus Gehirn und Rückenmark besteht und das periphere Nervensystem, welches aus Nerven besteht, die den Körper bis in seine Peripherie (fern vom Zentrum) durchziehen. Teilt man das Nervensystem nach seiner Funktion ein, unterscheidet man das somatische und vegetative Nervensystem. Das somatische oder animalische Nervensystem steuert alle willkürlichen Funktionsabläufe des Körpers wie zum Beispiel Bewegungen. Das vegetative oder autonome Nervensystem dagegen steuert alle unwillkürlichen Funktionsabläufe wie Verdauung, Atmung, Stoffwechsel oder Drüsenfunktion.

P: Was sind Sympathikus und Parasympathikus? Welche Funktionen kommen ihnen auf Organebene zu?

K: Das vegetative Nervensystem setzt sich zusammen aus Sympathikus und Parasympathikus.
Der **Sympathikus** wird unter anderem in Stresssituationen aktiviert, wenn es heißt: Kampf oder Flucht. Dabei wird der Körper in Alarmbereitschaft versetzt und ist in diesem Zustand zu Höchstleistungen fähig. Alle lebenswichtigen Funktionen, die Sauerstoffversorgung und die Durchblutung wichtiger Muskelgruppen werden erhöht, die Pupillen erweitert, Blutgefäße verengt, die Pulsrate erhöht und die Bronchien erweitert. Außerdem werden vermehrt Hormone, wie Adrenalin und Noradrenalin ausgeschüttet. Gleichzeitig vermindert der Körper alle Prozesse, die für die Alarmsituation weniger wichtig sind. Dazu gehören die Magen-Darm-Tätigkeit und die Durchblutung der inneren Organe.

Der **Parasympathikus** dagegen ist für die Regeneration zuständig und regelt die Ruhephasen. Dabei nimmt die Pulsrate ab, die Pupillen verengen sich wieder, ebenso wie die Bronchien. Die Blutgefäße dagegen weiten sich und die Verdauungstätigkeit wird angeregt. In dieser Phase können Energiereserven wieder aufgebaut werden.

P: Was ist das limbische System?

K: Das **limbische System** setzt sich zusammen aus Strukturen des Großhirns, des Zwischen- und Mittelhirns und bildet eine funktionelle Einheit. Der Mandelkern und Hippocampus gehören ebenfalls dazu. Das limbische System scheint eine große Rolle im Zusammenhang mit der Steuerung von Emotionen zu spielen. Wut, Angst, sexuelle Appetenz und Aggression sollen hier ihren Ursprung haben. Daher wird es auch das „emotionale Gehirn" genannt.

P: Wie ist eine Nervenzelle aufgebaut und was ist eine Synapse?

K: Eine **Nervenzelle (Neuron)** ist die kleinste funktionelle Einheit des Nervensystems. Sie besteht aus einem Zellkörper mit dem Zellkern und aus mehreren Fortsätzen. Die Reizübertragung zwischen den Nervenzellen erfolgt elektrisch über den synaptischen Spalt durch die Ausschüttung von Botenstoffen, den Neurotransmittern, wie Adrenalin, Noradrenalin, Dopamin und Serotonin.

P: Welche Symptome sind für den Morbus Parkinson charakteristisch?

K: Diese Krankheit ist gekennzeichnet durch die **Parkinson-Trias**. Dazu gehört Akinese (Bewegungsarmut), Rigor (Muskelsteife) und Tremor (Gliederzittern).

P: Wie erklärt sich das Zustandekommen der Symptomatik?

K: Die Ursache für Morbus Parkinson ist ein Dopaminmangel im Mittelhirn durch fortschreitende Degeneration von dopaminergen Nervenzellen der Substantia nigra.

P: Welche psychischen Veränderungen sind häufig beim Morbus Parkinson zu beobachten?

K: Häufig entwickeln diese Personen depressive Symptome, leiden an Affektlabilität und zeigen Angstsymptome und Verlangsamung der geistigen Funktionen. Im Spätstadium kann sich eine Demenz entwickeln.

P: Was ist Chorea Huntington? Welche psychischen Veränderungen können auftreten?

K: Charakteristisch für **Chorea Huntington** sind unwillkürliche zuckende Bewegungen in Gesicht, Extremitäten und Rumpf, weshalb die Krankheit auch „Veitstanz" genannt wird. Vorläufer sind meist psychopathologische Phänomene wie Affektlabilität, Verlust kognitiver Fähigkeiten oder auch ein depressives Syndrom. Personen, die an Chorea Huntington erkrankt sind, leiden meist unter starkem Gewichtsverlust durch Schluckstörungen in Verbindung mit ständiger Bewegungsunruhe. Im späteren Verlauf kann es zur Verwahrlosung kommen. Die Krankheit endet in der Regel immer in einer Demenz und für die Betroffenen besteht ein hohes Suizidrisiko. Teilweise können auch psychotische Verläufe auftreten.

P: Wie erklärt sich die Symptomvielfalt der Multiplen Sklerose? Mit welchem Symptom stellen sich Betroffene häufig erstmals beim Arzt vor?

K: Bei Beginn einer **Multiplen Sklerose** leiden die Betroffenen meist unter rascher Ermüdbarkeit, Schwere- und Spannungsgefühlen in den Beinen, häufigem Stolpern und einem veränderten Gangbild. Hinzu kommen Konzentrationsstörungen und eine Entzündung des Sehnervs mit Sehverschlechterung, wodurch sie sich in ärztliche Behandlung begeben. Im späteren Verlauf kommen motorische Störungen dazu sowie Blasen-Darm-Störungen, Sehstörungen, Parästhesien in Form von „Ameisenlaufen" und „pelzigem Gefühl" und Nystagmus. Es handelt sich bei dieser Autoimmunkrankheit um eine chronische Entzündung des zentralen Nervensystems mit zeitlich und räumlich wechselnden Entzündungsherden, was auch die Symptomvielfalt erklärt. Rund die Hälfte der Erkrankten entwickeln im Verlauf auch depressive Symptome.

P: Welche langfristigen Folgen kann ein **Schädel-Hirn-Trauma** haben?

K: Dazu gehören Hirnleistungsschwäche, Wesensveränderung, wiederkehrende epileptische Anfälle, Verlangsamung, Reizbarkeit, Depression, produktive psychotische Symptome und Demenz. Meist werden diese Symptome durch zusätzliche Komplikationen ausgelöst wie Entzündungen (Enzephalitis, Meningitis, Hirnabszesse) oder Blutungen im Schädelinnenraum.

🎱 Zusammenfassung

- Behandlung durch Neurologen
- anatomische Einteilung: zentral und peripher
- funktionelle Einteilung des Nervensystems: animalisch und vegetativ
- Richtung der Erregungsleitung: motorische Nerven (vom Zentrum weg), sensorische (zum Zentrum hin)
- berühmte Persönlichkeiten:
  - Epilepsie: Julius Cäsar
  - Morbus Parkinson: Adolf Hitler, Michael J. Fox

21 Pharmakologische Grundkenntnisse

Psychopharmaka sind Medikamente, die in die Regulation zentralnervöser Funktionen eingreifen und psychische Abläufe modifizieren. Die Psychopharmaka werden wie folgt eingeteilt: Tranquilizer/Anxiolytika, Hypnotika, Antidepressiva, Stimmungsstabilisierer, Neuroleptika/Antipsychotika, Antidementiva/Nootropika, Psychostimulanzien sowie Entzugs- und Entwöhnungsmittel (▸ Abb. 21.1). Ein optimales Therapieergebnis ergibt sich durch eine Kombinationstherapie, d.h. medikamentöse und Psychotherapie. Die Einnahme der Psychopharmaka sollte stets unter regelmäßiger ärztlicher Kontrolle erfolgen. Psychopharmaka haben viele Nebenwirkungen und Wechselwirkungen (Interaktionen) mit z.B. anderen Medikamenten oder Alkohol, können Vigilanz und psychomotorische Funktionen beeinträchtigen (z.B. Fahrtauglichkeit).

Bei der Einnahme von Psychopharmaka besteht bei den Patienten die Gefahr des **Abusus**. Folgende Psychopharmaka haben **Missbrauchspotenzial**: Benzodiazepine, Psychostimulanzien, Clomethiazol und folgende Psychopharmaka haben **kein Abhängigkeitspotenzial**: Neuroleptika/Antipsychotika, Antidepressiva, Lithium, Carbamazepin.

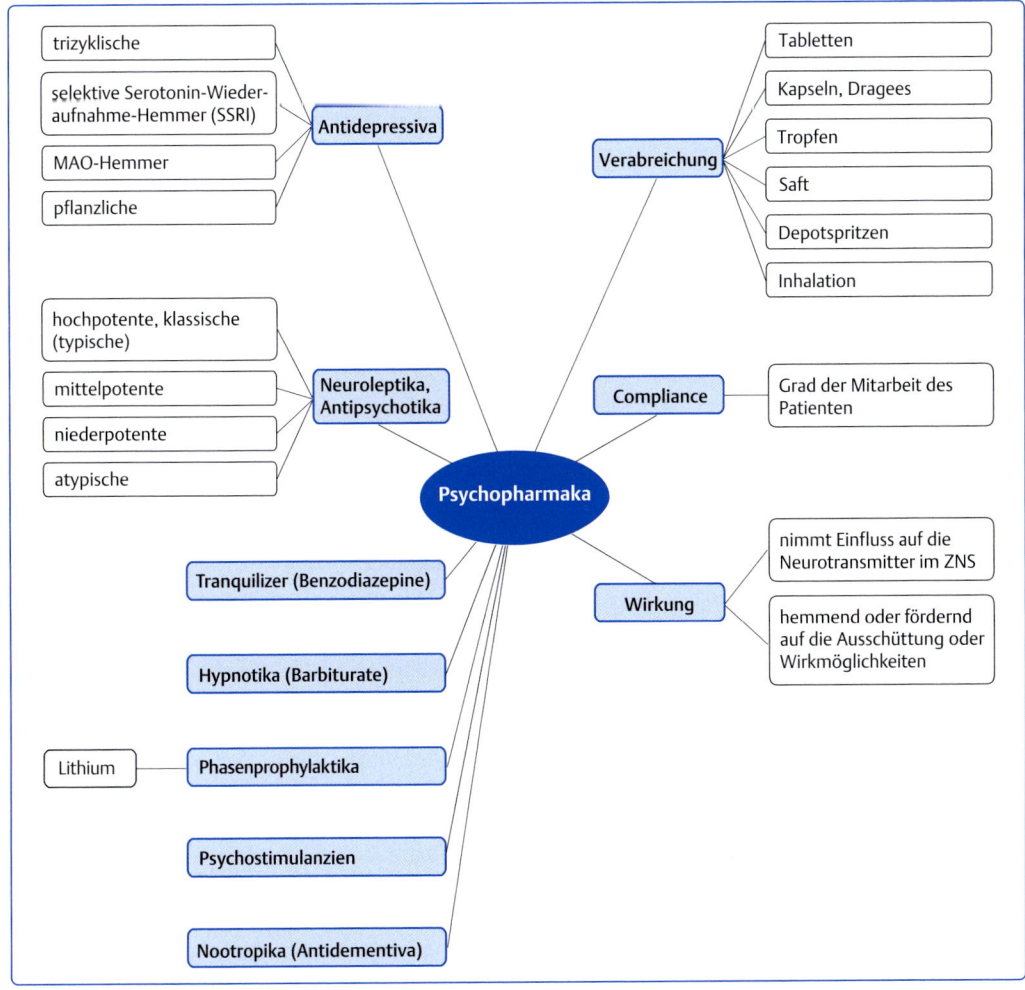

▸ **Abb. 21.1** Mind-Map® zu Psychopharmaka.

Bei der **Therapie** im **Kindes-** und **Jugendalter** ist stets eine enge Kooperation mit den Bezugspersonen („therapeutisches Bündnis") sowie eine adäquate Dosierung (mg/kg Körpergewicht) erforderlich. Oftmals haben Arzt und Eltern nicht das gleiche Behandlungsziel; zu berücksichtigen ist hier, dass Kinder Symptomträger ihrer Eltern sein können – in diesem Fall wäre eine Familientherapie angebracht.

Bei der **Geronto-Psychopharmakotherapie** sind neben der psychosozialen auch die körperlichen Faktoren für die veränderte Wirkungsweise von Psychopharmaka beim alten Menschen von entscheidender Bedeutung. Bei älteren Menschen besteht zudem eine erhöhte Nebenwirkungsempfindlichkeit. Daher sollten bei ihnen Benzodiazepine nicht und Antipsychotika/Neuroleptika nur kurz eingesetzt werden. Die Psychopharmakotherapie ist oft Voraussetzung und Fundament für psycho- und soziotherapeutische Behandlungsmaßnahmen.

P: Welche medikamentösen Behandlungen psychischer Störungen sind Ihnen bekannt?
K: In Verbindung mit den jeweiligen psychotherapeutischen Verfahren werden zum Teil Psychopharmaka eingesetzt. Dazu gehören Antidepressiva, Antipsychotika/Neuroleptika, Tranquilizer (Benzodiazepine), Hypnotika (Barbiturate), Phasenprophylaktika (wie Lithium) und Antiepileptika, Psychostimulanzien und Nootropika (Antidementiva). Verabreichungsformen sind Tabletten, Kapseln, Dragees, Tropfen, Saft, Depotspritzen oder Inhalation.

P: Wie wirken Psychopharmaka?
K: Sie wirken auf die chemischen Überträgerstoffe, die **Neurotransmitter** im zentralen Nervensystem. Die Neurotransmitter wirken an den Stellen, den Synapsen, an denen Zellen miteinander in Verbindung treten, im synaptischen Spalt. Dadurch werden Stimmung, Antrieb, Affektivität und Emotionalität beeinflusst, entweder hemmend oder auch fördernd.

P: Was sagt Ihnen in diesem Zusammenhang der Begriff Compliance?
K: **Compliance** beschreibt den Grad der Mitarbeit des Klienten, also wie hoch seine Bereitschaft ist, mit dem Arzt zusammenzuarbeiten und

den therapeutischen Anweisungen zu folgen. Eine niedrige Compliance wäre, wenn der Klient die Einnahme der Medikamente verweigert, sie nur unregelmäßig einnimmt oder zu spät.

P: Was ist beim Einsatz von Psychopharmaka noch zu beachten?
K: Viele Psychopharmaka haben ein mehr oder weniger starkes **Abhängigkeitspotenzial**, wie Tranquilizer oder Hypnotika. Die Themen Abhängigkeit und Missbrauch sind daher stets im Auge zu behalten.

P: Bei welchen Störungen werden Antidepressiva eingesetzt?
K:. Bei Depressionen, Angststörungen, Zwangsstörungen, Bulimie, Schlafstörungen und chronischen Schmerzsyndromen. Antidepressiva gehören zu den Psychopharmaka, die am meisten in der psychiatrischen Praxis eingesetzt werden.

P: Welche Antidepressiva kennen Sie?
K: **Trizyklische Antidepressiva:** Der Name entstand aufgrund ihrer chemischen Struktur, die aus 3 Ringen besteht. Sie hemmen die Wiederaufnahme von Serotonin, Noradrenalin und Dopamin. Die Wirkung entfaltet sich meist in 3 Phasen. Zunächst sedierend, dann antriebssteigernd und schließlich stimmungsaufhellend. Es werden 3 Gruppen von trizyklischen Antidepressiva unterschieden:

- Der Desipramin-Typ, der wachmachend wirkt und bei starker Antriebshemmung eingesetzt wird.
- Der Imipramin-Typ, mit einer sehr stimmungsaufhellenden Wirkung, der aber antriebsneutral ist und
- der Amitriptylin-Typ, welcher stark sedierend (dämpfend) wirkt und bei stark psychotischer Symptomatik eingesetzt wird.

Dann gibt es **selektive Serotonin-Wiederaufnahme-Hemmer (SSRI)** Sie hemmen die Wiederaufnahme von Serotonin.

MAO-Hemmer hemmen das Enzym Monoaminooxidase (MAO), welches für den Abbau von Neurotransmittern sorgt, sodass mehr Serotonin und Noradrenalin im synaptischen Spalt verbleibt und dort länger wirken kann.

Einige **pflanzliche Antidepressiva** gibt es auch. Dazu gehört Johanniskraut, welches ebenfalls die Wiederaufnahme von Serotonin und Noradrenalin hemmt und bei leichten bis mittelschweren Depressionen eingesetzt wird.

P: Welche Nebenwirkungen haben Antidepressiva?

K: **Trizyklische Antidepressiva** haben leider sehr viele **Nebenwirkungen**. Einige davon sind Mundtrockenheit, veränderte Leberwerte, niedriger Blutdruck, Bradykardie oder Tachykardie, Händezittern, Müdigkeit, Sehstörungen, innere Unruhe, Libidostörung, Gewichtszunahme, Schwitzen und Obstipation. Bei den **SSRI** fallen geringere Nebenwirkungen an. Dennoch können auch Symptome wie Übelkeit, Erbrechen und Durchfall auftreten, welche jedoch nach 3–4 Tagen wieder zurückgehen. Weitere Nebenwirkungen sind innere Unruhe und eine leichte Gewichtszunahme. Die häufigsten Nebenwirkungen der **MAO-Hemmer** sind Schwindel, Kopfschmerzen, Schlaflosigkeit, Agitiertheit, Tremor und Verwirrtheitszustände. Bei den Nebenwirkungen ist auch zu berücksichtigen, dass v. a. Tranylcypromin einen orthostatischen Blutdruckabfall oder aber auch hypertone Blutdruckkrisen auslösen kann. Damit es nicht zu Bluthochdruckkrisen kommt, muss bei der Einnahme von irreversiblen MAO-Hemmern eine streng tyraminarme Diät eingehalten werden. Zu beachten ist die bestehende erhöhte Suizidgefahr zu Beginn der Antidepressivabehandlung, da die antriebssteigernde Wirkung der stimmungsaufhellenden Wirkung vorangeht. Generell muss bei der Einnahme von Antidepressiva auf mögliche Wechselwirkungen mit Alkohol oder anderen Antidepressiva geachtet werden. Fast die Hälfte der Patienten, die mit Antidepressiva behandelt werden, leiden auch unter den Nebenwirkungen und rund 10 % setzten dadurch die Medikamente wieder ab.

P: Wann werden Neuroleptika eingesetzt?

K: Bei akuten Psychosen, Schizophrenie, Manien mit Plus-Symptomatik, bei schweren psychotischen Depressionen und teilweise Zwangssymptomen. Neuroleptika haben eine antipsychotische Wirkung und dämpfen Erregungszustände, ohne jedoch das Bewusstsein und die intellektuelle Leistungsfähigkeit zu beeinflussen. Wegen ihrer antipsychotischen Wirkung werden sie auch Antipsychotika genannt. Bei den Neurotransmittern wirken sie hemmend auf die Übertragung von Dopamin und im Gegensatz zu den Antidepressiva entfalten sie ihre Wirkung sofort.

P: Welche Arten von Neuroleptika kennen Sie?

K: Man unterscheidet zwischen **hochpotenten, klassischen Neuroleptika**, welche besonders Denkstörungen, Halluzinationen, Erregungszustände und Wahnsymptome beeinflusst, jedoch nur gering sedierend wirken. Ein Vertreter der klassischen Neuroleptika ist Haldol (Wirkstoff: Haloperidol). Außerdem gibt es **mittelpotente Neuroleptika** wie Perazin und **niederpotente Neuroleptika**, wie Atosil, Truxal oder Neurocil. Niederpotente Neuroleptika sind stark sedierend und wirken beruhigend, dämpfend und schlaffördernd. Weiterhin wird unterschieden nach **typischen** und **atypischen Neuroleptika**, wobei die typischen Neuroleptika den klassischen entsprechen. Die atypischen Neuroleptika entwickeln geringere Nebenwirkungen und beeinflussen auch die Negativ-Symptomatik. Ein Vertreter diese Gruppe ist Risperidon.

P: Gibt es bei Neuroleptika auch Nebenwirkungen?

K: Ja, vor allem bei den hochpotenten Neuroleptika. Dopamin ist der wichtigste Neurotransmitter des extrapyramidal-motorischen Systems. Das ist ein Nervensystem, welches die unwillkürliche Motorik, gröbere Bewegungsabläufe und das Gleichgewicht steuert. Durch die Gabe von hochpotenten Neuroleptika können Nebenwirkungen auftreten wie **Frühdyskinesien**, das sind Bewegungsstörungen und motorische Fehlfunktionen, Verkrampfung der Gesichtsmuskulatur, Krämpfe in Zunge und Schlund, Bewegungsstörungen von Armen und Beinen. Frühdyskinesien treten bei ca. 5–30 % der Fälle zu Beginn einer Neuroleptikabehandlung auf und sind reversibel. Beim **Parkinsonoid** ist die Symptomatik ähnlich wie bei Morbus Parkinson mit einem Zittern des Körpers, abgehakten Bewegungsabläufen, Trippelgang, reduzierter Mimik, einem Salben-Gesicht, Speichelfluss und Schiefhals. Diese Nebenwirkung tritt in ca. 25 % der Fälle nach dem 10. Tag einer Neuroleptikatherapie auf. Weitere Nebenwirkungen sind **Akathisie** (Sitzunruhe), **Tasikinese** (Bewegungsunruhe) und **Spätdyskinesien**. Letztere sind oft irreversibel und treten in 10–20 % der Fälle nach jahrelanger Medikation auf. Erscheinungsbild sind Schaukelbewegungen mit dem Körper und unwillkürliche Tics und Zuckungen der Mund- und Gesichtsmuskulatur.

Neben den Wirkungen auf das extrapyramidal-motorische System können weitere Nebenwirkungen auftreten, wie vegetative Störungen in Form von Blutdrucksenkung, Tachykardie, Mundtrockenheit und Störung der Speichel- und Schweißsekretion. Zusätzlich sind auch Zyklusstörungen, Libidostörungen, teils massive Gewichtszunahmen, Müdigkeit, Konzentrationsstörungen und Antriebsarmut möglich. Bei entsprechender Disposition können auch Epilepsien ausgelöst werden.

P: Sie erwähnten eingangs noch Tranquilizer, Sedativa und Hypnotika. Können Sie mir dazu noch etwas sagen?

K: Gern. **Tranquilizer** oder **Sedativa** wirken erregungsdämpfend, muskelentspannend, antiepileptisch sowie angst- und spannungslösend. Sie werden eingesetzt bei Neurosen, Angststörungen, medizinischen Notfällen wie Herzinfarkt und bei psychosomatischen Erkrankungen. Häufig werden Sedativa auch in suizidaler Absicht genommen. Sie können bereits innerhalb von 6 Wochen zu einer Abhängigkeit führen – auch bei geringer Dosierung, was als Low-Dose-Dependency bezeichnet wird. Mögliche Nebenwirkungen sind Appetitzunahme, depressive Verstimmung, Müdigkeit, Ataxie, Magen-Darm-Beschwerden, Schwindel und niedriger Blutdruck.

Hypnotika sind Barbiturate und wirken schlafanbahnend. Sie werden eher im klinischen Bereich eingesetzt, aber auch teilweise bei Epilepsien und können bei einer Überdosierung zur Atemdepression führen. Eine Abhängigkeit entwickelt sich bei Hypnotika bereits nach 10 Tagen. Nach der Einnahme leiden die Patienten meist unter einem Hangover, einem Kater, und sind müde, dysphorisch und reizbar.

P: Zum Abschluss hätte ich noch eine Frage zu den Phasenprophylaktika, was wissen Sie über deren Einsatzgebiete?

K: **Phasenprophylaktika** werden bei affektiven Störungen eingesetzt, bei denen bereits mehrere Episoden aufgetreten sind sowie bei schizoaffektiven Störungen. Sie sollen zukünftige Krankheitsphasen verhindern oder wenigstens abmildern.

Am bekanntesten ist wohl **Lithium**. Patienten, die Lithium erhalten, führen in der Regel einen Lithium-Pass, den sie auch immer bei sich haben sollten. Da Lithium über die Nieren ausgeschieden wird, muss der Patient viel und regelmäßig trinken, um die Konzentration im Körper konstant zu halten. Es werden regelmäßige Blutuntersuchungen zur Kontrolle des Lithiumspiegels vorgenommen, ebenso wie regelmäßige körperliche Untersuchungen, wie Messung des Halsumfanges wegen einer möglichen Kropfbildung, Auswirkungen auf die Schilddrüse und Untersuchungen von Niere und Herz. Lithium sollte auf keinen Fall abrupt abgesetzt werden, weil dadurch psychotische Zustände ausgelöst werden könnten. Eine Über- oder Unterdosierung führt zu vegetativen Symptomen, Tremor und Schwitzen. Der Patient bekommt eine fahle Haut und es können Nierenschäden entstehen.

22 Schlafstörungen

Schlafstörungen können sowohl organischen als auch nichtorganischen Ursprungs sein. Dabei handelt es sich um Erkrankungen, die sich dadurch auszeichnen, dass den Betroffenen ein gesundes, reguläres Schlafverhalten fehlt und dass der Schlaf entweder in der Qualität oder in der Quantität beeinträchtigt ist. Während die organisch bedingten Schlafstörungen wie zum Beispiel das Kleine-Levin-Syndrom im ICD-10 im Kapitel VI (G47) zusammengefasst werden, findet man die nichtorganischen Schlafstörungen im Abschnitt F51.

Zu den nichtorganischen Störungen zählt man all jene Störungen des Schlafs, die primär durch emotionale Ursachen hervorgerufen werden. Darunter fasst man zum einen **Dyssomnien**, bei denen es sich in erster Linie um psychogene Zustandsbilder mit einer Störung der Dauer, der Qualität oder des Zeitpunkts des Schlafs handelt. Das heißt, es besteht entweder ein Zuwenig (dazu zählen die Ein- und Durchschlafstörungen) oder ein Zuviel an Schlaf, welches sich durch ein außerordentliches Schlafbedürfnis auszeichnet. Und zum anderen spricht man von **Parasomnien**, die oft auch mit dem Begriff **Aufwachstörungen** umschrieben werden, hierzu werden all jene schlafbezogenen Störungen gezählt, die eine Unterbrechung des Schlafprozesses bewirken und demzufolge die Erholsamkeit des Schlafs minimieren.

Innerhalb der Parasomnien kommen Schlaftrunkenheit, Schlafwandeln (Somnambulismus) und Schlafterror (Pavor nocturnus) am häufigsten vor. Die Schlafmedizin geht davon aus, dass die verschiedenen Aufwachstörungen in enger Beziehung zueinander stehen, da sich die Merkmale in ihrer Charakteristik sehr ähneln. Häufig treten beispielsweise Parasomnien in Verbindung mit auffälligen Verhaltensweisen wie Schreien, unkontrollierte Bewegungen etc. auf. Diese sind in den meisten Fällen jedoch ungefährlich, sodass es erfahrungsgemäß nur sehr selten zu körperlichen Schäden und Verletzungen kommt. Besonders häufig und gewöhnlicherweise treten Parasomnien bei Kindern auf, wobei in den meisten Fällen keine psychischen oder psychiatrischen Störungen vorliegen. Sie können sich verstärken, wenn das

Kind unter Stress, an Erschöpfung, Übermüdung oder einer körperlichen Erkrankung (häufig mit Fieber) leidet. Treten Aufwachstörungen allerdings wiederholt im Erwachsenenalter auf, und darüber hinaus so, dass sie die psychische und gesundheitliche Verfassung beeinträchtigen, so ist dies ungewöhnlich. Das heißt, es sollte eine gründliche Untersuchung sowie eine Abklärung der Ursachen auf der emotional-psychischen Ebene erfolgen. Denn es hat sich gezeigt, dass Schlafstörungen häufig mit psychiatrischen Krankheitsbildern einhergehen. Je nachdem, wie lange die Schlafstörung besteht, wird sie in kurzfristig (akut) oder langfristig (chronisch) differenziert.

Fallbeispiel 39, Teil 1

Zu Ihnen in die Praxis kommt eine 35-jährige Patientin. Sie erzählt Ihnen, dass sie seit Monaten nur noch sehr schlecht schlafen könne. Sie erinnere sich, dass um die Zeit, als die Schlafstörungen begonnen haben, die Firma, in der sie arbeite, einen neuen Chef bekommen habe. Überraschend für alle Mitarbeiter habe er verkündet, wegen der schlechten wirtschaftlichen Lage einigen Mitarbeitern leider kündigen zu müssen. Seit dieser Zeit herrsche in dieser Firma eine sehr verängstigte und gedrückte Stimmung, weil die Mitarbeiter seither über keine weiteren Schritte mehr informiert worden seien. Der schlechte Schlaf, worunter die Patientin leidet, habe auch Auswirkungen am Tage: Sie fühle sich sehr müde, angespannt und durch die häusliche und berufliche Arbeit mehr angestrengt als früher. Sie gehe am Abend auch nicht mehr mit Freunden weg, um am nächsten Tag einigermaßen fit zu sein.

P: Was sind Ihre ersten Gedanken bei diesem Fall?
K: Die Patientin berichtet ganz klar über Schlafstörungen, worunter sie leidet. Sie erwähnt aber außerdem ein Ereignis, nämlich die Drohung mit Kündigung aufgrund desolater wirtschaftlicher Lage der Firma, das möglicherweise als Auslöser für ihre Schlafstörungen infrage kommt. Wichtig ist bei der weiteren Exploration herauszufinden, um welche Art von Schlafstörung es sich bei dieser Patientin handelt. Zudem muss man mithilfe des psychopathologischen Befundes nach weiteren Symptomen anderer psychiatrischer Erkrankun-

gen explorieren. In diesem Fall könnte auch ein depressives Syndrom vorliegen.

P: Mit welchen Fragen würden sie bei der Patienten die Art der Schlafstörung erfragen und näher bestimmen?

K: Folgende Fragen würde ich z. B. stellen: Haben Sie Ein- oder Durchschlafstörungen? Erwachen Sie früh ohne nochmalig einzuschlafen? Sind Sie tagsüber müde, und wie sehr sind Sie tagsüber müde? Haben Sie tagsüber Schlafattacken? Was passiert nachts, während Sie wach im Bett liegen (Gedankenkreisen, körperliche Bewegungsunruhen, Ärger über Nicht-schlafen-Können)? Was unternehmen Sie selbst, wenn Sie nicht schlafen können? Trinken Sie Alkohol oder nehmen Sie Schlaftabletten, um einzuschlafen? Wie ist Ihr Schlafverhalten? Wie viel Zeit verbringen Sie gewöhnlich im Bett?

Fallbeispiel 39, Teil 2

Nun berichtet Ihnen die Patientin, dass sie meist schlecht einschlafen könne und sich im Bett herumwälze, bis sie nach 2–3 Stunden endlich eingeschlafen sei. Oft wache sie dann wenige Stunden später – so gegen Mitternacht – wieder auf und liege wach im Bett. Meistens liest sie dann in einem Buch, bis ihre Augen schwerer werden und sie wieder einschlafe. Grübeln und herumlaufen müsse sie nicht. Wenn dann morgens plötzlich der Wecker um 6 Uhr läute, sei sie vollkommen zerschlagen und fühle sich erschöpfter als am Vorabend. Die Patientin erzählt noch, dass sie schon so manches ausprobiert habe, um schneller einzuschlafen, wie z. B. Baldriantee oder 1–2 Gläser Wein getrunken habe. Aber viel habe dies auch nicht gebracht: Sie schlafe zwar schneller ein, würde aber dennoch kurze Zeit später wieder aufwachen. Um sich wirklich ausgeschlafen zu fühlen, brauche sie mindestens sieben Stunden durchgängigen Schlaf. Am Wochenende verbringe sie auch viel Zeit im Bett, weil es so gemütlich sei, um zu lesen oder fernzusehen. Hinweise auf andere psychiatrische Symptome oder gar auf eine Depression finden sich bei weiterer Exploration nicht.

P: Welche Verdachtsdiagnose haben Sie?

K: Ich vermute eine nicht organische, **primäre Insomnie**. Eine Insomnie gehört zur dysfunktionalen Schlafgewohnheit und darunter versteht man ein Zustandsbild mit einer ungenügenden Dauer und Qualität des Schlafs, die über einen beträchtlichen Zeitraum bestehen bleibt. Personen mit Schlafstörungen klagen am häufigsten über Einschlafstörungen, gefolgt von Durchschlafstö-

rungen und morgendlichem Früherwachen. Bei der Insomnie werden 2 Arten unterschieden: Es gibt die primäre Insomnie, d. h. hierbei werden psychiatrische oder organische Ursachen ausgeschlossen, und es gibt die sekundäre Insomnie, d. h. das insomnische Syndrom kommt vor bei psychiatrischen (z. B. Depression, Angststörungen), neurologischen (z. B. Schmerzen) oder anderen organischen Grunderkrankungen oder bei schädlichem Substanzabusus (z. B. Amphetamine, Ecstasy). Die Verdachtsdiagnose einer primären Insomnie darf ich nur dann stellen, wenn aufgrund ärztlicher Untersuchung keine organischen Befunde vorliegen.

P: Sie haben als Verdachtsdiagnose primäre Insomnie geäußert. Was wissen Sie über deren Behandlung?

K: Zunächst würde ich die Patientin mit Informationen über den „normalen", gesunden Schlaf aufklären. Viele Menschen nehmen falscherweise an, dass man erst ab einer Schlafdauer von 8–9 Stunden ausgeschlafen und richtig fit sei. Die meisten Patienten versuchen den vermeintlich fehlenden Schlaf tagsüber durch Nickerchen nachzuholen. Das führt aber meistens dazu, dass sie dann nachts wach im Bett liegen und nicht schlafen können; dies führt zu einem Teufelskreis. Als Hilfestellung für einen gesunden Schlaf gibt es Regeln der Schlafhygiene.

P: Bitte nennen Sie kurz wichtige schlafhygienische Regeln.

K: Für eine **gute Schlafgewohnheit** kann man sich an verschiedenen Regeln orientieren, diese beziehen sich im Allgemeinen auf die Schlafzeit, die Schlafumgebung und das nächtliche Ess- und Trinkverhalten.

Im Bezug auf die **Schlafzeit** sollte man sich an folgende Regeln halten:

- Jeden Morgen zur gleichen Zeit aufstehen, ganz unabhängig von der Dauer und Güte des Nachtschlafes.
- Den Tag entspannt ausklingen lassen. Vor dem Schlafengehen keinen anstrengenden geistigen oder körperlichen Tätigkeiten nachgehen.
- Beim Zubettgehen das Licht bewusst mit der Absicht ausschalten einzuschlafen. Nachts sollte man nicht wach im Bett liegen bleiben, sondern besser aufstehen, in einen anderen

Raum gehen und sich mit leichter Beschäftigung (jedoch kein Fernsehen) ablenken und sobald Schläfrigkeit eintritt, wieder ins Bett gehen und versuchen einzuschlafen.

- Tagsüber keinen Mittagsschlaf machen.

Auch im Hinblick auf die **Schlafumgebung** gibt es einige Regeln, die einen guten Schlaf erfahrungsgemäß begünstigen:

- Die Schlafumgebung so gestalten, dass sie den Schlaf fördert, wie z. B. angenehm kühle Zimmertemperatur oder wenig Lichteinflüsse.
- Das Zubettgehen mit einem Ritual verbinden, wie z. B. Abendspaziergang, Entspannungsübung.
- Das Schlafzimmer und das Bett nur zum Schlafen nutzen. Die Ausnahme ist sexuelle Aktivität, man sollte im Bett aber nicht lesen, fernsehen oder arbeiten.
- Im eigenen Bett mit gewohnter Matratze schlafen.
- Nachts nicht auf die Uhr sehen.

Und im Bezug auf das **Essen, Trinken und Rauchen** gilt:

- Nicht hungrig, aber auch nicht mit vollem Magen ins Bett gehen.
- Spätestens 4 Stunden vor dem Zubettgehen keine aufputschenden Substanzen mehr konsumieren (z. B. Alkohol, Kaffee, schwarzen Tee, Cola). Einige Stunden vor dem Zubettgehen nicht mehr rauchen.

Teil 3
Anhang

23 Gesetzestexte

1. Gesetz über die berufsmäßige Ausübung der Heilkunde ohne Bestallung (Heilpraktikergesetz)
2. Erste Durchführungsverordnung zum Gesetz über die berufsmäßige Ausübung der Heilkunde ohne Bestallung (Heilpraktikergesetz)
3. Gesetz über die Berufe des psychologischen Psychotherapeuten und des Kinder- und Jugendlichenpsychotherapeuten (Psychotherapeutengesetz – PsychThG)
4. Strafrecht (Strafgesetzbuch StGB)
5. Jugendrecht (Jugendgerichtsgesetz JGG)
6. Bürgerliches Recht oder Zivilrecht (Bürgerliches Gesetzbuch BGB)
7. Gesetz über die Unterbringung psychisch Kranker und deren Betreuung (Unterbringungsgesetz – UnterbrG) in der Fassung der Bekanntmachung vom 5. April 1992

23.1

Gesetz über die berufsmäßige Ausübung der Heilkunde ohne Bestallung (Heilpraktikergesetz)

Eingangsformel

Die Reichsregierung hat das folgende Gesetz beschlossen, das hiermit verkündet wird:

§1

(1) Wer die Heilkunde, ohne als Arzt bestallt zu sein, ausüben will, bedarf dazu der Erlaubnis.

(2) Ausübung der Heilkunde im Sinne dieses Gesetzes ist jede berufs- oder gewerbsmäßig vorgenommene Tätigkeit zur Feststellung, Heilung oder Linderung von Krankheiten, Leiden oder Körperschäden bei Menschen, auch wenn sie im Dienste von anderen ausgeübt wird.

(3) Wer die Heilkunde bisher berufsmäßig ausgeübt hat und weiterhin ausüben will, erhält die Erlaubnis nach Maßgabe der Durchführungsbestimmungen; er führt die Berufsbezeichnung „Heilpraktiker".

§2

(1) Wer die Heilkunde, ohne als Arzt bestallt zu sein, bisher berufsmäßig nicht ausgeübt hat, kann eine Erlaubnis nach §1 in Zukunft ... erhalten.

(2) Wer durch besondere Leistungen seine Fähigkeit zur Ausübung der Heilkunde glaubhaft macht, wird auf Antrag des Reichsministers des Innern durch den Reichsminister für Wissenschaft, Erziehung und Volksbildung unter erleichterten Bedingungen zum Studium der Medizin zugelassen, sofern er seine Eignung für die Durchführung des Medizinstudiums nachweist.

§3

Die Erlaubnis nach §1 berechtigt nicht zur Ausübung der Heilkunde im Umherziehen.

§4

–

§5

Wer, ohne zur Ausübung des ärztlichen Berufs berechtigt zu sein und ohne eine Erlaubnis nach §1 zu besitzen, die Heilkunde ausübt, wird mit Freiheitsstrafe bis zu einem Jahr oder mit Geldstrafe bestraft.

§5a

(1) Ordnungswidrig handelt, wer als Inhaber einer Erlaubnis nach §1 die Heilkunde im Umherziehen ausübt.

(2) Die Ordnungswidrigkeit kann mit einer Geldbuße bis zu zweitausendfünfhundert Euro geahndet werden.

§6

(1) Die Ausübung der Zahnheilkunde fällt nicht unter die Bestimmungen dieses Gesetzes.

§7

Der Reichsminister des Innern erlässt ... die zur Durchführung ... dieses Gesetzes erforderlichen Rechts- und Verwaltungsvorschriften.

§8

(1) Dieses Gesetz tritt am Tag nach der Verkündung in Kraft.

(2) Gleichzeitig treten §56a Abs.1 Nr.1 und §148 Abs.1 Nr.7a der Reichsgewerbeordnung, soweit sie sich auf die Ausübung der Heilkunde im Sinne dieses Gesetzes beziehen, außer Kraft.

23.2

Erste Durchführungsverordnung zum Gesetz über die berufsmäßige Ausübung der Heilkunde ohne Bestallung (Heilpraktikergesetz)

§1

–

§2

(1) Die Erlaubnis wird nicht erteilt,

a) wenn der Antragsteller das 25.Lebensjahr noch nicht vollendet hat,

b) wenn er nicht die deutsche Staatsangehörigkeit besitzt,

c) (weggefallen)

d) wenn er nicht mindestens abgeschlossene Volksschulbildung nachweisen kann,

e) (weggefallen)

f) wenn sich aus Tatsachen ergibt, dass ihm die ... sittliche Zuverlässigkeit fehlt, insbesondere, wenn schwere strafrechtliche oder sittliche Verfehlungen vorliegen,

g) wenn er in gesundheitlicher Hinsicht zur Ausübung des Berufs ungeeignet ist,

h) wenn mit Sicherheit anzunehmen ist, dass er die Heilkunde neben einem anderen Beruf ausüben wird,

i) wenn sich aus einer Überprüfung der Kenntnisse und Fähigkeiten des Antragstellers durch das Gesundheitsamt ergibt, dass die Ausübung der Heilkunde durch den Betreffenden eine Gefahr für die Volksgesundheit bedeuten würde.

§3

(1) Über den Antrag entscheidet die untere Verwaltungsbehörde im Benehmen mit dem Gesundheitsamt.

(2) Der Bescheid ist dem Antragsteller, ... und der zuständigen Ärztekammer zuzustellen; das Gesundheitsamt erhält Abschrift des Bescheides. Der ablehnende Bescheid ist mit Gründen zu versehen.

(3) Gegen den Bescheid können der Antragsteller ... und die zuständige Ärztekammer binnen zwei Wochen Beschwerde einlegen. Über diese entscheidet die höhere Verwaltungsbehörde nach Anhörung eines Gutachterausschusses (§4).

§4

(1) Der Gutachterausschuss besteht aus einem Vorsitzenden, der weder Arzt noch Heilpraktiker sein darf, aus zwei Ärzten sowie aus zwei Heilpraktikern. Die Mitglieder des Ausschusses werden vom Reichsminister des Innern ... für die Dauer von zwei Jahren berufen. Die Landesregierungen werden ermächtigt, durch Rechtsverordnung die zuständige Behörde abweichend von Satz 2 zu bestimmen. Sie können diese Ermächtigung auf oberste Landesbehörden übertragen.

(2) Für mehrere Bezirke höherer Verwaltungsbehörden kann ein gemeinsamer Gutachterausschuss gebildet werden.

§5

–

§6

–

§7

(1) Die Erlaubnis ist durch die höhere Verwaltungsbehörde zurückzunehmen, wenn nachträglich Tatsachen eintreten oder bekannt werden, die eine Versagung der Erlaubnis nach §2 Abs.1 rechtfertigen würden. Die Landesregierungen werden ermächtigt, durch Rechtsverordnung die zuständige Behörde abweichend von Satz 1 zu bestimmen. Sie können diese Ermächtigung auf oberste Landesbehörden übertragen.

(2)

(3) Vor Zurücknahme der Erlaubnis nach Absatz 1 ist der Gutachterausschuss (§4) zu hören.

(4)

§§8 und 9 (weggefallen)

§10

(1) Anträge auf Zulassung zum Studium der Medizin gemäß §2 Abs. 2 des Gesetzes sind an die für den Wohnort des Antragstellers zuständige höhere Verwaltungsbehörde einzureichen.

(2) Die Antragsteller dürfen das 30. Lebensjahr noch nicht überschritten haben.

(3) Die höhere Verwaltungsbehörde prüft, ob die Voraussetzungen des §2 der Verordnung erfüllt sind, und hört zu dem Antrag den Gutachterausschuss (§4).

(4) Nach Abschluss der Ermittlungen legt sie den Antrag mit dem Gutachten dem Reichsminister des Innern vor, der … gegebenenfalls den Antrag an den Reichsminister für Wissenschaft, Erziehung und Volksbildung weiterleitet.

§11

(1) Höhere Verwaltungsbehörde im Sinne dieser Verordnung ist in Preußen, Bayern … der Regierungspräsident, in Berlin der Polizeipräsident, … im Saarland der Reichskommissar für das Saarland und im Übrigen die oberste Landesbehörde.

(2) Untere Verwaltungsbehörde im Sinne dieser Verordnung ist in Gemeinden mit staatlicher Polizeiverwaltung die staatliche Polizeibehörde, im Übrigen in Stadtkreisen der Oberbürgermeister, in Landkreisen der Landrat.

23.3

Gesetz über die Berufe des psychologischen Psychotherapeuten und des Kinder- und Jugendlichenpsychotherapeuten (Psychotherapeutengesetz – PsychThG)

§1 Berufsausübung

(1) Wer die heilkundliche Psychotherapie unter der Berufsbezeichnung „Psychologische Psychotherapeutin" oder „Psychologischer Psychotherapeut" oder die heilkundliche Kinder- und Jugendlichenpsychotherapie unter der Berufsbezeichnung „Kinder- und Jugendlichenpsychotherapeutin" oder „Kinder- und Jugendlichenpsychotherapeu" ausüben will, bedarf der Approbation als Psychologischer Psychotherapeut oder Kinder- und Ju-

gendlichenpsychotherapeut. Die vorübergehende Ausübung des Berufs ist auch auf Grund einer befristeten Erlaubnis zulässig. Die Berufsbezeichnungen nach Satz 1 darf nur führen, wer nach Satz 1 oder 2 zur Ausübung der Berufe befugt ist. Die Bezeichnung „Psychotherapeut" oder „Psychotherapeutin" darf von anderen Personen als Ärzten, Psychologischen Psychotherapeuten oder Kinder- und Jugendlichenpsychotherapeuten nicht geführt werden.

(1a) Psychologische Psychotherapeutinnen und Psychologische Psychotherapeuten sowie Kinder- und Jugendlichenpsychotherapeutinnen und Kinder- und Jugendlichenpsychotherapeuten, die Staatsangehörige eines anderen Mitgliedstaats der Europäischen Union oder eines anderen Vertragsstaates des Abkommens über den Europäischen Wirtschaftsraum sind, dürfen den Beruf des Psychologischen Psychotherapeuten oder des Kinder- und Jugendlichenpsychotherapeuten unter Führung der entsprechenden Berufsbezeichnung nach Absatz 1 im Geltungsbereich dieses Gesetzes ohne Approbation oder ohne Erlaubnis zur vorübergehenden Ausübung ausüben, wenn sie ihre Berufstätigkeit als vorübergehende und gelegentliche Dienstleistung im Sinne des Artikels 50 des EG-Vertrages im Geltungsbereich dieses Gesetzes erbringen. Sie unterliegen jedoch der Meldepflicht und Nachprüfung nach diesem Gesetz. Gleiches gilt für Drittstaaten und Drittstaatsangehörige, soweit sich hinsichtlich der Anerkennung von Ausbildungsnachweisen nach dem Recht der Europäischen Gemeinschaften eine Gleichstellung ergibt.

(2) Die Berechtigung zur Ausübung des Berufs des Kinder- und Jugendlichenpsychotherapeuten erstreckt sich auf Patienten, die das 21. Lebensjahr noch nicht vollendet haben. Ausnahmen von Satz 1 sind zulässig, wenn zur Sicherung des Therapieerfolgs eine gemeinsame psychotherapeutische Behandlung von Kindern oder Jugendlichen mit Erwachsenen erforderlich ist oder bei Jugendlichen eine vorher mit Mitteln der Kinder- und Jugendlichenpsychotherapie begonnene psychotherapeutische Behandlung erst nach Vollendung des 21. Lebensjahres abgeschlossen werden kann.

(3) Ausübung von Psychotherapie im Sinne dieses Gesetzes ist jede mittels wissenschaftlich anerkannter psychotherapeutischer Verfahren vorgenommene Tätigkeit zur Feststellung, Heilung oder Linderung von Störungen mit Krankheitswert, bei

denen Psychotherapie indiziert ist. Im Rahmen einer psychotherapeutischen Behandlung ist eine somatische Abklärung herbeizuführen. Zur Ausübung von Psychotherapie gehören nicht psychologische Tätigkeiten, die die Aufarbeitung und Überwindung sozialer Konflikte oder sonstige Zwecke außerhalb der Heilkunde zum Gegenstand haben.

§2 Approbation

(1) Eine Approbation nach §1 Abs.1 Satz 1 ist auf Antrag zu erteilen, wenn der Antragsteller

1. Deutscher im Sinne des Artikels 116 des Grundgesetzes, Staatsangehöriger eines Mitgliedstaates der Europäischen Union oder eines anderen Vertragsstaates des Abkommens über den Europäischen Wirtschaftsraum oder heimatloser Ausländer im Sinne des Gesetzes über die Rechtsstellung heimatloser Ausländer ist,

2. die vorgeschriebene Ausbildung abgeleistet und die staatliche Prüfung bestanden hat,

3. sich nicht eines Verhaltens schuldig gemacht hat, aus dem sich die Unwürdigkeit oder Unzuverlässigkeit zur Ausübung des Berufs ergibt,

4. nicht in gesundheitlicher Hinsicht zur Ausübung des Berufs ungeeignet ist und

5. über die für die Ausübung der Berufstätigkeit erforderlichen Kenntnisse der deutschen Sprache verfügt.

(2) Die Voraussetzung des Absatzes 1 Nr.2 gilt als erfüllt, wenn aus einem in einem anderen Mitgliedstaat der Europäischen Union oder einem anderen Vertragsstaat des Abkommens über den Europäischen Wirtschaftsraum erworbenen Diplom hervorgeht, dass der Inhaber eine Ausbildung erworben hat, die in diesem Staat für den unmittelbaren Zugang zu einem dem Beruf des Psychologischen Psychotherapeuten oder dem Beruf des Kinder- und Jugendlichenpsychotherapeuten entsprechenden Beruf erforderlich ist. Diplome im Sinne dieses Gesetzes sind Ausbildungsnachweise gemäß Artikel 3 Abs.1 Buchstabe c der Richtlinie 2005/36/EG des Europäischen Parlaments und des Rates vom 7.September 2005 über die Anerkennung von Berufsqualifikationen (ABl. EU Nr.L 255 S.22, 2007 Nr.L 271 S.18) in der jeweils geltenden Fassung, die dem in Artikel 11 Buchstabe d oder Buchstabe e der Richtlinie genannten Niveau entsprechen. Satz 2 gilt auch für einen Ausbildungsnachweis oder eine Gesamtheit von Ausbildungs-

nachweisen, die von einer zuständigen Behörde in einem Mitgliedstaat ausgestellt wurden, sofern sie eine in der Gemeinschaft erworbene abgeschlossene Ausbildung bescheinigen, von diesem Mitgliedstaat als gleichwertig anerkannt wurden und in Bezug auf die Aufnahme oder Ausübung des Berufs des Psychologischen Psychotherapeuten oder des Kinder- und Jugendlichenpsychotherapeuten dieselben Rechte verleihen oder auf die Ausübung des Berufs des Psychologischen Psychotherapeuten oder des Kinder- und Jugendlichenpsychotherapeuten vorbereiten. Satz 2 gilt ferner für Berufsqualifikationen, die zwar nicht den Erfordernissen der Rechts- oder Verwaltungsvorschriften des Herkunftsmitgliedstaats für die Aufnahme oder Ausübung des Berufs des Psychologischen Psychotherapeuten oder des Kinder- und Jugendlichenpsychotherapeuten entsprechen, ihrem Inhaber jedoch nach dem Recht des Herkunftsmitgliedstaats erworbene Rechte nach den dort maßgeblichen Vorschriften verleihen. Antragsteller mit einem Ausbildungsnachweis aus einem Mitgliedstaat der Europäischen Union oder einem anderen Vertragsstaat des Abkommens über den Europäischen Wirtschaftsraum haben einen höchstens dreijährigen Anpassungslehrgang zu absolvieren oder eine Eignungsprüfung abzulegen, wenn

1. ihre nachgewiesene Ausbildungsdauer mindestens ein Jahr unter der in diesem Gesetz geregelten Ausbildungsdauer liegt,

2. ihre Ausbildung sich auf Fächer bezieht, die sich wesentlich von denen unterscheiden, die durch die Ausbildung nach diesem Gesetz und der Ausbildungs- und Prüfungsverordnung für Psychologische Psychotherapeuten oder der Ausbildungs- und Prüfungsverordnung für Kinder- und Jugendlichenpsychotherapeuten vorgeschrieben sind,

3. der Beruf des Psychologischen Psychotherapeuten oder des Kinder- und Jugendlichenpsychotherapeuten eine oder mehrere reglementierte Tätigkeiten umfasst, die im Herkunftsmitgliedstaat des Antragstellers nicht Bestandteil des dem Psychologischen Psychotherapeuten oder Kinder- und Jugendlichenpsychotherapeuten entsprechenden Berufs sind, und wenn diese Unterschiede in einer besonderen Ausbildung bestehen, die nach diesem Gesetz und der Ausbildungs- und Prüfungsverordnung für

Psychologische Psychotherapeuten oder der Ausbildungs- und Prüfungsverordnung für Kinder- und Jugendlichenpsychotherapeuten gefordert wird, und sich auf Fächer beziehen, die sich wesentlich von denen unterscheiden, die von dem Ausbildungsnachweis abgedeckt werden, den der Antragsteller vorlegt, oder

4. ihr Ausbildungsnachweis lediglich eine Ausbildung auf dem in Artikel 11 Buchstabe c der Richtlinie genannten Niveau bescheinigt und ihre nachgewiesene Berufserfahrung nicht zum Ausgleich der unter den Nummern 1 bis 4 genannten Unterschiede geeignet ist. Die Antragsteller haben das Recht, zwischen dem Anpassungslehrgang und der Eignungsprüfung zu wählen.

(2a) Die Voraussetzung des Absatzes 1 Nr. 2 gilt auch als erfüllt, wenn Antragsteller bei Vorliegen der Voraussetzungen des Absatzes 1 Nr. 1 eine in einem Drittland erworbene abgeschlossene Ausbildung in einem dem Beruf des Psychologischen Psychotherapeuten oder dem Beruf des Kinder- und Jugendlichenpsychotherapeuten entsprechenden Beruf nachweisen und die Gleichwertigkeit des Ausbildungsstandes gegeben ist. In die Prüfung der Gleichwertigkeit des Ausbildungsstandes sind die in anderen Staaten absolvierten Ausbildungsgänge oder die in anderen Staaten erworbene Berufserfahrung einzubeziehen. Die Gleichwertigkeit des Ausbildungsstandes im Sinne des Satzes 1 wird anerkannt, wenn

1. die Antragsteller einen Ausbildungsnachweis vorlegen, aus dem sich ergibt, dass sie bereits in einem anderen Mitgliedstaat der Europäischen Union oder einem anderen Vertragsstaat des Abkommens über den Europäischen Wirtschaftsraum als Psychologische Psychotherapeutin oder Psychologischer Psychotherapeut oder als Kinder- und Jugendlichenpsychotherapeutin oder Kinder- und Jugendlichenpsychotherapeut anerkannt wurden,

2. sie über eine dreijährige Berufserfahrung in der Psychologischen Psychotherapie oder der Kinder- und Jugendlichenpsychotherapie im Hoheitsgebiet des Mitgliedstaats, der den Ausbildungsnachweis anerkannt hat, verfügen und

3. der Mitgliedstaat, der die Ausbildung anerkannt hat, diese Berufserfahrung bescheinigt.

Ist die Gleichwertigkeit des Ausbildungsstandes nach den Sätzen 1 bis 3 nicht gegeben oder ist eine Prüfung der Gleichwertigkeit des Ausbildungsstandes nur mit unangemessenem zeitlichen oder sachlichen Aufwand möglich, weil die erforderlichen Unterlagen und Nachweise aus Gründen, die nicht in der Person der Antragsteller liegen, von diesen nicht vorgelegt werden können, ist ein gleichwertiger Kenntnisstand nachzuweisen. Der Nachweis wird durch das Ablegen einer Prüfung erbracht, die sich auf den Inhalt der staatlichen Abschlussprüfung erstreckt. Dabei hat sich diese Prüfung auf diejenigen Bereiche zu beschränken, in denen die vorhandene Ausbildung hinter der in diesem Gesetz und der Ausbildungs- und Prüfungsverordnung für Psychologische Psychotherapeuten oder der Ausbildungs- und Prüfungsverordnung für Kinder- und Jugendlichenpsychotherapeuten geregelten Ausbildung zurückbleibt.

(3) Ist die Voraussetzung nach Absatz 1 Nr. 1 nicht erfüllt, so kann die Approbation in besonderen Einzelfällen oder aus Gründen des öffentlichen Gesundheitsinteresses erteilt werden. Ist zugleich die Voraussetzung nach Absatz 1 Nr. 2 nicht erfüllt, so ist die Erteilung der Approbation nur zulässig, wenn der Antragsteller eine in einem anderen Mitgliedstaat der Europäischen Union oder einem anderen Vertragsstaat des Abkommens über den Europäischen Wirtschaftsraum erworbene, den Voraussetzungen der Richtlinie 2005/36/EG entsprechende abgeschlossene Ausbildung nachweist. Absatz 2 gilt entsprechend. Für Personen mit einer außerhalb des Geltungsbereichs dieses Gesetzes abgeschlossenen Ausbildung gelten die Absätze 2 und 2a Satz 1, 3, 4 und 5 entsprechend.

(3a) Die Absätze 2, 2a und 3 gelten entsprechend für Drittstaaten und Drittstaatsangehörige, soweit sich hinsichtlich der Anerkennung von Ausbildungsnachweisen nach dem Recht der Europäischen Gemeinschaften eine Gleichstellung ergibt.

(4) Soll die Erteilung der Approbation wegen Fehlens einer der Voraussetzungen nach Absatz 1 abgelehnt werden, so ist der Antragsteller oder sein gesetzlicher Vertreter vorher zu hören.

(5) Ist gegen den Antragsteller wegen des Verdachts einer Straftat, aus der sich die Unwürdigkeit oder Unzuverlässigkeit zur Ausübung des Berufs ergeben kann, ein Strafverfahren eingeleitet, so kann die Entscheidung über den Antrag auf Erteilung der Approbation bis zur Beendigung des Verfahrens ausgesetzt werden.

§ 2a Unterrichtungspflichten

(1) Die zuständigen Behörden des Landes, in dem der Beruf des Psychologischen Psychotherapeuten oder des Kinder- und Jugendlichenpsychotherapeuten ausgeübt wird oder zuletzt ausgeübt worden ist, unterrichten die zuständigen Behörden des Herkunftsmitgliedstaats über das Vorliegen strafrechtlicher Sanktionen, über die Rücknahme, den Widerruf und die Anordnung des Ruhens der Approbation oder Erlaubnis, über die Untersagung der Ausübung der Tätigkeit und über Tatsachen, die eine dieser Sanktionen oder Maßnahmen rechtfertigen würden; dabei sind die Vorschriften zum Schutz personenbezogener Daten einzuhalten. Erhalten die zuständigen Behörden der Länder Auskünfte der zuständigen Behörden von Aufnahmemitgliedstaaten, die sich auf die Ausübung des Berufs des Psychologischen Psychotherapeuten oder des Kinder- und Jugendlichenpsychotherapeuten auswirken könnten, so prüfen sie die Richtigkeit der Sachverhalte, befinden über Art und Umfang der durchzuführenden Prüfungen und unterrichten den Aufnahmemitgliedstaat über die Konsequenzen, die aus den übermittelten Auskünften zu ziehen sind. Die Länder können zur Wahrnehmung der Aufgaben nach den Sätzen 1 und 2 gemeinsame Stellen bestimmen.

(2) Das Bundesministerium für Gesundheit benennt nach Mitteilung der Länder die Behörden und Stellen, die für die Ausstellung oder Entgegennahme der in der Richtlinie 2005/36/EG genannten Ausbildungsnachweise und sonstigen Unterlagen oder Informationen zuständig sind, sowie die Behörden und Stellen, die die Anträge annehmen und die Entscheidungen treffen können, die im Zusammenhang mit dieser Richtlinie stehen. Es unterrichtet unverzüglich die anderen Mitgliedstaaten und die Europäische Kommission.

(3) Die für die Entscheidungen nach diesem Gesetz zuständigen Behörden und Stellen übermitteln dem Bundesministerium für Gesundheit statistische Aufstellungen über die getroffenen Entscheidungen, die die Europäische Kommission für den nach Artikel 60 Abs. 1 der Richtlinie 2005/36/EG erforderlichen Bericht benötigt, zur Weiterleitung an die Kommission.

§ 3 Rücknahme, Widerruf und Ruhen der Approbation, Verzicht

(1) Die Approbation ist zurückzunehmen, wenn bei ihrer Erteilung die Voraussetzung des § 2 Abs. 1 Nr. 2 nicht vorgelegen hat, die im Ausland erworbene Ausbildung nach § 2 Abs. 2, 2a oder Abs. 3 Satz 2 oder die nach § 12 nachzuweisende Ausbildung nicht abgeschlossen war oder die Gleichwertigkeit der Ausbildung und Kenntnisse nach § 2 Abs. 2 Satz 3 und 4, Abs. 2a oder Abs. 3 Satz 4 nicht gegeben war. Sie kann zurückgenommen werden, wenn bei ihrer Erteilung eine der Voraussetzungen nach § 2 Abs. 1 Nr. 1, 3 oder 4 nicht vorgelegen hat.

(2) Die Approbation ist zu widerrufen, wenn nachträglich die Voraussetzung nach § 2 Abs. 1 Nr. 3 wegfällt. Gleiches gilt im Falle des nachträglichen, dauerhaften Wegfalls einer der Voraussetzungen nach § 2 Abs. 1 Nr. 4.

(3) Das Ruhen der Approbation kann angeordnet werden, wenn

1. gegen den Approbationsinhaber wegen des Verdachts einer Straftat, aus der sich die Unwürdigkeit oder Unzuverlässigkeit zur Ausübung des Berufs ergeben kann, ein Strafverfahren eingeleitet ist,

2. nachträglich eine der Voraussetzungen nach § 2 Abs. 1 Nr. 4 vorübergehend nicht mehr vorliegt oder Zweifel bestehen, ob eine der Voraussetzungen nach § 2 Abs. 1 Nr. 4 noch erfüllt ist und der Approbationsinhaber sich weigert, sich einer von der zuständigen Behörde angeordneten amts- oder fachärztlichen Untersuchung zu unterziehen,

3. sich ergibt, dass der Approbationsinhaber nicht über die für die Ausübung der Berufstätigkeit erforderlichen Kenntnisse der deutschen Sprache verfügt.

Die Anordnung ist aufzuheben, wenn ihre Voraussetzungen nicht mehr vorliegen. Der Psychologische Psychotherapeut oder der Kinder- und Jugendlichenpsychotherapeut, dessen Approbation ruht, darf den Beruf nicht ausüben. Die zuständige Behörde kann auf Antrag des Approbationsinhabers, dessen Approbation ruht, zulassen, dass die Praxis für einen von ihr zu bestimmenden Zeitraum durch einen anderen Psychologischen Psychotherapeuten oder Kinder- und Jugendlichenpsychotherapeuten weitergeführt werden darf.

(4) Auf die Approbation kann durch schriftliche Erklärung gegenüber der zuständigen Behörde verzichtet werden. Ein Verzicht, der unter einer Bedingung erklärt wird, ist unwirksam.

§ 4 Erlaubnis

(1) Eine befristete Erlaubnis zur Berufsausübung kann auf Antrag Personen erteilt werden, die eine abgeschlossene Ausbildung für den Beruf nachweisen. In den Fällen, in denen die Ausbildungsvoraussetzungen nach § 2 Abs. 1 Nr. 2 nicht erfüllt sind oder nach § 2 Abs. 2 nicht als erfüllt gelten, ist nachzuweisen, dass die im Ausland erworbene Ausbildung in den wesentlichen Grundzügen einer Ausbildung nach diesem Gesetz entspricht.

(2) Die befristete Erlaubnis kann auf bestimmte Tätigkeiten und Beschäftigungsstellen beschränkt werden. Sie darf nur widerruflich und bis zu einer Gesamtdauer der Tätigkeit von höchstens drei Jahren erteilt oder verlängert werden. Eine befristete Erlaubnis darf ausnahmsweise über drei Jahre hinaus erteilt oder verlängert werden, wenn dies im Interesse der psychotherapeutischen Versorgung der Bevölkerung liegt. Satz 3 gilt entsprechend bei Antragstellern, die

1. unanfechtbar als Asylberechtigte anerkannt sind,
2. eine Niederlassungserlaubnis nach § 23 Abs. 2 des Aufenthaltsgesetzes besitzen,
3. als Ausländer mit einem Deutschen im Sinne des Artikels 116 des Grundgesetzes oder mit einem Staatsangehörigen eines Vertragsstaates des Europäischen Wirtschaftsraums oder einem Drittstaatsangehörigen, soweit sich nach dem Recht der Europäischen Gemeinschaften ein entsprechender Rechtsanspruch ergibt, verheiratet sind oder eine Lebenspartnerschaft führen, der seinen gewöhnlichen Aufenthalt im Inland hat, oder
4. im Besitz einer Einbürgerungszusicherung sind, der Einbürgerung jedoch Hindernisse entgegenstehen, die sie selbst nicht beseitigen können.

(2a) Eine unbeschränkte Erlaubnis ist auf Antrag zu erteilen, wenn der Antragsteller

1. die Voraussetzung nach § 2 Abs. 1 Nr. 2 oder Abs. 2 sowie die Voraussetzungen nach § 2 Abs. 1 Nr. 3, 4 und 5 erfüllt und
2. Ehegatte oder Kind unter 21 Jahren eines Staatsangehörigen eines Vertragsstaates des Europäischen Wirtschaftsraums oder eines Drittstaatsangehörigen, soweit sich nach dem Recht der Europäischen Gemeinschaften ein entsprechender Rechtsanspruch ergibt, oder Kind eines solchen Staatsangehörigen ist, dem dieser Staatsangehörige Unterhalt gewährt und der eine Berufstätigkeit in Deutschland ausübt.

Ehegatten eines Staatsangehörigen eines Vertragsstaates des Europäischen Wirtschaftsraums oder eines Drittstaatsangehörigen, soweit sich nach dem Recht der Europäischen Gemeinschaften ein entsprechender Rechtsanspruch ergibt, der in Deutschland aufenthaltsberechtigt ist, und Kinder eines solchen Staatsangehörigen, denen er Unterhalt gewährt oder die unterhaltsberechtigt sind, werden den Personen nach Satz 1 gleichgestellt. § 3 gilt entsprechend.

(3) Personen mit einer Erlaubnis nach den Absätzen 1 bis 2a haben die Rechte und Pflichten eines Angehörigen des Berufs, für dessen Ausübung ihnen die Erlaubnis erteilt worden ist.

§ 5 Ausbildung und staatliche Prüfung

(1) Die Ausbildungen zum Psychologischen Psychotherapeuten sowie zum Kinder- und Jugendlichenpsychotherapeuten dauern in Vollzeitform jeweils mindestens drei Jahre, in Teilzeitform jeweils mindestens fünf Jahre. Sie bestehen aus einer praktischen Tätigkeit, die von theoretischer und praktischer Ausbildung begleitet wird, und schließen mit Bestehen der staatlichen Prüfung ab.

(2) Voraussetzung für den Zugang zu einer Ausbildung nach Absatz 1 ist

1. für eine Ausbildung zum Psychologischen Psychotherapeuten
   a) eine im Inland an einer Universität oder gleichstehenden Hochschule bestandene Abschlussprüfung im Studiengang Psychologie, die das Fach Klinische Psychologie einschließt und gemäß § 15 Abs. 2 Satz 1 des Hochschulrahmengesetzes der Feststellung dient, ob der Student das Ziel des Studiums erreicht hat,
   b) ein in einem Mitgliedstaat der Europäischen Union oder einem anderen Vertragsstaat des Abkommens über den Europäischen Wirtschaftsraum erworbenes gleichwertiges Diplom im Studiengang Psychologie oder

c) ein in einem anderen Staat erfolgreich ab-geschlossenes gleichwertiges Hochschul-studium der Psychologie,

2. für eine Ausbildung zum Kinder- und Jugendli-chenpsychotherapeuten

a) eine der Voraussetzungen nach Nummer 1,

b) die im Inland an einer staatlichen oder staatlich anerkannten Hochschule bestan-dene Abschlussprüfung in den Studiengän-gen Pädagogik oder Sozialpädagogik,

c) ein in einem anderen Mitgliedstaat der Europäischen Union oder einem anderen Vertragsstaat des Abkommens über den Europäischen Wirtschaftsraum erworbe-nes Diplom in den Studiengängen Pädago-gik oder Sozialpädagogik oder

d) ein in einem anderen Staat erfolgreich abgeschlossenes gleichwertiges Hochschul-studium.

§ 2 Abs. 2 Satz 3 und 4 gilt entsprechend.

(3) Die zuständige Behörde kann auf Antrag eine andere abgeschlossene Ausbildung im Umfang ihrer Gleichwertigkeit auf die Ausbildung nach Absatz 1 anrechnen, wenn die Durchführung der Ausbildung und die Erreichung des Ausbildungs-zieles dadurch nicht gefährdet werden.

§ 6 Ausbildungsstätten

(1) Die Ausbildungen nach § 5 Abs. 1 werden an Hochschulen oder an anderen Einrichtungen ver-mittelt, die als Ausbildungsstätten für Psychothe-rapie oder als Ausbildungsstätten für Kinder- und Jugendlichenpsychotherapie staatlich anerkannt sind.

(2) Einrichtungen sind als Ausbildungsstätten nach Absatz 1 anzuerkennen, wenn in ihnen

1. Patienten, die an psychischen Störungen mit Krankheitswert leiden, nach wissenschaftlich anerkannten psychotherapeutischen Verfah-ren stationär oder ambulant behandelt wer-den, wobei es sich bei einer Ausbildung zum Kinder- und Jugendlichenpsychotherapeuten um Personen handeln muss, die das 21. Lebens-jahr noch nicht vollendet haben,

2. für die Ausbildung geeignete Patienten nach Zahl und Art in ausreichendem Maße zur Ver-fügung stehen,

3. eine angemessene technische Ausstattung für Ausbildungszwecke und eine fachwissen-schaftliche Bibliothek vorhanden ist,

4. in ausreichender Zahl geeignete Psychologi-sche Psychotherapeuten oder Kinder- und Jugendlichenpsychotherapeuten und qualifi-zierte Ärzte für die Vermittlung der medizini-schen Ausbildungsinhalte für das jeweilige Fach zur Verfügung stehen,

5. die Ausbildung nach Ausbildungsplänen durchgeführt wird, die auf Grund der Ausbil-dungs- und Prüfungsverordnung für Psycho-logische Psychotherapeuten oder der Ausbil-dungs- und Prüfungsverordnung für Kinder- und Jugendlichenpsychotherapeuten erstellt worden sind, und

6. die Ausbildungsteilnehmer während der prak-tischen Tätigkeit angeleitet und beaufsichtigt werden sowie die begleitende theoretische und praktische Ausbildung durchgeführt wird.

(3) Kann die Einrichtung die praktische Tätigkeit oder die begleitende theoretische und praktische Ausbildung nicht vollständig durchführen, hat sie sicherzustellen, dass eine andere geeignete Ein-richtung diese Aufgabe in dem erforderlichen Umfang übernimmt. Absatz 2 Nr. 4 gilt entspre-chend.

§ 7 Ausschluss der Geltung des Berufsbildungsgesetzes

Auf die Ausbildungen nach diesem Gesetz findet das Berufsbildungsgesetz keine Anwendung.

§ 8 Ermächtigung zum Erlass von Rechtsverordnungen

(1) Das Bundesministerium für Gesundheit wird ermächtigt, in einer Ausbildungs- und Prüfungs-verordnung für Psychologische Psychotherapeuten und in einer Ausbildungs- und Prüfungsverord-nung für Kinder- und Jugendlichenpsychothera-peuten mit Zustimmung des Bundesrates die Min-destanforderungen an die Ausbildungen und das Nähere über die staatlichen Prüfungen (§ 5 Abs. 1) zu regeln. Die Rechtsverordnungen sollen auch Vorschriften über die für die Erteilung der Appro-bationen nach § 2 Abs. 1 bis 3 notwendigen Nach-weise, über die Urkunden für die Approbationen nach § 1 Abs. 1 Satz 1 und über die Anforderungen nach § 2 Abs. 2 Satz 3 enthalten.

(2) Die Ausbildungs- und Prüfungsverordnungen sind jeweils auf eine Ausbildung auszurichten, welche die Kenntnisse und Fähigkeiten in der Psy-chotherapie vermittelt, die für die eigenverant-

wortliche und selbständige Ausübung des Berufs des Psychologischen Psychotherapeuten oder des Berufs des Kinder- und Jugendlichenpsychotherapeuten erforderlich sind.

(3) In den Rechtsverordnungen ist jeweils vorzuschreiben,

1. dass die Ausbildungen sich auf die Vermittlung eingehender Grundkenntnisse in wissenschaftlich anerkannten psychotherapeutischen Verfahren sowie auf eine vertiefte Ausbildung in einem dieser Verfahren zu erstrecken haben,

2. wie die Ausbildungsteilnehmer während der praktischen Tätigkeit einzusetzen sind, insbesondere welche Patienten sie während dieser Zeit zu betreuen haben,

3. dass die praktische Tätigkeit für die Dauer von mindestens einem Jahr in Abschnitten von mindestens drei Monaten an einer psychiatrischen klinischen, bei der kinder- und jugendlichenpsychotherapeutischen Ausbildung bis zur Dauer von sechs Monaten an einer psychiatrischen ambulanten Einrichtung, an der jeweils psychotherapeutische Behandlungen durchgeführt werden, und für mindestens sechs Monate an einer von einem Sozialversicherungsträger anerkannten Einrichtung der psychotherapeutischen oder psychosomatischen Versorgung, in der Praxis eines Arztes, der die psychotherapeutische Behandlung durchführen darf, oder eines Psychologischen Psychotherapeuten oder eines Kinder- und Jugendlichenpsychotherapeuten abzuleisten ist und unter fachkundiger Anleitung und Aufsicht steht,

4. dass die Gesamtstundenzahl für die theoretische Ausbildung mindestens 600 Stunden beträgt und

5. dass die praktische Ausbildung mindestens 600 Stunden mit mindestens sechs Patientenbehandlungen umfasst.

(4) Für die staatlichen Prüfungen ist vorzuschreiben, dass sie sich auf eingehende Grundkenntnisse in den wissenschaftlich anerkannten psychotherapeutischen Verfahren und schwerpunktmäßig auf das Verfahren, das Gegenstand der vertieften Ausbildung gewesen ist (Absatz 3 Nr. 1), sowie auf die medizinischen Ausbildungsinhalte erstrecken. Ferner ist zu regeln, dass die Prüfungen vor einer staatlichen Prüfungskommission abzulegen sind, in die jeweils zwei Mitglieder berufen werden müs-

sen, die nicht Lehrkräfte derjenigen Ausbildungsstätte sind, an der die Ausbildung erworben wurde.

(5) Die Rechtsverordnungen sollen die Möglichkeiten für eine Unterbrechung der Ausbildungen regeln. Sie können Vorschriften über die Anrechnung von Ausbildungen (§ 5 Abs. 3) enthalten.

(6) In den Rechtsverordnungen nach Absatz 1 ist für Inhaber von Ausbildungsnachweisen, die eine Approbation nach § 2 Abs. 1 Nr. 2 in Verbindung mit § 2 Abs. 2, 2a, 3 oder Abs. 3a beantragen, zu regeln:

1. das Verfahren bei der Prüfung der Voraussetzungen des § 2 Abs. 1 Nr. 3 und 4, insbesondere die Vorlage der vom Antragsteller vorzulegenden Nachweise und die Ermittlung durch die zuständige Behörde entsprechend Artikel 50 Abs. 1 bis 3 in Verbindung mit Anhang VII der Richtlinie 2005/36/EG,

2. die Pflicht von Ausbildungsnachweisinhabern, nach Maßgabe des Artikels 52 Abs. 1 der Richtlinie 2005/36/EG die Berufsbezeichnung des Aufnahmemitgliedstaats zu führen und deren etwaige Abkürzung zu verwenden,

3. die Fristen für die Erteilung der Erlaubnis entsprechend Artikel 51 der Richtlinie 2005/36/EG,

4. das Verfahren über die Voraussetzungen zur Dienstleistungserbringung gemäß § 1 Abs. 1a in Verbindung mit § 9a dieses Gesetzes.

(7) Abweichungen von den in den Absätzen 1 bis 6 sowie der auf dieser Grundlage erlassenen Rechtsverordnungen enthaltenen Regelungen des Verwaltungsverfahrens durch Landesrecht sind ausgeschlossen.

§ 9 Gebührenordnung bei Privatbehandlung

Das Bundesministerium für Gesundheit wird ermächtigt, durch Rechtsverordnung mit Zustimmung des Bundesrates die Entgelte für psychotherapeutische Tätigkeiten von Psychologischen Psychotherapeuten und Kinder- und Jugendlichenpsychotherapeuten zu regeln. In dieser Rechtsverordnung sind Mindest- und Höchstsätze für die psychotherapeutischen Leistungen festzusetzen. Dabei ist den berechtigten Interessen der Leistungserbringer und der zur Zahlung der Entgelte Verpflichteten Rechnung zu tragen.

§9a Dienstleistungserbringer

(1) Staatsangehörige eines Mitgliedstaats der Europäischen Union oder eines anderen Vertragsstaates des Abkommens über den Europäischen Wirtschaftsraum, die zur Ausübung des Berufs des Psychologischen Psychotherapeuten oder des Kinder- und Jugendlichenpsychotherapeuten in einem anderen Mitgliedstaat der Europäischen Union oder einem anderen Vertragsstaat des Abkommens über den Europäischen Wirtschaftsraum auf Grund einer nach deutschen Rechtsvorschriften abgeschlossenen Ausbildung oder auf Grund eines den Anforderungen des §2 Abs. 2 oder Abs. 3 entsprechenden Ausbildungsnachweises berechtigt sind und

1. die in einem Mitgliedstaat rechtmäßig niedergelassen sind oder,

2. wenn der Beruf des Psychologischen Psychotherapeuten oder des Kinder- und Jugendlichenpsychotherapeuten oder die Ausbildung zu diesen Berufen im Niederlassungsmitgliedstaat nicht reglementiert ist, einen dieser Berufe während der vorhergehenden zehn Jahre mindestens zwei Jahre im Niederlassungsmitgliedstaat rechtmäßig ausgeübt haben, dürfen als Dienstleistungserbringer im Sinne des Artikels 50 des EG-Vertrages vorübergehend und gelegentlich ihren Beruf im Geltungsbereich dieses Gesetzes ausüben. Der vorübergehende und gelegentliche Charakter der Dienstleistungserbringung wird im Einzelfall beurteilt. In die Beurteilung sind die Dauer, Häufigkeit, regelmäßige Wiederkehr und Kontinuität der Dienstleistung einzubeziehen. Eine Berechtigung nach Satz 1 besteht nicht, wenn die Voraussetzungen einer Rücknahme, eines Widerrufs oder einer Ruhensanordnung, die sich auf die Tatbestände nach §2 Abs. 1 Nr. 3 oder 4 beziehen, vorliegen, eine entsprechende Maßnahme mangels deutscher Berufszulassung jedoch nicht erlassen werden kann. §1 Abs. 1a Satz 3 gilt entsprechend.

(2) Wer im Sinne des Absatzes 1 Dienstleistungen erbringen will, hat dies der zuständigen Behörde vorher zu melden. Die Meldung hat schriftlich zu erfolgen. Sie ist einmal jährlich zu erneuern, wenn der Dienstleister beabsichtigt, während des betreffenden Jahres vorübergehend und gelegentlich Dienstleistungen im Geltungsbereich dieses Gesetzes zu erbringen.

(3) Bei der erstmaligen Meldung der Dienstleistungserbringung oder im Falle wesentlicher Änderungen gegenüber der in den bisher vorgelegten Dokumenten bescheinigten Situation hat der Dienstleistungserbringer folgende Bescheinigungen vorzulegen:

1. Staatsangehörigkeitsnachweis,

2. Berufsqualifikationsnachweis,

3. Bescheinigung über die rechtmäßige Niederlassung im Beruf des Psychologischen Psychotherapeuten oder des Kinder- und Jugendlichenpsychotherapeuten in einem anderen Mitgliedstaat, die sich auch darauf erstreckt, dass dem Dienstleister die Ausübung seiner Tätigkeit zum Zeitpunkt der Vorlage der Bescheinigung nicht, auch nicht vorübergehend, untersagt ist oder im Falle des Absatzes 1 Satz 1 Nr. 2 ein Nachweis in beliebiger Form darüber, dass der Dienstleister eine der den Berufen des Psychologischen Psychotherapeuten oder des Kinder- und Jugendlichenpsychotherapeuten entsprechende Tätigkeit während der vorhergehenden zehn Jahre mindestens zwei Jahre lang rechtmäßig ausgeübt hat.

Die für die Ausübung der Dienstleistung erforderlichen Kenntnisse der deutschen Sprache müssen vorliegen. Die zuständige Behörde prüft im Falle der erstmaligen Dienstleistungserbringung den Berufsqualifikationsnachweis gemäß Satz 1 Nr. 2 nach. §2 Abs. 2 und 3 gilt entsprechend mit der Maßgabe, dass für wesentliche Unterschiede zwischen der beruflichen Qualifikation des Dienstleistungserbringers und der nach diesem Gesetz und der Ausbildungs- und Prüfungsverordnung für Psychologische Psychotherapeuten oder der Ausbildungs- und Prüfungsverordnung für Kinder- und Jugendlichenpsychotherapeuten geforderten Ausbildung Ausgleichsmaßnahmen nur gefordert werden dürfen, wenn die Unterschiede so groß sind, dass ohne den Nachweis der fehlenden Kenntnisse und Fähigkeiten die öffentliche Gesundheit gefährdet wäre. Der Ausgleich der fehlenden Kenntnisse und Fähigkeiten soll in Form einer Eignungsprüfung erfolgen. Vom Dienstleistungserbringer im Sinne des Absatzes 1 können dabei Informationen über Einzelheiten zu einem Versicherungsschutz oder einer anderen Art des individuellen oder kollektiven Schutzes in Bezug auf die Berufshaftpflicht verlangt werden.

(4) Staatsangehörigen eines Mitgliedstaats der Europäischen Union oder eines anderen Vertragsstaates des Abkommens über den Europäischen Wirtschaftsraum, die im Geltungsbereich dieses Gesetzes den Beruf des Psychologischen Psychotherapeuten oder des Kinder- und Jugendlichenpsychotherapeuten auf Grund einer Approbation nach § 1 Abs. 1 ausüben, sind auf Antrag für Zwecke der Dienstleistungserbringung in einem anderen Mitgliedstaat der Europäischen Union oder einem anderen Vertragsstaat des Abkommens über den Europäischen Wirtschaftsraum Bescheinigungen darüber auszustellen, dass

1. sie als „Psychologische Psychotherapeutin" oder „Psychologischer Psychotherapeut" oder als „Kinder- und Jugendlichenpsychotherapeutin" oder „Kinder- und Jugendlichenpsychotherapeut" rechtmäßig niedergelassen sind und ihnen die Ausübung ihrer Tätigkeiten nicht, auch nicht vorübergehend, untersagt ist,

2. sie über die zur Ausübung der jeweiligen Tätigkeit erforderliche berufliche Qualifikation verfügen.

§ 1a Satz 3 gilt entsprechend.

§ 9b Verwaltungszusammenarbeit

Die zuständigen Behörden sind berechtigt, für jede Dienstleistungserbringung von den zuständigen Behörden des Niederlassungsmitgliedstaats Informationen über die Rechtmäßigkeit der Niederlassung sowie darüber anzufordern, dass keine berufsbezogenen disziplinarischen oder strafrechtlichen Sanktionen vorliegen. Auf Anforderung der zuständigen Behörden eines anderen Mitgliedstaats der Europäischen Union oder eines anderen Vertragsstaates des Abkommens über den Europäischen Wirtschaftsraum haben die zuständigen Behörden in Deutschland nach Artikel 56 der Richtlinie 2005/36/EG der anfordernden Behörde alle Informationen über die Rechtmäßigkeit der Niederlassung und die gute Führung des Dienstleisters sowie Informationen darüber, dass keine berufsbezogenen disziplinarischen oder strafrechtlichen Sanktionen vorliegen, zu übermitteln.

§ 9c Pflichten des Dienstleistungserbringers

Psychologische Psychotherapeutinnen und Psychologische Psychotherapeuten und Kinder- und Jugendlichenpsychotherapeutinnen und Kinder-

und Jugendlichenpsychotherapeuten im Sinne des § 9a haben beim Erbringen der Dienstleistung im Geltungsbereich dieses Gesetzes die Rechte und Pflichten von Personen mit einer Approbation nach § 1 Abs. 1. Sie können den berufsständischen, gesetzlichen oder verwaltungsrechtlichen Berufsregeln und den geltenden Disziplinarbestimmungen unterworfen werden; zu diesen Bestimmungen gehören etwa Regelungen über die Definition des Berufs, das Führen von Titeln und schwerwiegende berufliche Fehler in unmittelbarem und speziellem Zusammenhang mit dem Schutz und der Sicherheit der Verbraucher. Die zuständigen Behörden können von den zuständigen Behörden des Niederlassungsmitgliedstaats für jede Erbringung einer Dienstleistung alle Informationen über die Rechtmäßigkeit der Niederlassung und die gute Führung des Dienstleisters anfordern sowie Informationen über das Nichtvorliegen strafrechtlicher Sanktionen, einer Rücknahme, eines Widerrufs und einer Anordnung des Ruhens der Approbation oder Erlaubnis, über die nicht vorliegende Untersagung der Ausübung der Tätigkeit und über das Fehlen von Tatsachen, die eine dieser Sanktionen oder Maßnahmen rechtfertigen würden. Die Informationen sind nach Artikel 56 der Richtlinie 2005/36/EG zu übermitteln. Die zuständige Behörde unterrichtet unverzüglich die zuständige Behörde des Herkunftsmitgliedstaats über das Vorliegen der in Satz 3 genannten Sanktionen oder Maßnahmen, die sich auf die Ausübung der von der Richtlinie 2005/36/EG erfassten Tätigkeiten auswirken könnten. Dabei sind die Vorschriften zum Schutz personenbezogener Daten einzuhalten.

§ 10 Zuständigkeiten

(1) Die Entscheidungen nach § 2 Abs. 1 trifft die zuständige Behörde des Landes, in dem der Antragsteller die staatliche Prüfung abgelegt hat. Die Entscheidungen nach § 2 Abs. 1 in Verbindung mit § 12, nach § 2 Abs. 2, 2a und 3 sowie nach § 4 trifft die zuständige Behörde des Landes, in dem der Beruf ausgeübt werden soll. § 4 Abs. 2a Satz 3 bleibt unberührt.

(2) Die Entscheidungen nach § 3 trifft die zuständige Behörde des Landes, in dem der Beruf ausgeübt wird oder zuletzt ausgeübt worden ist. Satz 1 gilt entsprechend für die Entgegennahme der Verzichtserklärung nach § 3 Abs. 4.

(3) Die Entscheidungen nach §5 Abs.3 trifft die zuständige Behörde des Landes, in dem der Antragsteller an der Ausbildung teilzunehmen beabsichtigt.

(4) Die Entscheidungen nach §6 Abs.2 trifft die zuständige Behörde des Landes, in dem die Ausbildungsstätte ihren Sitz hat.

(5) Die Meldung nach §9a Abs.2 und 3 nimmt die zuständige Behörde des Landes entgegen, in dem die Dienstleistung erbracht werden soll oder erbracht worden ist. Sie fordert die Informationen nach §9b Satz 1 an. Die Informationen nach §9b Satz 2 werden durch die zuständige Behörde des Landes übermittelt, in dem der Beruf des Psychologischen Psychotherapeuten oder des Kinder- und Jugendlichenpsychotherapeuten ausgeübt wird oder zuletzt ausgeübt worden ist. Die Unterrichtung des Herkunftsmitgliedstaats gemäß §9c erfolgt durch die zuständige Behörde des Landes, in dem die Dienstleistung erbracht wird oder erbracht worden ist. Die Bescheinigungen nach §9a Abs.4 stellt die zuständige Behörde des Landes aus, in dem der Antragsteller den Beruf des Psychologischen Psychotherapeuten oder des Kinder- und Jugendlichenpsychotherapeuten ausübt.

§11 Wissenschaftliche Anerkennung

Soweit nach diesem Gesetz die wissenschaftliche Anerkennung eines Verfahrens Voraussetzung für die Entscheidung der zuständigen Behörde ist, soll die Behörde in Zweifelsfällen ihre Entscheidung auf der Grundlage eines Gutachtens eines wissenschaftlichen Beirates treffen, der gemeinsam von der auf Bundesebene zuständigen Vertretung der Psychologischen Psychotherapeuten und Kinder- und Jugendlichenpsychotherapeuten sowie der ärztlichen Psychotherapeuten in der Bundesärztekammer gebildet wird. Ist der Beirat am 31.Dezember 1998 noch nicht gebildet, kann seine Zusammensetzung durch das Bundesministerium für Gesundheit bestimmt werden.

§12 Übergangsvorschriften

(1) Wer im Zeitpunkt des Inkrafttretens dieses Gesetzes, ohne Arzt zu sein, im Rahmen der kassenärztlichen Versorgung an der psychotherapeutischen Behandlung von gesetzlich Krankenversicherten im Delegationsverfahren nach den Richtlinien des Bundesausschusses der Ärzte und Krankenkassen über die Durchführung der Psychotherapie in der vertragsärztlichen Versorgung (Psychotherapie-Richtlinien in der Neufassung vom 3.Juli 1987 - BAnz. Nr.156 Beilage Nr.156a –, zuletzt geändert durch Bekanntmachung vom 12.März 1997 – BAnz. Nr.49 S.2946), als Psychotherapeut oder Kinder- und Jugendlichenpsychotherapeut mitwirkt oder die Qualifikation für eine solche Mitwirkung erfüllt, erhält bei Vorliegen der Voraussetzungen des §2 Abs.1 Nr.1, 3 und 4 auf Antrag eine Approbation zur Ausübung des Berufs des Psychologischen Psychotherapeuten oder eine Approbation zur Ausübung des Berufs des Kinder- und Jugendlichenpsychotherapeuten nach §1 Abs.1 Satz 1.Das gleiche gilt für Personen, die die für eine solche Mitwirkung vorausgesetzte Qualifikation bei Vollzeitausbildung innerhalb von drei Jahren, bei Teilzeitausbildung innerhalb von fünf Jahren, nach Inkrafttreten des Gesetzes erwerben.

(2) Wer im Zeitpunkt des Inkrafttretens dieses Gesetzes als Diplompsychologe eine Weiterbildung zum „Fachpsychologen in der Medizin" nach den Vorschriften der Anweisung über das postgraduale Studium für naturwissenschaftliche und technische Hochschulkader sowie Diplompsychologen und Diplomsoziologen im Gesundheitswesen vom 1.April 1981 (Verf. U. Mitt. MfG DDR Nr.4 S.61) erfolgreich abgeschlossen hat, erhält bei Vorliegen der Voraussetzungen nach §2 Abs.1 Nr.1, 3 und 4 auf Antrag eine Approbation zur Ausübung des Berufs des Psychologischen Psychotherapeuten nach §1 Abs.1 Satz 1, wenn die dreijährige Weiterbildung vorwiegend auf die Vermittlung von Kenntnissen und Fähigkeiten in der Psychotherapie ausgerichtet war.

(3) Personen mit einer bestandenen Abschlussprüfung im Studiengang Psychologie an einer Universität oder einer gleichstehenden Hochschule erhalten bei Vorliegen der Voraussetzungen des §2 Abs.1 Nr.1, 3 und 4 auf Antrag eine Approbation zur Ausübung des Berufs des Psychologischen Psychotherapeuten nach §1 Abs.1 Satz 1, wenn sie zwischen dem 1.Januar 1989 und dem 31.Dezember 1998 mit einer Gesamtdauer von mindestens sieben Jahren an der Versorgung von Versicherten einer Krankenkasse mitgewirkt haben oder ihre Leistungen während dieser Zeit von einem Unternehmen der privaten Krankenversicherung vergütet oder von der Beihilfe als beihilfefähig anerkannt worden sind. Voraussetzung für die

Erteilung der Approbation nach Satz 1 ist ferner, dass die Antragsteller

1. während des Zeitraums nach Satz 1 mindestens 4000 Stunden psychotherapeutischer Berufstätigkeit oder 60 dokumentierte und abgeschlossene Behandlungsfälle sowie
2. mindestens 140 Stunden theoretischer Ausbildung in wissenschaftlich anerkannten Verfahren

nachweisen. Personen im Sinne des Satzes 1, die das Erfordernis nach Satz 1 zweiter Halbsatz oder die Voraussetzung nach Satz 2 Nr. 1 nicht erfüllen, erhalten die Approbation nur, wenn sie nachweisen, dass sie bis zum 31. Dezember 1998

1. mindestens 2000 Stunden psychotherapeutischer Berufstätigkeit abgeleistet oder 30 dokumentierte Behandlungsfälle abgeschlossen,
2. mindestens fünf Behandlungsfälle unter Supervision mit insgesamt mindestens 250 Behandlungsstunden abgeschlossen,
3. mindestens 280 Stunden theoretischer Ausbildung in wissenschaftlich anerkannten Verfahren abgeleistet haben und
4. am 24. Juni 1997 für die Krankenkasse tätig waren oder ihre Leistungen zu diesem Zeitpunkt von einem Unternehmen der privaten Krankenversicherung vergütet oder von der Beihilfe als beihilfefähig anerkannt worden sind.

(4) Personen mit einer bestandenen Abschlussprüfung im Studiengang Psychologie an einer Universität oder einer gleichstehenden Hochschule erhalten bei Vorliegen der Voraussetzungen des § 2 Abs. 1 Nr. 1, 3 und 4 auf Antrag eine Approbation zur Ausübung des Berufs des Psychologischen Psychotherapeuten nach § 1 Abs. 1 Satz 1, wenn sie nachweisen, dass sie zwischen dem 1. Januar 1989 und dem 31. Dezember 1998 mit einer Gesamtdauer von mindestens sieben Jahren als Angestellte oder Beamte

1. in einer psychiatrischen, psychotherapeutischen, psychosomatischen oder neurologischen Einrichtung vorwiegend psychotherapeutisch tätig waren oder
2. hauptberuflich psychotherapeutische Behandlungen durchgeführt haben.

Voraussetzung für die Erteilung der Approbation nach Satz 1 Nr. 1 und 2 ist ferner, dass die Antragsteller nachweisen, dass sie

1. in dem Zeitraum nach Satz 1 mindestens 4.000 Stunden einschließlich der dazu notwendigen Diagnostik und Fallbesprechungen psychotherapeutisch tätig waren oder 60 dokumentierte Behandlungsfälle abgeschlossen und
2. mindestens 140 Stunden theoretische Ausbildung in dem Gebiet, in dem sie beschäftigt sind, abgeleistet haben.

Personen im Sinne des Satzes 1, die das Erfordernis nach Satz 1 zweiter Halbsatz oder die Voraussetzung nach Satz 2 Nr. 1 nicht erfüllen, wird die Approbation nur erteilt, wenn sie nachweisen, dass sie bis zum 31. Dezember 1998

1. mindestens 2.000 Stunden psychotherapeutischer Berufstätigkeit abgeleistet oder 30 dokumentierte Behandlungsfälle abgeschlossen,
2. mindestens fünf Behandlungsfälle unter Supervision mit insgesamt mindestens 250 Behandlungsstunden abgeschlossen,
3. mindestens 280 Stunden theoretischer Ausbildung in dem Gebiet, in dem sie beschäftigt sind, abgeleistet und
4. spätestens am 24. Juni 1997 ihre psychotherapeutische Beschäftigung aufgenommen haben.

(5) Für Personen mit einer bestandenen Abschlussprüfung im Studiengang Psychologie an einer Universität oder einer gleichstehenden Hochschule oder im Studiengang Pädagogik oder Sozialpädagogik an einer staatlichen oder staatlich anerkannten Hochschule gelten die Absätze 3 und 4 für den Antrag auf Erteilung einer Approbation zur Ausübung des Berufs des Kinder- und Jugendlichenpsychotherapeuten entsprechend.

23.4

Strafrecht (Strafgesetzbuch StGB)

§ 20 Schuldunfähigkeit wegen seelischer Störungen

Ohne Schuld handelt, wer bei Begehung der Tat wegen einer krankhaften seelischen Störung, wegen einer tief greifenden Bewusstseinsstörung oder wegen Schwachsinns oder einer schweren anderen seelischen Abartigkeit unfähig ist, das Unrecht der Tat einzusehen oder nach dieser Einsicht zu handeln.

§21 Verminderte Schuldfähigkeit

Ist die Fähigkeit des Täters, das Unrecht der Tat einzusehen oder nach dieser Einsicht zu handeln, aus einem der in §20 bezeichneten Gründen bei Begehung der Tat erheblich vermindert, so kann die Strafe nach §49 Abs.1 gemildert werden.

§63 Unterbringung in einem psychiatrischen Krankenhaus

Hat jemand eine rechtswidrige Tat im Zustand der Schuldunfähigkeit (§20) oder der verminderten Schuldfähigkeit (§21) begangen, so ordnet das Gericht die Unterbringung in einem psychiatrischen Krankenhaus an, wenn die Gesamtwürdigung des Täters und seiner Tat ergibt, dass von ihm infolge seines Zustandes erhebliche rechtswidrige Taten zu erwarten sind und er deshalb für die Allgemeinheit gefährlich ist.

§64 Unterbringung in einer Entziehungsanstalt

Hat eine Person den Hang, alkoholische Getränke oder andere berauschende Mittel im Übermaß zu sich zu nehmen, und wird sie wegen einer rechtswidrigen Tat, die sie im Rausch begangen hat oder die auf ihren Hang zurückgeht, verurteilt oder nur deshalb nicht verurteilt, weil ihre Schuldunfähigkeit erwiesen oder nicht auszuschließen ist, so soll das Gericht die Unterbringung in einer Entziehungsanstalt anordnen, wenn die Gefahr besteht, dass sie infolge ihres Hanges erhebliche rechtswidrige Taten begehen wird. Die Anordnung ergeht nur, wenn eine hinreichend konkrete Aussicht besteht, die Person durch die Behandlung in einer Entziehungsanstalt zu heilen oder über eine erhebliche Zeit vor dem Rückfall in den Hang zu bewahren und von der Begehung erheblicher rechtswidriger Taten abzuhalten, die auf ihren Hang zurückgehen.

§174c Sexueller Missbrauch unter Ausnutzung eines Beratungs-, Behandlungs- oder Betreuungsverhältnisses

(1) Wer sexuelle Handlungen an einer Person, die ihm wegen einer geistigen oder seelischen Krankheit oder Behinderung einschließlich einer Suchtkrankheit oder wegen einer körperlichen Krankheit oder Behinderung zur Beratung, Behandlung oder Betreuung anvertraut ist, unter Missbrauch des Beratungs-, Behandlungs- oder Betreuungsverhältnisses vornimmt oder an sich von ihr vornehmen lässt, wird mit Freiheitsstrafe von drei Monaten bis zu fünf Jahren bestraft.

(2) Ebenso wird bestraft, wer sexuelle Handlungen an einer Person, die ihm zur psychotherapeutischen Behandlung anvertraut ist, unter Missbrauch des Behandlungsverhältnisses vornimmt oder an sich von ihr vornehmen lässt.

(3) Der Versuch ist strafbar.

§323a Vollrausch

(1) Wer sich vorsätzlich oder fahrlässig durch alkoholische Getränke oder andere berauschende Mittel in einen Rausch versetzt, wird mit Freiheitsstrafe bis zu fünf Jahren oder mit Geldstrafe bestraft, wenn er in diesem Zustand eine rechtswidrige Tat begeht und ihretwegen nicht bestraft werden kann, weil er infolge des Rausches schuldunfähig war oder weil dies nicht auszuschließen ist.

(2) Die Strafe darf nicht schwerer sein als die Strafe, die für die im Rausch begangene Tat angedroht ist.

(3) Die Tat wird nur auf Antrag, mit Ermächtigung oder auf Strafverlangen verfolgt, wenn die Rauschtat nur auf Antrag, mit Ermächtigung oder auf Strafverlangen verfolgt werden könnte.

§323c Unterlassene Hilfeleistung

Wer bei Unglücksfällen oder gemeiner Gefahr oder Not nicht Hilfe leistet, obwohl dies erforderlich und ihm den Umständen nach zuzumuten, insbesondere ohne erhebliche eigene Gefahr und ohne Verletzung anderer wichtiger Pflichten möglich ist, wird mit Freiheitsstrafe bis zu einem Jahr oder mit Geldstrafe bestraft.

23.5

Jugendrecht (Jugendgerichtsgesetz JGG)

§3 Verantwortlichkeit

Ein Jugendlicher ist strafrechtlich verantwortlich, wenn er zur Zeit der Tat nach seiner sittlichen und geistigen Entwicklung reif genug ist, das Unrecht der Tat einzusehen und nach dieser Einsicht zu handeln. Zur Erziehung eines Jugendlichen, der mangels Reife strafrechtlich nicht verantwortlich ist, kann der Richter dieselben Maßnahmen anordnen wie das Familiengericht.

23.6

Bürgerliches Recht oder Zivilrecht (Bürgerliches Gesetzbuch BGB)

§ 104 Geschäftsunfähigkeit

Geschäftsunfähig ist:

1. wer nicht das siebente Lebensjahr vollendet hat,
2. wer sich in einem die freie Willensbestimmung ausschließenden Zustand krankhafter Störung der Geistestätigkeit befindet, sofern nicht der Zustand seiner Natur nach ein vorübergehender ist.

§ 105 Nichtigkeit der Willenserklärung

(1) Die Willenserklärung eines Geschäftsunfähigen ist nichtig.

(2) Nichtig ist auch eine Willenserklärung, die im Zustand der Bewusstlosigkeit oder vorübergehender Störung der Geistestätigkeit abgegeben wird.

Rechtliche Betreuung
§ 1896 Voraussetzungen

(1) Kann ein Volljähriger auf Grund einer psychischen Krankheit oder einer körperlichen, geistigen oder seelischen Behinderung seine Angelegenheiten ganz oder teilweise nicht besorgen, so bestellt das Betreuungsgericht auf seinen Antrag oder von Amts wegen für ihn einen Betreuer. Den Antrag kann auch ein Geschäftsunfähiger stellen. Soweit der Volljährige auf Grund einer körperlichen Behinderung seine Angelegenheiten nicht besorgen kann, darf der Betreuer nur auf Antrag des Volljährigen bestellt werden, es sei denn, dass dieser seinen Willen nicht kundtun kann.

(1a) Gegen den freien Willen des Volljährigen darf ein Betreuer nicht bestellt werden.

(2) Ein Betreuer darf nur für Aufgabenkreise bestellt werden, in denen die Betreuung erforderlich ist. Die Betreuung ist nicht erforderlich, soweit die Angelegenheiten des Volljährigen durch einen Bevollmächtigten, der nicht zu den in § 1897 Abs. 3 bezeichneten Personen gehört, oder durch andere Hilfen, bei denen kein gesetzlicher Vertreter bestellt wird, ebenso gut wie durch einen Betreuer besorgt werden können.

(3) Als Aufgabenkreis kann auch die Geltendmachung von Rechten des Betreuten gegenüber seinem Bevollmächtigten bestimmt werden.

(4) Die Entscheidung über den Fernmeldeverkehr des Betreuten und über die Entgegennahme, das Öffnen und das Anhalten seiner Post werden vom Aufgabenkreis des Betreuers nur dann erfasst, wenn das Gericht dies ausdrücklich angeordnet hat.

§ 1897 Bestellung einer natürlichen Person

(1) Zum Betreuer bestellt das Betreuungsgericht eine natürliche Person, die geeignet ist, in dem gerichtlich bestimmten Aufgabenkreis die Angelegenheiten des Betreuten rechtlich zu besorgen und ihn in dem hierfür erforderlichen Umfang persönlich zu betreuen.

(2) Der Mitarbeiter eines nach § 1908f anerkannten Betreuungsvereins, der dort ausschließlich oder teilweise als Betreuer tätig ist (Vereinsbetreuer), darf nur mit Einwilligung des Vereins bestellt werden. Entsprechendes gilt für den Mitarbeiter einer in Betreuungsangelegenheiten zuständigen Behörde, der dort ausschließlich oder teilweise als Betreuer tätig ist (Behördenbetreuer).

(3) Wer zu einer Anstalt, einem Heim oder einer sonstigen Einrichtung, in welcher der Volljährige untergebracht ist oder wohnt, in einem Abhängigkeitsverhältnis oder in einer anderen engen Beziehung steht, darf nicht zum Betreuer bestellt werden.

(4) Schlägt der Volljährige eine Person vor, die zum Betreuer bestellt werden kann, so ist diesem Vorschlag zu entsprechen, wenn es dem Wohl des Volljährigen nicht zuwiderläuft. Schlägt er vor, eine bestimmte Person nicht zu bestellen, so soll hierauf Rücksicht genommen werden. Die Sätze 1 und 2 gelten auch für Vorschläge, die der Volljährige vor dem Betreuungsverfahren gemacht hat, es sei denn, dass er an diesen Vorschlägen erkennbar nicht festhalten will.

(5) Schlägt der Volljährige niemanden vor, der zum Betreuer bestellt werden kann, so ist bei der Auswahl des Betreuers auf die verwandtschaftlichen und sonstigen persönlichen Bindungen des Volljährigen, insbesondere auf die Bindungen zu Eltern, zu Kindern, zum Ehegatten und zum Lebenspartner, sowie auf die Gefahr von Interessenkonflikten Rücksicht zu nehmen.

(6) Wer Betreuungen im Rahmen seiner Berufsausübung führt, soll nur dann zum Betreuer bestellt werden, wenn keine andere geeignete Person zur Verfügung steht, die zur ehrenamtlichen Führung der Betreuung bereit ist. Werden dem Betreuer Umstände bekannt, aus denen sich

ergibt, dass der Volljährige durch eine oder mehrere andere geeignete Personen außerhalb einer Berufsausübung betreut werden kann, so hat er dies dem Gericht mitzuteilen.

(7) Wird eine Person unter den Voraussetzungen des Absatzes 6 Satz 1 erstmals in dem Bezirk des Betreuungsgerichts zum Betreuer bestellt, soll das Gericht zuvor die zuständige Behörde zur Eignung des ausgewählten Betreuers und zu den nach § 1 Abs. 1 Satz 1 zweite Alternative des Vormünder- und Betreuervergütungsgesetzes zu treffenden Feststellungen anhören. Die zuständige Behörde soll die Person auffordern, ein Führungszeugnis und eine Auskunft aus dem Schuldnerverzeichnis vorzulegen.

(8) Wird eine Person unter den Voraussetzungen des Absatzes 6 Satz 1 bestellt, hat sie sich über Zahl und Umfang der von ihr berufsmäßig geführten Betreuungen zu erklären.

§ 1898 Übernahmepflicht

(1) Der vom Betreuungsgericht Ausgewählte ist verpflichtet, die Betreuung zu übernehmen, wenn er zur Betreuung geeignet ist und ihm die Übernahme unter Berücksichtigung seiner familiären, beruflichen und sonstigen Verhältnisse zugemutet werden kann.

(2) Der Ausgewählte darf erst dann zum Betreuer bestellt werden, wenn er sich zur Übernahme der Betreuung bereit erklärt hat.

§ 1899 Mehrere Betreuer

(1) Das Betreuungsgericht kann mehrere Betreuer bestellen, wenn die Angelegenheiten des Betreuten hierdurch besser besorgt werden können. In diesem Fall bestimmt es, welcher Betreuer mit welchem Aufgabenkreis betraut wird. Mehrere Betreuer, die eine Vergütung erhalten, werden außer in den in den Absätzen 2 und 4 sowie § 1908i Abs. 1 Satz 1 in Verbindung mit § 1792 geregelten Fällen nicht bestellt.

(2) Für die Entscheidung über die Einwilligung in eine Sterilisation des Betreuten ist stets ein besonderer Betreuer zu bestellen.

(3) Soweit mehrere Betreuer mit demselben Aufgabenkreis betraut werden, können sie die Angelegenheiten des Betreuten nur gemeinsam besorgen, es sei denn, dass das Gericht etwas anderes bestimmt hat oder mit dem Aufschub Gefahr verbunden ist.

(4) Das Gericht kann mehrere Betreuer auch in der Weise bestellen, dass der eine die Angelegenheiten des Betreuten nur zu besorgen hat, soweit der andere verhindert ist.

§ 1900 Betreuung durch Verein oder Behörde

(1) Kann der Volljährige durch eine oder mehrere natürliche Personen nicht hinreichend betreut werden, so bestellt das Betreuungsgericht einen anerkannten Betreuungsverein zum Betreuer. Die Bestellung bedarf der Einwilligung des Vereins.

(2) Der Verein überträgt die Wahrnehmung der Betreuung einzelnen Personen. Vorschlägen des Volljährigen hat er hierbei zu entsprechen, soweit nicht wichtige Gründe entgegenstehen. Der Verein teilt dem Gericht alsbald mit, wem er die Wahrnehmung der Betreuung übertragen hat.

(3) Werden dem Verein Umstände bekannt, aus denen sich ergibt, dass der Volljährige durch eine oder mehrere natürliche Personen hinreichend betreut werden kann, so hat er dies dem Gericht mitzuteilen.

(4) Kann der Volljährige durch eine oder mehrere natürliche Personen oder durch einen Verein nicht hinreichend betreut werden, so bestellt das Gericht die zuständige Behörde zum Betreuer. Die Absätze 2 und 3 gelten entsprechend.

(5) Vereinen oder Behörden darf die Entscheidung über die Einwilligung in eine Sterilisation des Betreuten nicht übertragen werden.

§ 1901 Umfang der Betreuung, Pflichten des Betreuers

(1) Die Betreuung umfasst alle Tätigkeiten, die erforderlich sind, um die Angelegenheiten des Betreuten nach Maßgabe der folgenden Vorschriften rechtlich zu besorgen.

(2) Der Betreuer hat die Angelegenheiten des Betreuten so zu besorgen, wie es dessen Wohl entspricht. Zum Wohl des Betreuten gehört auch die Möglichkeit, im Rahmen seiner Fähigkeiten sein Leben nach seinen eigenen Wünschen und Vorstellungen zu gestalten.

(3) Der Betreuer hat Wünschen des Betreuten zu entsprechen, soweit dies dessen Wohl nicht zuwiderläuft und dem Betreuer zuzumuten ist. Dies gilt auch für Wünsche, die der Betreute vor der Bestellung des Betreuers geäußert hat, es sei denn, dass er an diesen Wünschen erkennbar nicht festhalten will. Ehe der Betreuer wichtige Angelegen-

heiten erledigt, bespricht er sie mit dem Betreuten, sofern dies dessen Wohl nicht zuwiderläuft.

(4) Innerhalb seines Aufgabenkreises hat der Betreuer dazu beizutragen, dass Möglichkeiten genutzt werden, die Krankheit oder Behinderung des Betreuten zu beseitigen, zu bessern, ihre Verschlimmerung zu verhüten oder ihre Folgen zu mildern. Wird die Betreuung berufsmäßig geführt, hat der Betreuer in geeigneten Fällen auf Anordnung des Gerichts zu Beginn der Betreuung einen Betreuungsplan zu erstellen. In dem Betreuungsplan sind die Ziele der Betreuung und die zu ihrer Erreichung zu ergreifenden Maßnahmen darzustellen.

(5) Werden dem Betreuer Umstände bekannt, die eine Aufhebung der Betreuung ermöglichen, so hat er dies dem Betreuungsgericht mitzuteilen. Gleiches gilt für Umstände, die eine Einschränkung des Aufgabenkreises ermöglichen oder dessen Erweiterung, die Bestellung eines weiteren Betreuers oder die Anordnung eines Einwilligungsvorbehalts (§ 1903) erfordern.

§ 1901a Patientenverfügung

(1) Hat ein einwilligungsfähiger Volljähriger für den Fall seiner Einwilligungsunfähigkeit schriftlich festgelegt, ob er in bestimmte, zum Zeitpunkt der Festlegung noch nicht unmittelbar bevorstehende Untersuchungen seines Gesundheitszustands, Heilbehandlungen oder ärztliche Eingriffe einwilligt oder sie untersagt (Patientenverfügung), prüft der Betreuer, ob diese Festlegungen auf die aktuelle Lebens- und Behandlungssituation zutreffen. Ist dies der Fall, hat der Betreuer dem Willen des Betreuten Ausdruck und Geltung zu verschaffen. Eine Patientenverfügung kann jederzeit formlos widerrufen werden.

(2) Liegt keine Patientenverfügung vor oder treffen die Festlegungen einer Patientenverfügung nicht auf die aktuelle Lebens- und Behandlungssituation zu, hat der Betreuer die Behandlungswünsche oder den mutmaßlichen Willen des Betreuten festzustellen und auf dieser Grundlage zu entscheiden, ob er in eine ärztliche Maßnahme nach Absatz 1 einwilligt oder sie untersagt. Der mutmaßliche Wille ist aufgrund konkreter Anhaltspunkte zu ermitteln. Zu berücksichtigen sind insbesondere frühere mündliche oder schriftliche Äußerungen, ethische oder religiöse Überzeugungen und sonstige persönliche Wertvorstellungen des Betreuten.

(3) Die Absätze 1 und 2 gelten unabhängig von Art und Stadium einer Erkrankung des Betreuten.

(4) Niemand kann zur Errichtung einer Patientenverfügung verpflichtet werden. Die Errichtung oder Vorlage einer Patientenverfügung darf nicht zur Bedingung eines Vertragsschlusses gemacht werden.

(5) Die Absätze 1 bis 3 gelten für Bevollmächtigte entsprechend.

§ 1901b Gespräch zur Feststellung des Patientenwillens

(1) Der behandelnde Arzt prüft, welche ärztliche Maßnahme im Hinblick auf den Gesamtzustand und die Prognose des Patienten indiziert ist. Er und der Betreuer erörtern diese Maßnahme unter Berücksichtigung des Patientenwillens als Grundlage für die nach § 1901a zu treffende Entscheidung.

(2) Bei der Feststellung des Patientenwillens nach § 1901a Absatz 1 oder der Behandlungswünsche oder des mutmaßlichen Willens nach § 1901a Absatz 2 soll nahen Angehörigen und sonstigen Vertrauenspersonen des Betreuten Gelegenheit zur Äußerung gegeben werden, sofern dies ohne erhebliche Verzögerung möglich ist.

(3) Die Absätze 1 und 2 gelten für Bevollmächtigte entsprechend.

§ 1901c Schriftliche Betreuungswünsche, Vorsorgevollmacht

Wer ein Schriftstück besitzt, in dem jemand für den Fall seiner Betreuung Vorschläge zur Auswahl des Betreuers oder Wünsche zur Wahrnehmung der Betreuung geäußert hat, hat es unverzüglich an das Betreuungsgericht abzuliefern, nachdem er von der Einleitung eines Verfahrens über die Bestellung eines Betreuers Kenntnis erlangt hat. Ebenso hat der Besitzer das Betreuungsgericht über Schriftstücke, in denen der Betroffene eine andere Person mit der Wahrnehmung seiner Angelegenheiten bevollmächtigt hat, zu unterrichten. Das Betreuungsgericht kann die Vorlage einer Abschrift verlangen.

§ 1902 Vertretung des Betreuten

In seinem Aufgabenkreis vertritt der Betreuer den Betreuten gerichtlich und außergerichtlich.

§ 1903 Einwilligungsvorbehalt

(1) Soweit dies zur Abwendung einer erheblichen Gefahr für die Person oder das Vermögen des Betreuten erforderlich ist, ordnet das Betreuungsgericht an, dass der Betreute zu einer Willenserklärung, die den Aufgabenkreis des Betreuers betrifft, dessen Einwilligung bedarf (Einwilligungsvorbehalt). Die §§ 108 bis 113, 131 Abs. 2 und § 210 gelten entsprechend.

(2) Ein Einwilligungsvorbehalt kann sich nicht erstrecken auf Willenserklärungen, die auf Eingehung einer Ehe oder Begründung einer Lebenspartnerschaft gerichtet sind, auf Verfügungen von Todes wegen und auf Willenserklärungen, zu denen ein beschränkt Geschäftsfähiger nach den Vorschriften des Buches vier und fünf nicht der Zustimmung seines gesetzlichen Vertreters bedarf.

(3) Ist ein Einwilligungsvorbehalt angeordnet, so bedarf der Betreute dennoch nicht der Einwilligung seines Betreuers, wenn die Willenserklärung dem Betreuten lediglich einen rechtlichen Vorteil bringt. Soweit das Gericht nichts anderes anordnet, gilt dies auch, wenn die Willenserklärung eine geringfügige Angelegenheit des täglichen Lebens betrifft.

(4) § 1901 Abs. 5 gilt entsprechend.

§ 1904 Genehmigung des Betreuungsgerichts bei ärztlichen Maßnahmen

(1) Die Einwilligung des Betreuers in eine Untersuchung des Gesundheitszustands, eine Heilbehandlung oder einen ärztlichen Eingriff bedarf der Genehmigung des Betreuungsgerichts, wenn die begründete Gefahr besteht, dass der Betreute auf Grund der Maßnahme stirbt oder einen schweren und länger dauernden gesundheitlichen Schaden erleidet. Ohne die Genehmigung darf die Maßnahme nur durchgeführt werden, wenn mit dem Aufschub Gefahr verbunden ist.

(2) Die Nichteinwilligung oder der Widerruf der Einwilligung des Betreuers in eine Untersuchung des Gesundheitszustands, eine Heilbehandlung oder einen ärztlichen Eingriff bedarf der Genehmigung des Betreuungsgerichts, wenn die Maßnahme medizinisch angezeigt ist und die begründete Gefahr besteht, dass der Betreute auf Grund des Unterbleibens oder des Abbruchs der Maßnahme stirbt oder einen schweren und länger dauernden gesundheitlichen Schaden erleidet.

(3) Die Genehmigung nach den Absätzen 1 und 2 ist zu erteilen, wenn die Einwilligung, die Nichteinwilligung oder der Widerruf der Einwilligung dem Willen des Betreuten entspricht.

(4) Eine Genehmigung nach den Absätzen 1 und 2 ist nicht erforderlich, wenn zwischen Betreuer und behandelndem Arzt Einvernehmen darüber besteht, dass die Erteilung, die Nichterteilung oder der Widerruf der Einwilligung dem nach § 1901a festgestellten Willen des Betreuten entspricht.

(5) Die Absätze 1 bis 4 gelten auch für einen Bevollmächtigten. Er kann in eine der in Absatz 1 Satz 1 oder Absatz 2 genannten Maßnahmen nur einwilligen, nicht einwilligen oder die Einwilligung widerrufen, wenn die Vollmacht diese Maßnahmen ausdrücklich umfasst und schriftlich erteilt ist.

§ 1905 Sterilisation

(1) Besteht der ärztliche Eingriff in einer Sterilisation des Betreuten, in die dieser nicht einwilligen kann, so kann der Betreuer nur einwilligen, wenn

1. die Sterilisation dem Willen des Betreuten nicht widerspricht,
2. der Betreute auf Dauer einwilligungsunfähig bleiben wird,
3. anzunehmen ist, dass es ohne die Sterilisation zu einer Schwangerschaft kommen würde,
4. infolge dieser Schwangerschaft eine Gefahr für das Leben oder die Gefahr einer schwerwiegenden Beeinträchtigung des körperlichen oder seelischen Gesundheitszustands der Schwangeren zu erwarten wäre, die nicht auf zumutbare Weise abgewendet werden könnte, und
5. die Schwangerschaft nicht durch andere zumutbare Mittel verhindert werden kann.

Als schwerwiegende Gefahr für den seelischen Gesundheitszustand der Schwangeren gilt auch die Gefahr eines schweren und nachhaltigen Leides, das ihr drohen würde, weil betreuungsgerichtliche Maßnahmen, die mit ihrer Trennung vom Kind verbunden wären (§§ 1666, 1666a), gegen sie ergriffen werden müssten.

(2) Die Einwilligung bedarf der Genehmigung des Betreuungsgerichts. Die Sterilisation darf erst zwei Wochen nach Wirksamkeit der Genehmigung durchgeführt werden. Bei der Sterilisation ist stets der Methode der Vorzug zu geben, die eine Refertilisierung zulässt.

§ 1906 Genehmigung des Betreuungsgerichts bei der Unterbringung

(1) Eine Unterbringung des Betreuten durch den Betreuer, die mit Freiheitsentziehung verbunden ist, ist nur zulässig, solange sie zum Wohl des Betreuten erforderlich ist, weil

1. auf Grund einer psychischen Krankheit oder geistigen oder seelischen Behinderung des Betreuten die Gefahr besteht, dass er sich selbst tötet oder erheblichen gesundheitlichen Schaden zufügt, oder

2. eine Untersuchung des Gesundheitszustands, eine Heilbehandlung oder ein ärztlicher Eingriff notwendig ist, ohne die Unterbringung des Betreuten nicht durchgeführt werden kann und der Betreute auf Grund einer psychischen Krankheit oder geistigen oder seelischen Behinderung die Notwendigkeit der Unterbringung nicht erkennen oder nicht nach dieser Einsicht handeln kann.

(2) Die Unterbringung ist nur mit Genehmigung des Betreuungsgerichts zulässig. Ohne die Genehmigung ist die Unterbringung nur zulässig, wenn mit dem Aufschub Gefahr verbunden ist; die Genehmigung ist unverzüglich nachzuholen.

(3) Der Betreuer hat die Unterbringung zu beenden, wenn ihre Voraussetzungen wegfallen. Er hat die Beendigung der Unterbringung dem Betreuungsgericht anzuzeigen.

(4) Die Absätze 1 bis 3 gelten entsprechend, wenn dem Betreuten, der sich in einer Anstalt, einem Heim oder einer sonstigen Einrichtung aufhält, ohne untergebracht zu sein, durch mechanische Vorrichtungen, Medikamente oder auf andere Weise über einen längeren Zeitraum oder regelmäßig die Freiheit entzogen werden soll.

(5) Die Unterbringung durch einen Bevollmächtigten und die Einwilligung eines Bevollmächtigten in Maßnahmen nach Absatz 4 setzt voraus, dass die Vollmacht schriftlich erteilt ist und die in den Absätzen 1 und 4 genannten Maßnahmen ausdrücklich umfasst. Im Übrigen gelten die Absätze 1 bis 4 entsprechend.

§ 2229 Testierfähigkeit Minderjähriger, Testierunfähigkeit

(1) Ein Minderjähriger kann ein Testament erst errichten, wenn er das 16. Lebensjahr vollendet hat.

(2) Der Minderjährige bedarf zur Errichtung eines Testaments nicht der Zustimmung seines gesetzlichen Vertreters.

(3) (weggefallen)

(4) Wer wegen krankhafter Störung der Geistestätigkeit, wegen Geistesschwäche oder wegen Bewusstseinsstörung nicht in der Lage ist, die Bedeutung einer von ihm abgegebenen Willenserklärung einzusehen und nach dieser Einsicht zu handeln, kann ein Testament nicht errichten.

23.7

Gesetz über die Unterbringung psychisch Kranker und deren Betreuung (Unterbringungsgesetz – UnterbrG) in der Fassung der Bekanntmachung vom 5. April 1992

Art. 1 Voraussetzungen der Unterbringung

(1) 1 Wer psychisch krank oder infolge Geistesschwäche oder Sucht psychisch gestört ist und dadurch in erheblichem Maß die öffentliche Sicherheit oder Ordnung gefährdet, kann gegen oder ohne seinen Willen in einem psychiatrischen Krankenhaus oder sonst in geeigneter Weise untergebracht werden. 2 Unter den Voraussetzungen des Satzes 1 ist die Unterbringung insbesondere auch dann zulässig, wenn jemand sein Leben oder in erheblichem Maß seine Gesundheit gefährdet. 3 Die Unterbringung darf nur angeordnet werden, wenn die Gefährdung nicht durch weniger einschneidende Mittel, insbesondere durch Hilfen nach Art. 3, abgewendet werden kann.

(2) 1 Die Unterbringung kann nur vollzogen werden, wenn keine Maßnahmen nach §§ 81, 126a der Strafprozessordnung (StPO) oder nach §§ 63, 64 und 67a des Strafgesetzbuchs (StGB) getroffen sind. 2 Ist jemand auf Grund des Unterbringungsgesetzes untergebracht und werden Maßnahmen auf Grund der in Satz 1 genannten Bestimmungen getroffen, so ist die Unterbringungsanordnung nach diesem Gesetz außer Vollzug zu setzen; sie kann aufgehoben werden, wenn nach den Umständen nicht zu erwarten ist, dass die Unterbringungsanordnung später wieder vollzogen werden muss.

Art. 2 Unterbringungszweck

Zweck der Unterbringung ist, die Gefährdung der öffentlichen Sicherheit oder Ordnung zu beseitigen; zugleich ist der Untergebrachte nach Maßgabe dieses Gesetzes wegen seiner psychischen Erkrankung oder Störung zu behandeln, um ihm ein eigenverantwortliches Leben in der Gemeinschaft zu ermöglichen.

Art. 3 Hilfen

(1) Um eine Unterbringung nach diesem Gesetz zu vermeiden oder so weit wie möglich zu verkürzen oder dem Betroffenen nach Beendigung der Unterbringung eine erforderliche Hilfestellung mit dem Ziel seiner gesundheitlichen Wiederherstellung und sozialer Eingliederung zu gewähren, sind die vorhandenen vorsorgenden, begleitenden und nachsorgenden Hilfen auszuschöpfen.

(2) Zur Erreichung des in Absatz 1 aufgezeigten Zwecks haben die Gesundheitsämter mit den Ärzten, den psychiatrischen Krankenhäusern, den Trägern der Sozial- und Jugendhilfe, den Verbänden der freien Wohlfahrtspflege und allen anderen öffentlichen, freigemeinnützigen und privaten Organisationen, Einrichtungen und Stellen, die vorsorgende, begleitende und nachsorgende Hilfen gewähren, eng zusammenzuarbeiten.

(3) Die Hilfen ergeben sich insbesondere aus den Bestimmungen des Sozialgesetzbuchs.

Art. 4 Fürsorgegrundsatz

1 Bei allen Maßnahmen auf Grund dieses Gesetzes ist auf den Zustand des Betroffenen besonders Rücksicht zu nehmen und sein Persönlichkeitsrecht zu wahren. 2 Maßnahmen haben zu unterbleiben, wenn zu befürchten ist, dass sie den Zustand des Betroffenen nachteilig beeinflussen, es sei denn, dass sie unumgänglich sind.

24 Informationsquellen im Internet

Bund Deutscher Heilpraktiker e.V.
www.bdh-online.de

Dachverband Deutscher Heilpraktikerverbände e.V.
www.ddh-online.de

Deutsche Gesellschaft für Coaching
http://www.coaching-dgfc.de/cgi-bin/portal/
portal.pl

Deutsche Gesellschaft für Psychiatrie,
Psychotherapie und Neurologie (DGPPN)
www.dgppn.de

Deutsche Gesellschaft für Supervision
www.dgsv.de

Deutsche Heilpraktiker Zeitschrift
www.medizinverlage.de/zeitschriften/18622267.
html

Die Arche – Suizidprävention und Hilfe
in Lebenskrisen e.V. Beratungsstelle
für Erwachsene und Jugendliche
www.die-arche.de

DIMDI – Deutsches Institut für Medizinische
Dokumentation und Information
www.dimdi.de

Internet Mental Health
www.mentalhealth.com

Kompendium News der psychiatrischen
Pharmakotherapie
www.kompendium-news.de

Landeshauptstadt München,
Referat für Gesundheit und Umwelt.
Notruf- und Krisendienste
www.muenchen.de/Rathaus/rgu/beratung_
foerderung/notrufsammlung/index.html

Lindauer Psychotherapiewochen
www.lptw.de

PsychNet (American Psychological Association)
www.apa.org

Psychoanalyse Aktuell – Online-Zeitung der
deutschen Psychoanalytischen Vereinigung DPV
www.psychoanalyse-aktuell.de

Psychologie Heute
www.psychologie-heute.de

Psychopharmakotherapie – Arzneimitteltherapie
psychischer und neurologischer Erkrankungen
www.ppt-online.de

Psychotherapie
www.psychotherapie.org

Roche Lexikon für Medizin und Gesundheit
www.tk.de/rochelexikon/

World Health Organization
www.who.int oder auf Deutsch:
www.euro.who.int/de/home

25 Literaturempfehlungen

Arndt P: Klingen N. Memorix Psychosomatik und Psychotherapie. Stuttgart, New York: Thieme; 2011

Arolt V, Reimer C, Dilling H: Basiswissen Psychiatrie und Psychotherapie. Heidelberg: Springer; 2007

Benkert O, Hippius H: Kompendium der Psychiatrischen Pharmakotherapie. Heidelberg: Springer; 2011

Dilling H (Hrsg:). Internationale Klassifikation psychischer Störungen. ICD-10 Kapitel V (F). Klinisch-diagnostische Leitlinien. Bern: Hans Huber; 2011

Frauenknecht S, Lieb K, Brunnhuber S: Intensivkurs Psychiatrie und Psychotherapie. München: Urban & Fischer, Elsevier; 2009

Frauenknecht S, Lieb K: Last Minute Psychiatrie und Psychotherapie. München: Urban & Fischer, Elsevier; 2011

Frieboes R-M, Spring K, Volz A: Psychiatrie in Frage und Antwort. Fragen und Fallgeschichten zur Vorbereitung auf mündliche Prüfungen während des Semesters und im Examen. München: Urban & Fischer, Elsevier; 2008

Häcker H, Kurt H, Hrsg: Dorsch Psychologisches Wörterbuch. Bern: Hans Huber; 2009

Hoffmann SO, Hochapfel G: Neurotische Störungen und Psychosomatische Medizin. Mit einer Einführung in die Psychodiagnostik und Psychotherapie. Stuttgart, New York: Thieme; 2009

Kempe A, Löffler B: Crashkurs Psychiatrie. Repetitorium mit Einarbeitung der wichtigsten Prüfungsfragen. München: Urban & Fischer, Elsevier; 2009

Koeslin J: Psychiatrie und Psychotherapie für Heilpraktiker. München: Urban & Fischer, Elsevier; 2011

Lieb K, Hesslinger B, Jacob G: 50 Fälle Psychiatrie und Psychotherapie. Bed-side-Learning zur Vorbereitung auf mündliche Prüfungen mit praxisnahen Fragen und ausführlichen Kommentaren. München: Urban & Fischer, Elsevier; 2009.

Margraf J, Müller-Spahn FJ, Hrsg: Pschyrembel Psychiatrie, Klinische Psychologie, Psychotherapie. Berlin, New York: Walter de Gruyter; 2009

Möller HJ, Laux G, Deister A: Psychiatrie und Psychotherapie. Stuttgart, New York: Thieme; 2009

Möller HJ, Laux G: Memorix Psychiatrie und Psychotherapie. Stuttgart, New York: Thieme; 2011

Ofenstein C: Lehrbuch Heilpraktiker für Psychotherapie. München: Urban & Fischer, Elsevier; 2010

Payk TR: Checkliste Psychiatrie und Psychotherapie. Stuttgart, New York: Thieme; 2007

Payk TR: Psychopathologie. Vom Symptom zur Diagnose. Heidelberg: Springer; 2010

Poehlke T: GK 3 Psychiatrie. Original-Prüfungsfragen mit Kommentar. Stuttgart, New York: Thieme; 2009

Stumm G, Pritz A, Hrsg: Wörterbuch der Psychotherapie. Wien, New York: Springer; 2009

Zaudig M, Trautmann RD, Hrsg: Therapielexikon Psychiatrie, Psychosomatik, Psychotherapie. Heidelberg: Springer; 2006

26 Sachverzeichnis